腹腔镜肝胆胰脾手术难点与技巧

主　编　胡智明　黄东胜

副主编（以姓氏汉语拼音为序）
　　　　吴伟顶　张成武　张远标

编　者（以姓氏汉语拼音为序）

成　剑	浙江省人民医院	陶　亮	浙江省人民医院海宁医院
窦常伟	浙江省人民医院	王　强	浙江省人民医院
胡智明	浙江省立同德医院	魏芳强	浙江省人民医院
黄东胜	杭州医学院	吴　嘉	中国科学院大学附属肿瘤医院
江　恺	浙江省人民医院	吴伟顶	复旦大学附属肿瘤医院
金丽明	浙江省人民医院	杨鸿国	浙江省立同德医院
刘　杰	浙江省人民医院	姚伟锋	浙江省人民医院
刘军伟	浙江省人民医院	张成武	浙江省人民医院
卢　毅	浙江省人民医院	张军港	浙江省人民医院
尚敏杰	浙江省人民医院	张宇华	中国科学院大学附属肿瘤医院
沈国樑	浙江省人民医院	张远标	浙江大学医学院附属第二医院

人民卫生出版社
·北京·

版权所有，侵权必究！

图书在版编目（CIP）数据

腹腔镜肝胆胰脾手术难点与技巧/胡智明，黄东胜主编．—北京：人民卫生出版社，2023.11
ISBN 978-7-117-35579-7

Ⅰ.①腹… Ⅱ.①胡…②黄… Ⅲ.①肝疾病-腹腔镜检-外科手术②胆道疾病-腹腔镜检-外科手术③胰腺疾病-腹腔镜检-外科手术④脾疾病-腹腔镜检-外科手术 Ⅳ.①R656

中国国家版本馆 CIP 数据核字（2023）第 214658 号

人卫智网	www.ipmph.com	医学教育、学术、考试、健康，购书智慧智能综合服务平台
人卫官网	www.pmph.com	人卫官方资讯发布平台

腹腔镜肝胆胰脾手术难点与技巧
Fuqiangjing Gandanyipi Shoushu Nandian yu Jiqiao

主　　编：胡智明　黄东胜
出版发行：人民卫生出版社（中继线 010-59780011）
地　　址：北京市朝阳区潘家园南里 19 号
邮　　编：100021
E - mail：pmph @ pmph.com
购书热线：010-59787592　010-59787584　010-65264830
印　　刷：人卫印务（北京）有限公司
经　　销：新华书店
开　　本：889×1194　1/16　　印张：14
字　　数：394 千字
版　　次：2023 年 11 月第 1 版
印　　次：2024 年 1 月第 1 次印刷
标准书号：ISBN 978-7-117-35579-7
定　　价：198.00 元

打击盗版举报电话：010-59787491　E-mail：WQ @ pmph.com
质量问题联系电话：010-59787234　E-mail：zhiliang @ pmph.com
数字融合服务电话：4001118166　　E-mail：zengzhi @ pmph.com

主编介绍

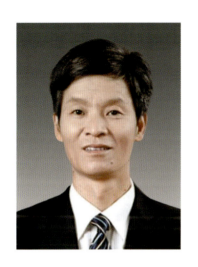

胡智明

浙江省立同德医院党委副书记、院长，主任医师，博士研究生导师。

长期从事普外科临床、科研、教学工作，对肝脏良恶性肿瘤，胰腺肿瘤，胆、胰系统结石，胰腺炎，门静脉高压，胃癌等疾病的诊断和治疗有较深的造诣。在国内较早开展了腹腔镜肝胆胰脾外科技术、出入肝血流阻断技术、胰腺癌胰十二指肠切除规范化区域淋巴结清扫和选择性门静脉栓塞在计划性肝切除中的应用等技术。兼任中国临床决策辅助系统计划性肝切除专家委员会副主任委员、中国抗癌协会胆道肿瘤专业委员会委员、中国医师协会外科医师分会委员、浙江省医师协会外科医师分会常务委员、浙江省医学会常务理事、浙江省医学会肿瘤营养与治疗学分会候任主任委员、浙江省康复医学会常务理事等学术职务。

曾赴日本静冈县立综合病院学习和访问8个月，主持省、部级课题多项。参编《肝癌临床多学科综合诊断与鉴别诊断》《常见急症诊疗思维》等多部著作。担任《中华肝胆外科杂志》《中华普通外科杂志》编委、通信编委，在国内外期刊发表专业学术论文70余篇。

主编介绍

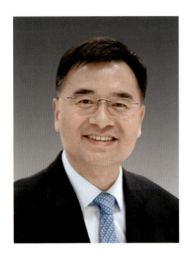

黄东胜

杭州医学院党委副书记、院长，医学博士，教授，主任医师，博士研究生导师。

长期从事肝胆胰外科临床、教学和科研工作，在相关领域有较高的造诣和学术影响力。曾先后担任浙江大学医学院附属第一医院医务部主任、医院办公室主任，浙江大学医学院附属邵逸夫医院党委书记、副院长，浙江省人民医院院长、党委书记，杭州医学院院长、党委副书记。现兼任中国医院协会省级医院分会主任委员、中国医院协会人力资源专业委员会副主任委员、中国医师协会健康传播工作委员会副主任委员、浙江省医学会副会长、浙江省医院协会副会长、浙江省医师协会外科医师分会副主任委员、浙江省肿瘤分子诊断与个体化治疗研究重点实验室主任、浙江省消化道肿瘤诊疗与药物研发工程实验室主任以及 *HBPD Int* 等国内外核心期刊编委等学术职务，获国家卫生计生突出贡献中青年专家、浙江省突出贡献中青年专家等荣誉称号，享受国务院政府特殊津贴，曾荣获全国优秀院长和最具领导力优秀院长称号。

目前承担科技部新药创制科技重大专项子课题 1 项，国家自然科学基金 2 项，浙江省科技厅重点研发择优项目 1 项，浙江省科技厅重大专项 2 项，其他省部级课题等多项。以第一或通信作者发表论文 170 余篇，其中 SCI 论文 90 余篇，收录期刊包括 *Molecular Cancer*、*Autophagy*、*Redox Biology*、*Clinical and Translational Medicine*、*Acta Pharmaceutica Sinica B*、*Small* 等，研究成果被 *Nature Reviews Genetics*、*Cell Research*、*Nature Communications* 等著名期刊广泛引用。作为负责人获浙江省科学技术进步奖二等奖 3 项、浙江省医药卫生科技奖一等奖 1 项；作为主要参与人获浙江省科学技术进步奖一等奖 2 项、浙江省科学技术进步奖二等奖 1 项，浙江省医药卫生科技奖一等奖 2 项。编撰专著 7 部，授权发明专利 3 项。

前　言

当代普通外科手术正在朝着精准、微创的方向发展，微创观念日益深入人心。以腹腔镜手术为代表的微创技术因具有创伤小、术后疼痛轻、恢复快、住院时间短等优势，在临床实践中得到越来越多的应用，深受外科医师和患者的青睐，在外科各个领域得到迅猛发展，并在一些领域逐步取代传统的开放手术，奠定了以腹腔镜技术为核心的微创外科技术在外科发展中的重要地位。肝胆胰外科是普通外科中最复杂、创伤最大的一个分支，大部分手术操作难度较大，曾经一度是腹腔镜手术的禁区。但经过广大肝胆胰外科医师将近30年的不断探索，手术经验不断累积，手术理念不断更新，同时随着手术器械的不断改进，腹腔镜技术在肝脏、胆道、胰腺手术中的应用越来越广泛，也逐步被证实是安全的、有效的。可以说，肝胆胰外科的微创时代已经到来了。我国的腹腔镜外科起步较早，发展较快，开展较广，但亦存在着发展不平衡、重数量轻质量、重实践轻培训、重创新轻规范等问题。尤其在复杂的肝脏、胆道、胰腺等手术方面，医疗水平发达地区与欠发达地区间、同一地区不同级别医院间，甚至同级别不同医院间，在手术适应证的把握和手术技术操作的规范化、标准化、同质化等方面均存在较大差异。而消除这种差异最有效的途径就是总结分享、互学互进，需要医疗中心牵头，通过各种方式，大力发展、推广腹腔镜肝胆胰手术技术，培养更多专科医师，造福更多的患者。

浙江省人民医院是国内最早开展腹腔镜手术的单位之一。1991年10月9日，邹寿椿教授成功开展浙江省首例腹腔镜胆囊切除术，之后团队成员不断开拓创新、砥砺精进，在腹腔镜手术领域屡创先河，手术数量、质量居省内领先，其中腹腔镜胰十二指肠切除术，全腹腔镜下Ⅲa型、Ⅳ型肝门部胆管癌根治性切除术等多项技术达国际一流、国内领先水平。

2018年底，我有幸参加由人民卫生出版社和中国抗癌协会胆道肿瘤专业委员会在上海举办的"计划性肝切除"专题学术交流会。会议期间，许多中青年医师提出，希望能有一本立足临床、图文并茂，以具体案例手术记录为主线的专著，通过剖析不同腹腔镜手术的技术要点和难点，为读者提供宝贵的临床经验，在学习借鉴中快速提高腹腔镜手术技术水平。基于浙江省人民医院在腹腔镜手术技术领域积累的经验和一直以来致力于打造"常规疾病规范诊疗中心、疑难危重疾病会诊指导中心、先进医疗技术传播辐射中心"的目标，会后，我积极组织浙江省人民医院肝胆胰外科、微创外科团队筹备《腹腔镜肝胆胰脾手术难点与技巧》一书的编著工作。

在编撰过程中，我们以需求为导向，组织了多位在腹腔镜技术领域有着高深造诣的优秀医师，投入了大量精力，凭借他们精湛的外科技术和丰富的手术经验，选取我院肝胆胰外科、微创外科临床实践中具有代表性的腹腔镜肝胆胰脾手术案例，撰写了这本腹腔镜手术相关著作，并介绍了国内外的一些进展。本书形式新颖、内容丰富、图文并茂、注重实用、贴近临床，分四章共三十三节，其中肝、胆、胰、脾各一章，每节又针对不同案例从适应证、禁忌证、病例介绍、术前检查、体位及操作孔布局、手术步骤、技术要点和难点、必须掌握的解剖、推荐方法和笔者经验、术后处理和注意事项等10个方面展开，对术式选择、术中关键步骤、技术要点难点，着重详细描写、分析和说明，辅以翔实的术中图片，对一些复杂手术，采用三维结构图进行展示，对有些照片文字难以描述的，还配上手绘图、手术视频，力争做到深入浅出、内容通俗易懂，使读者在身临其境的同时，尽量实现本书答疑解惑的初衷。全书共有近400幅照片和绘画，以及15个经典手术视频，涵盖了肝胆胰外科全部常见的腹腔镜手术，我衷心希望本书能对从事肝胆胰外科工作的学者和读者有所裨益，同时也希望本书在促进腹腔镜技术的普及方面贡献微薄之力。

经过近3年的努力，《腹腔镜肝胆胰脾手术难点与技巧》数易其稿，终于付梓。本书清晰呈现了浙江省人民医院肝胆胰外科腹腔镜手术的风格和细节，详细记录了各种常见和复杂肝胆胰脾疾病腹腔镜手术的方法和诊治策略，如果能对肝胆胰外科的同道有所帮助并能为提高腹腔镜肝胆胰脾手术规范化、标准化、同质化水平有所助益，本人将深感荣幸。同时也非常欢迎阅读本书的各位读者与编者交流沟通并提出宝贵的意见和建议。鉴于编者技术、经验、水平有限，如有错误或不妥之处，恳请批评指正。

这里需要说明的是，本书的所有编者原本都在浙江省人民医院肝胆胰外科工作，到目前由于工作原因黄东胜调任杭州医学院任党委副书记、院长，吴伟顶在复旦大学附属肿瘤医院工作，张宇华、吴嘉在中国科学院大学附属肿瘤医院工作，张远标在浙江大学医学院附属第二医院工作，杨鸿国在浙江省立同德医院工作，我也调到浙江省立同德医院任院长。最后，我要衷心感谢参与本书编著的所有成员，感谢他们的辛勤付出！感谢我的学生沈雁南、蔡涵晖、吕佳、江俊杰、徐嘉泽和许豪杰对本书稿的校对！感谢浙江大学医学院王帅博士在繁忙的科研工作之余给本书绘制精美的插图！

浙江省立同德医院
2023年6月25日

目　　录

第一章　腹腔镜肝脏外科手术 ·· 1
- 第一节　腹腔镜肝脏手术应用解剖 ·· 1
- 第二节　Rouviere 沟入路腹腔镜肝切除 ··· 8
- 第三节　腹腔镜肝囊肿开窗引流术 ·· 9
- 第四节　腹腔镜肝左外叶切除术 ··· 14
- 第五节　腹腔镜肝段Ⅲ切除术 ··· 18
- 第六节　腹腔镜左半肝切除术（段Ⅱ、段Ⅲ、段Ⅳ） ······································ 24
- 第七节　腹腔镜右半肝切除术（段Ⅴ、段Ⅵ、段Ⅶ、段Ⅷ） ··························· 35
- 第八节　腹腔镜肝右后叶切除术（段Ⅵ、段Ⅶ） ··· 48
- 第九节　腹腔镜肝段Ⅶ切除术 ··· 56
- 第十节　腹腔镜肝段Ⅷ切除术 ··· 62
- 第十一节　腹腔镜肝尾状叶切除术 ·· 69
- 第十二节　腹腔镜肝中叶切除术（段Ⅳ、段Ⅴ、段Ⅷ） ·································· 76

第二章　腹腔镜胆道外科手术 ·· 86
- 第一节　腹腔镜胆道外科手术应用解剖 ··· 86
- 第二节　腹腔镜困难胆囊切除术 ··· 89
- 第三节　腹腔镜胆总管探查术 ··· 94
- 第四节　腹腔镜肝左外叶切除术（结石） ·· 97
- 第五节　腹腔镜左半肝切除术（结石） ·· 103
- 第六节　腹腔镜肝右后叶切除术（结石） ·· 108
- 第七节　腹腔镜胆总管囊肿切除术 ··· 114
- 第八节　腹腔镜胆囊癌根治术 ·· 122
- 第九节　腹腔镜肝门部胆管癌根治术 ··· 127

第三章　腹腔镜胰腺外科手术 ·· 138
- 第一节　腹腔镜胰腺外科手术应用解剖 ··· 138
- 第二节　腹腔镜下消化道重建的缝线选择 ·· 142
- 第三节　腹腔镜胰管空肠吻合术 ··· 144
- 第四节　腹腔镜胰体尾癌根治术 ··· 151

第五节　腹腔镜保留脾脏胰体尾切除术 ··· 162
第六节　腹腔镜胰腺中段切除术 ··· 168
第七节　腹腔镜保留十二指肠胰头切除术 ··· 175
第八节　腹腔镜胰十二指肠切除术 ··· 180

第四章　腹腔镜脾脏外科手术 194

第一节　腹腔镜脾脏外科手术应用解剖 ··· 194
第二节　腹腔镜脾切除术 ··· 195
第三节　腹腔镜巨脾切除联合贲门周围血管离断术 ··· 200
第四节　腹腔镜脾部分切除术 ··· 205

视 频 目 录

视频 1　腹腔镜荧光导航肝 S3 切除术……………………………………………………………20
视频 2　腹腔镜左半肝切除＋胆肠吻合术（肝门胆管癌）………………………………………25
视频 3　腹腔镜前入路右半肝切除术……………………………………………………………37
视频 4　腹腔镜荧光导航右后叶切除术…………………………………………………………49
视频 5　腹腔镜胆总管囊肿切除术………………………………………………………………115
视频 6　腹腔镜胆囊癌根治术……………………………………………………………………124
视频 7　腹腔镜胰管对黏膜吻合术………………………………………………………………145
视频 8　腹腔镜根治性顺行模块化胰脾切除术…………………………………………………154
视频 9　腹腔镜保留脾脏胰体尾切除术…………………………………………………………164
视频 10　腹腔镜胰腺中段切除术…………………………………………………………………168
视频 11　腹腔镜保留十二指肠胰头切除术………………………………………………………176
视频 12　腹腔镜胰十二指肠切除术………………………………………………………………181
视频 13　腹腔镜脾切除术…………………………………………………………………………197
视频 14　腹腔镜巨脾切除联合贲门周围血管离断术……………………………………………202
视频 15　腹腔镜脾部分切除术……………………………………………………………………207

扫二维码观看网络增值服务：
1. 首次观看需要激活，方法如下：①刮开带有涂层的二维码，用手机微信"扫一扫"，按界面提示输入手机号及验证码登录，或点击"微信用户一键登录"；②登录后点击"立即领取"，再点击"查看"即可观看网络增值服务。
2. 激活后再次观看的方法有两种：①手机微信扫描书中任意二维码；②关注"人卫助手"微信公众号，选择"知识服务"，进入"我的图书"，即可查看已激活的网络增值服务。

第一章　腹腔镜肝脏外科手术

第一节　腹腔镜肝脏手术应用解剖

1654 年，Francis Glisson 首次描述了门静脉和肝静脉系统，揭开了肝脏解剖发展的序幕。1897 年，Cantlie 首次将肝脏分为左、右半肝，提出了 Cantlie 线。1951 年，Hjortsjo 首次通过管道铸型模型来了解肝内胆管的解剖结构，提出可以将肝脏分为内、外、前、后、尾 5 个段；1953 年，Healey 和 Schroy 提出通过门静脉来进行肝脏的分段；1954 年，Couinaud 提出了肝脏的 8 段分法。至此，现阶段临床肝脏解剖学的基础基本建立。

一、肝周韧带

镰状韧带由两层紧贴的腹膜构成，将肝脏固定在膈肌和腹壁上，其前下缘连接肝圆韧带（图 1-1）。

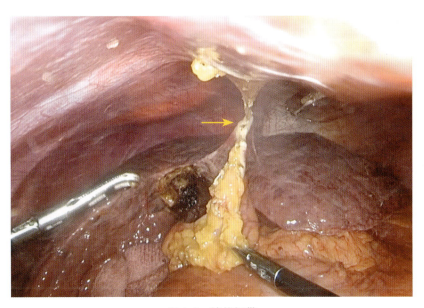

图 1-1　镰状韧带

肝圆韧带是脐静脉闭锁后形成的条索样结构，在镰状韧带的最下缘，连接脐切迹和门静脉左支并与左侧静脉韧带相连。镰状韧带两层腹膜在头侧分开后向左、右伸展成冠状韧带（图 1-2）。冠状韧带又向左、右伸展形成左、右三角韧带（图 1-3、图 1-4）。

二、肝门解剖

第一肝门由入肝的门静脉、肝动脉和胆管共同构成，三个管道被纤维结缔组织包绕，形成一束管道样结构，称为 Glisson 蒂。Glisson 鞘是指覆盖 Glisson 蒂的包膜，肝门处 Glisson 鞘的结缔组织相互融合

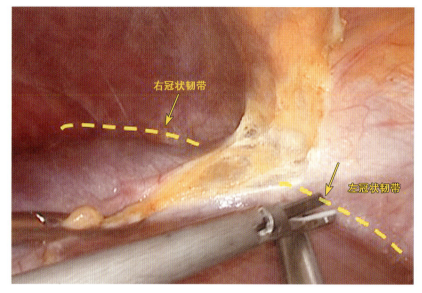

图1-2　左、右冠状韧带

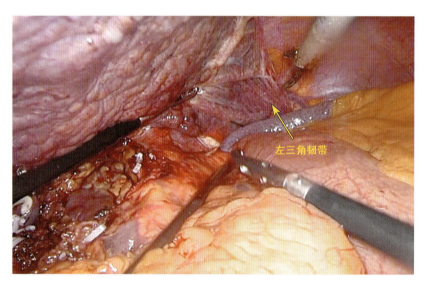

图1-3　左三角韧带

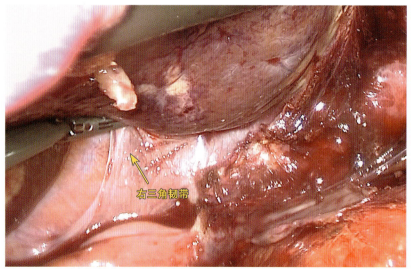

图1-4　右三角韧带

增厚形成肝门板系统，内包含淋巴管、神经和小的血管网络。肝门板系统包括胆道上方的肝门板，与胆囊有关的胆囊板，位于门静脉左支脐部上方的脐静脉板，以及覆盖静脉韧带的Arantius板。

1. **肝门板** 肝门板上方以左内叶（段ⅣA）为界，右侧以Rouviere沟为界，与囊性板连续，左前方与脐静脉板相连，在后方与Arantius板连续。右前Glisson鞘至右前叶下段（段Ⅴ）、右前叶上段（段Ⅷ），一般位于囊性板与肝门板交界处的后面，右后Glisson鞘至右后叶下段（段Ⅵ）、右后叶上段（段Ⅶ），位于Rouviere沟。

2. **囊性板** 囊性板位于胆囊床中，并与段Ⅴ、段Ⅳa和肝右前叶的Glisson鞘的囊连续，胆囊板的后缘位于肝门区肝中平面的上方。

3. **脐静脉板** 脐静脉板位于脐静脉闭锁的纤维组织表面，包含左外叶上段（段Ⅱ）、左外叶下段（段Ⅲ）和段Ⅳ的胆管和血管，并与肝圆韧带相连。因此，左半肝各段分支在脐静脉板内分裂或融合；通过切开肝圆韧带的上缘可以到达脐静脉板的上缘。

4. **Arantius板** Arantius板与后方的静脉韧带融合并连续。

三、肝脏脉管解剖

肝脏的血管、胆管解剖变异多，特别是肝内的管道解剖，无论腔镜还是开放手术，都非常困难。但是，Glisson鞘只包含通过该段的管道结构，因此，单个Glisson鞘的分离更简单，更安全。

1. **肝动脉变异** 变异动脉包括副动脉和替代动脉，副动脉是指除正常分支之外的异常起源，替代动脉是指一个分支动脉的异常起源，正常分支缺失（图1-5）。

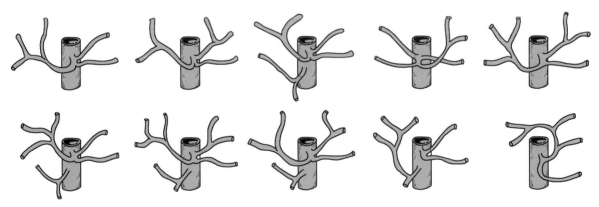

图1-5 常见肝动脉的解剖变异

肝总动脉起源于腹腔干（80%以上），在5%的病例中，肝总动脉被代替，最常见的是肠系膜上动脉，在约10%的病例中，肝总动脉缺失，此时，肝左动脉、肝右动脉独立发出。肝右动脉分为前、后两支供应右半肝，段Ⅱ、段Ⅲ由肝左动脉供应，段Ⅳ由来自肝左动脉、肝右动脉或两者的一个或多个分支供应。在80%以上的病例中，肝右动脉起源于肝固有动脉，其中65%的肝右动脉穿过肝总管下方，10%位于其前方，10%位于胆总管下方。在11%～20%的病例中，有一个替代肝右动脉，大多数情况下起源于肠系膜上动脉（图1-6）。

肝右动脉通常走行于肝门静脉右支的前面，而被替换的肝右动脉常走行于肝门静脉的后面，伴行于胆总管的后外侧入肝。肝左动脉起源于肝固有动脉（80%以上）。在10%～20%的病例中，出现替代肝左动脉，最常起源于胃左动脉，穿过小网膜囊入肝；35%的病例存在副肝左动脉。

2. **肝门静脉** 肝门静脉由肠系膜上静脉和脾静脉汇合形成，在胰颈部后面、十二指肠球部外面行进。最常见在肝门处分为左、右两支。肝门静脉右支（图1-7）首先向尾状叶发出侧支，然后分为前、后两支，

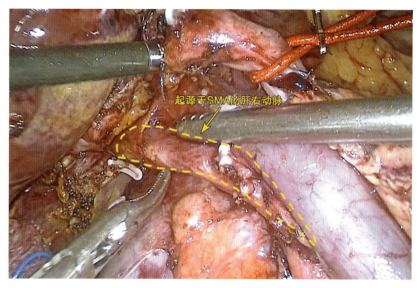

图 1-6 起源于肠系膜上动脉的肝右动脉
SMA. 肠系膜上动脉

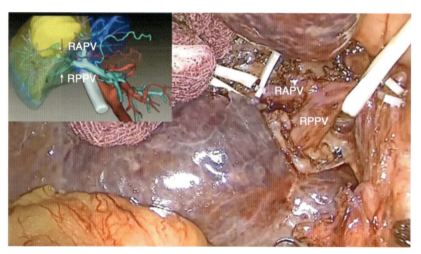

图 1-7 肝门静脉右支
RAPV. 门静脉右前支；RPPV. 门静脉右后支。

再分为上、下两段支，供应右半肝。

门静脉左支（图 1-8）首先向左侧水平走行（矢状部），然后向内侧转向肝圆韧带，供应左半肝。

与肝动脉相比，肝门部门静脉主干的分支异常的发生率较低（10%～20%），最常见的模式见图 1-9。

（1）门静脉主干分叉（7.8%～10.8%）：门静脉主干在进入肝门后分成三支，即右前支、右后支和左支（图 1-9A）。

（2）右后支起源于门静脉主干（4.7%～5.8%）：门静脉主干在此形成右后支，然后继续向右走行一小段距离，分为右前支和左支（图 1-9B）。

（3）右前支起源于左支（2.9%～4.3%）：在这些病例中，主门静脉为右后支和左支（图 1-9C）。其他比较少见的见图 1-9D、E。

2010 年，Fasel 发现来自门静脉左、右支的分支不是 Couinaud 八段法的 8 支，而是 9～44 支，平均 20 支，故建议将肝脏在门静脉主干水平分为一个门静脉区，在门静脉左、右支水平分为左、右 2 个区，在门静脉左、右支的二级分支水平分为 20 个区，提出了"1-2-20 肝段"的概念，但仍然认为 Couinaud 八段法在

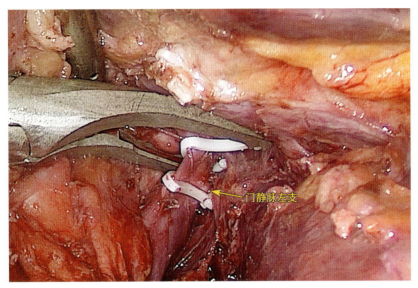

图 1-8 门静脉左支
左半肝切除术中门静脉左支（已上夹）。

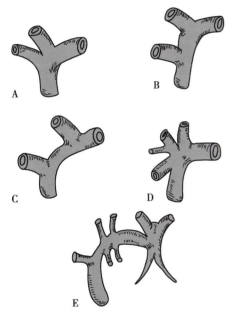

图 1-9 肝门部门静脉主干及其分支变异

临床应用时更简便可行。

3. 肝静脉　肝右静脉位于肝脏右前段和后段之间的切面上，通常接受段Ⅵ、段Ⅶ和段Ⅴ、段Ⅷ部分的静脉引流，它进入下腔静脉的位置与尾状叶的上极在同一水平，在这附近，它几乎是水平的，并可能会从尾状叶的上半部分接收到非常小的分支。肝右静脉的主要形态为长干，多以小分支引流右半肝。少数情况下，肝右静脉出现短的主干和分支。61%的肝右静脉主干在汇入下腔静脉1cm内无分支。肝右静脉可能很细，游离范围小，常见以下几种情况：①由发达的肝中静脉补偿；②存在粗大的右后下静脉直接汇入下腔静脉（15%）；③存在副肝右静脉直接汇入下腔静脉。

肝中静脉远端主要由段Ⅳb和段Ⅴ的静脉汇合而成，25%的段Ⅵ静脉回流至肝中静脉，肝中静脉走行于肝脏的中间裂，接受来自段Ⅳ、段Ⅴ、段Ⅷ的静脉引流。在约15%的病例中，肝中静脉单独汇入下腔静脉；在约85%的病例中，它与肝左静脉形成一个共干汇入下腔静脉，共干一般长约5mm。肝左静脉引流段Ⅱ和段Ⅲ，走行于段Ⅱ、段Ⅲ分界的平面上。肝左静脉在肝内有两个主要分支，60%的患者存在脐裂静脉，走行于段Ⅲ、段Ⅳ分界的平面上，引流段Ⅲ和段Ⅳ，汇入肝左静脉和肝中静脉根部；57%的患者出现副段Ⅳ静脉，引流段Ⅳ。

四、肝脏区域的划分

肝脏区域划分非常复杂，目前尚存在很多争议。Hjortsjo将肝脏分为内、外、前、后、尾5个段；Healey和Schroy在1953年提出通过门静脉来进行肝脏分段；1954年Couinaud提出了肝脏的8段分法。此后，还有美国学者提出的Goldsmith和Woodburne分段法，我国吴孟超教授提出五叶四段法，日本Takasaki教授提出Takasaki分段法、Bismuth分段法（七段法）等。美国采纳Goldsmith和Woodburne分段法较多；在亚洲和欧洲则更倾向于采纳Couinaud分段法。

2000年，国际肝胆胰协会提出肝分区的定义，并逐渐被接受。主要的观点为肝脏分主肝和尾状叶，主肝按三级划分为半肝（或肝）、区（section）、段（segment）。

第一级划分是基于肝动脉向肝左动脉、肝右动脉的分支，将肝脏分为左、右半肝。分隔左半肝和右半肝的是与胆囊窝和下腔静脉窝相交的平面，被称为肝中裂，肝中静脉在此平面内走行（图1-10）。

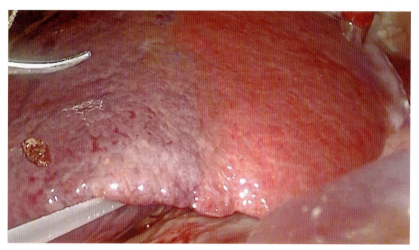

图1-10　左、右半肝分界线
右半肝切除术中缺血线为左、右半肝分界线（肝中裂的表面投影）。

第二级结构基于肝右动脉或肝左动脉的分支，每个分支分为两个分支。在右侧，有一个右前区和一个右后区，分别由右前肝区肝动脉和右后肝区肝动脉提供。右前区和右后区的分隔面（右区间裂）在肝表面上并没有明显的解剖标识（图1-11），肝右静脉走行于这个平面内。

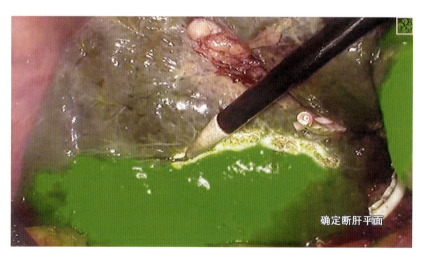

图1-11　右前、右后肝区分界
术中荧光导航确定右前肝区和右后肝区分界。

左半肝分为左内侧区和左外侧区（图1-12），这些部分分别由左内侧肝动脉和左外侧肝动脉供血，这些部分之间的平面称为左区间裂，对应于脐静脉裂和镰状韧带决定的平面。

第三级划分是基于不同的段动脉，每个区动脉（sectional artery）各分为两个动脉，相应分为两个肝段，但是左内侧区并没有明确的动脉分支，故只有一个段Ⅳ，右前区分为段Ⅴ、段Ⅷ，右后区分为段Ⅵ、段Ⅶ，左外侧区分为段Ⅱ、段Ⅲ。

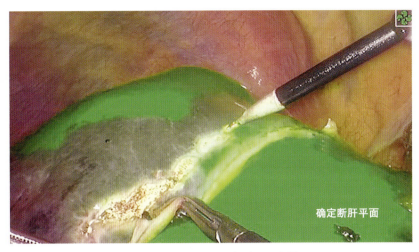

图 1-12 左内侧、左外侧肝区分界

术中荧光导航确定左内侧区和左外侧区。

五、尾状叶

尾状叶是肝脏的背侧部分,环绕肝后下腔静脉。尾状叶位于下腔静脉腹侧、"门静脉三联"头侧、肝静脉背侧,被肝脏的主要血管包绕;肝短静脉直接从尾状叶流入肝后下腔静脉(图1-13)。

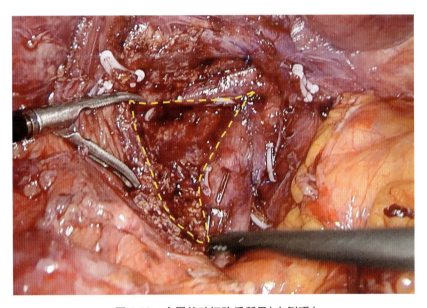

图 1-13 全尾状叶切除后所见(左侧观)

尾状叶可分为三部分:① Spigel 叶,位于小网膜后面并向下腔静脉左侧延伸,静脉韧带的左侧是针状叶;②腔旁部,位于 Spigel 叶右侧的肝后下腔静脉前方,并紧贴肝右、中静脉;③尾状突,是下腔静脉与毗邻的门静脉之间的一小块肝脏组织的突出部分,位于腔旁部的右侧。

Spigel 叶通常由门静脉左支的两支分支供应;腔旁部通常有 1～2 支起源于右后区的门静脉结构;尾状突的门静脉来自门静脉右支主干或门静脉左右分叉处。Spigel 叶通常有 2～3 个胆管分支连接肝左管;腔旁部通常由 2～3 条胆管引流至右侧后段胆管,偶有肝中静脉附近的腔旁部分汇入肝左管;尾状突通常流入右后胆管。右侧尾状叶的静脉引流直接通过 2～4 条大小不等的肝短静脉汇入下腔静脉(图1-14),较大的肝短静脉通常出现在中下1/3。在左侧,也有2～4条肝短静脉,通常分布在下腔静脉的两侧。

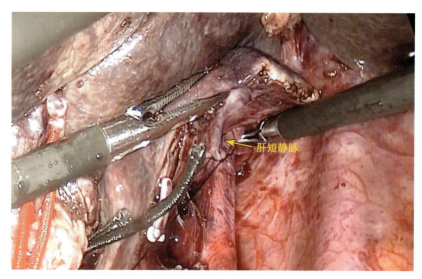

图 1-14　肝短静脉

Spigel 叶与腔静脉之间的肝短静脉。

（张宇华）

第二节　Rouviere 沟入路腹腔镜肝切除

Rouviere 沟由法国解剖学教授 Henri Rouviere 于 1924 年首先描述，它是一个"由肝门走向右侧位于尾状突前面的长 2～5cm 的裂隙，常含有右侧门静脉三联或其分支"。腹腔镜脐部视角下将右半肝段Ⅴ、段Ⅵ稍向上抬起，Rouviere 沟就位于胆囊床下方，73%～90% 的患者具有此解剖标志，而右后叶肝蒂在此间走行。故沿 Rouviere 沟解剖可以寻得右后叶肝蒂及其发往段Ⅵ、段Ⅶ的各肝蒂分支。根据竜崇正教授的右后区门静脉（posterior portal vein，PP）解剖描述，PP 从根部向头侧呈弓状走行，分支从根部依次发出，根据尾侧支（P6）的条数分为 A、B、C 三型，尾侧支依次分出后成为 P7（图 1-15）。此时 P6 各分支在 Rouviere 沟上方，向腹侧逐一发出，逆时针解剖 PP 主干，逐一结扎 P6 各分支可实施解剖性段Ⅵ切除或段Ⅵ亚段切除。需要注意的是，有超过一半的病例，P6 第一支比肝右静脉更靠近腹侧，理论上这一支支配部分段Ⅴ，如果结扎该支缺血范围将超过段Ⅵ，包含部分段Ⅴ，沿缺血线进行的解剖性段Ⅵ切除将会切除部分肝右静脉。同理，在解剖性右后叶切除时，根部结扎 PP

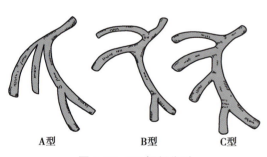

图 1-15　PP 解剖分型

主干，沿缺血线进行切除，往往也有超过一半的病例需要横断切除末端肝右静脉。而 P7 则沿 Rouviere 沟下方，向背侧发出 1～2 支分支，段Ⅶ腹侧亚段的分支较为表浅，容易沿 Rouviere 沟顺时针解剖获得，结扎后显示段Ⅵ和段Ⅶ的缺血带，获得段Ⅶ的下切面；而段Ⅶ头侧亚段分支往往较深，且大部分病例有来自右前叶肝蒂的段Ⅶ头侧亚段分支，所以即使费力解剖结扎也难以获得段Ⅶ和段Ⅷ的缺血带，这时往往需要借助肝右静脉右侧和下腔静脉确定段Ⅶ右侧切面。

围 Rouviere 沟解剖可完整显露右前叶、右后叶肝蒂分叉，必要时可剥离上下 2～3cm 范围肝实质以清晰显露右半肝蒂分叉，这不仅有助于解剖性右后叶切除中的右前肝蒂保护，也可以通过前裂剥离，打开肝脏第三扇门，到达右前叶肝蒂所有的区域支，施行 Glisson 鞘入路右前叶切除、中肝叶切除、段Ⅴ或亚段切除。依据竜崇正教授关于右前叶的描述，前区分为前腹段和前背段，分别回流肝中静脉和肝右静脉区，两者的分界有前裂静脉走行，汇入肝中静脉根部，通常腹侧支在前区支先端分为1~3支粗支，中枢侧分为1~3支细支；背侧支在前区支先端分为1~2支粗支，中枢侧分为1~3支细支，有时也有粗支。P8分为P8a、P8b、P8c和P8d四支，其中P8a和P8c比较粗大恒定，通常也称为腹侧支和背侧支，同样P5也分为前腹支和前背支（图1-16）。通过打开前裂，不论是结扎右前叶肝蒂主干行右前叶切除，还是保留主干、分别结扎腹侧支和背侧支的三级分支行右前叶腹侧段或背侧段切除，或者段Ⅴ腹侧亚段或背侧亚段、段Ⅷ腹侧亚段或背侧亚段的切除，均可以顺利完成，并与各区、段切除联合，形成优化组合的解剖性切除策略。

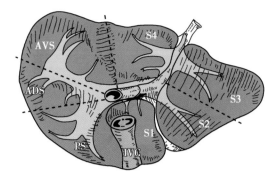

图1-16 右前区分为腹侧段和背侧段及门静脉分支

AVS. 右肝前叶腹侧段；ADS. 右肝前叶背侧段；PS. 右肝后叶；IVC. 下腔静脉。

自三维重建流域分析和门静脉流域染色等技术出现以后，学者们发现肝脏叶段之间的分界并非以Couinaud标准按照肝静脉主干划分为绝对边界，同时也不是一个规整平面，此表现在右半肝尤为明显。Couinaud分段关于右半肝分段的矛盾表现为：Couinaud分段实际上与门静脉分段不相符，右前门静脉分为P5与P8，右后门静脉分为P6与P7，解剖实践和流域分析发现它们都不是简单地表现为2个分支，段Ⅴ与段Ⅷ及段Ⅵ与段Ⅶ只是根据头侧和尾侧来区分，也没有明显的解剖标志，只是一个想象上的分段，并非真正的门静脉分段，由此将造成该分段与门静脉流域的错位。而且右半肝的肝蒂和静脉本身变异繁多、交通复杂，经常看到数支肝蒂供应某一肝段，或某支肝蒂越过静脉主干供应邻近肝段的情况，如来自右前叶肝蒂前端背侧的粗大分支供应段Ⅶ头侧段，右后叶肝蒂PP主干第一支反折越过肝右静脉（right hepatic vein，RHV）主干供应段Ⅴ外侧段，这些都说明循肝静脉解剖性切除的局限性，尤其是肿瘤位于段间或叶间时。如何更好地规划解剖性切除？此时，肝蒂入路的门静脉流域切除显示出独特的优势。根据术前三维重建流域分析，确定荷瘤肝段门静脉三级分支（往往有多个分支），做好术前规划，沿Rouviere沟入路，向头侧右前叶肝蒂，向右侧右后叶肝蒂，可以逐一结扎荷瘤肝段肝蒂，如肿瘤横跨段Ⅴ与段Ⅵ、段Ⅴ与段Ⅳb、段Ⅴ与段Ⅷ，均可以较好地处理，结扎肝蒂后观察缺血区域，再结合吲哚菁绿（indocyanine green，ICG）荧光腹腔镜和术中超声，直至缺血肝段或荧光反染缺失肝段完整包含整个肿瘤，保证切缘，完整切除该肝段，达到精准门静脉流域切除。

综上所述，基于三维重建、腹腔镜技术的发展，临床医师对肝脏解剖有了更深的理解。围绕Rouviere沟的剥离，不仅给解剖性段Ⅵ、段Ⅶ切除提供了一条新途径，还有助于打开前裂，显露右前叶肝蒂，进行亚段和优化组合的叶、段切除，而且对于涉及不同叶、段的肿瘤可以规划精准的门静脉流域切除，达到真正的腹腔镜下解剖性肝切除。

（吴伟顶）

第三节　腹腔镜肝囊肿开窗引流术

【适应证】

1. 单发或多发的有症状的非寄生虫性肝囊肿。
2. 囊肿直径＞10cm，或者囊肿在3~10cm大小，但症状非常明显者。
3. 囊肿短期内迅速增大者。

【禁忌证】

1. 与胆管相通的胆管囊肿。

2. 囊腺瘤或囊腺癌。

3. 寄生虫性肝囊肿。

【病例介绍】

患者,男性,57岁,因"上腹部隐痛不适2周"入院。入院查血常规、生化、凝血功能等未见明显异常。肝脏增强CT提示肝囊肿,查无明显禁忌,拟行腹腔镜肝囊肿开窗引流术。

【术前检查】

腹部增强CT提示肝左外叶囊性占位,大小约6cm×7cm,无明显强化(图1-17)。

【体位及操作孔布局】

患者采用头高足低卧位。操作孔布局需充分评估囊肿位置,尽量采用5mm孔径Trocar,主刀医师站位亦根据囊肿所在位置选择患者左侧或右侧(图1-18)。

【手术步骤】

1. **探查** 腹腔内无明显腹水,肝左外叶囊性病灶,壁薄,直径约7cm,见内清亮囊液。囊肿与周围脏器无明显粘连(图1-19)。

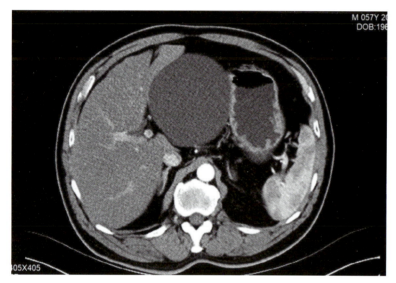

图1-17 肝脏增强CT提示肝左外叶囊肿

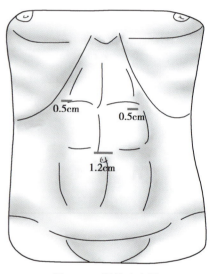

图1-18 操作孔布局

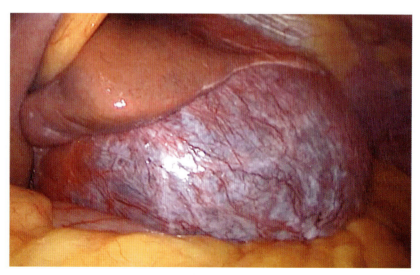

图1-19 腹腔镜下探查所见

2. **囊液处理** 直视下用超声刀或电凝刀打开囊肿抽取囊液（图1-20），再次判断囊液性状，单纯性肝囊肿囊液应该为清亮或微黄色潴留液，吸引器经开孔插入囊腔吸尽囊液（图1-21）。

3. **切除囊壁** 用电凝钩或超声刀切开囊壁（图1-22），应尽可能沿肝实质边缘3～4mm切除凸出肝脏表面的囊壁，见囊壁胆管血管束应妥善处理，以防出血和胆漏。囊壁切除面积越大即开窗越大，引流效果越好。多发性肝囊肿可分别开窗引流。

4. **囊肿壁脉管处理** 从囊肿壁内外进行观察，如果在囊肿壁上发现比较粗的脉管（图1-23），为防止与之伴行的胆管损伤而出现胆漏，应将其夹闭。对于多发肝囊肿，要从肝脏表面的囊肿开始依次向深部处理。

5. **残余囊壁的处理** 紧贴肝脏的囊壁在无血管及胆管等重要结构部位可用电凝或氩气刀烧灼，以破坏囊肿壁的分泌功能（图1-24）。对靠近膈顶部或多发性囊肿，由于术后粘连会导致开窗部位的封闭引起囊肿复发，除破坏囊肿壁的分泌功能外，可用无水酒精固定，术中还可将大网膜填入腔内，用钛夹固定，以达到内引流、防止粘连、减少复发的目的。

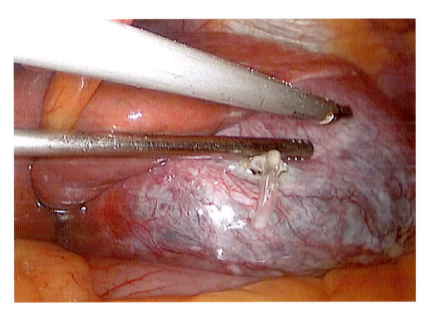

图1-20 超声刀囊肿开孔，再次判断囊液性质

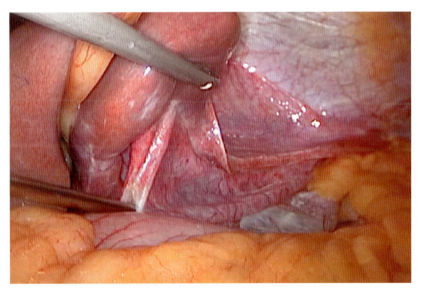

图1-21 吸引器插入囊肿内吸尽囊液

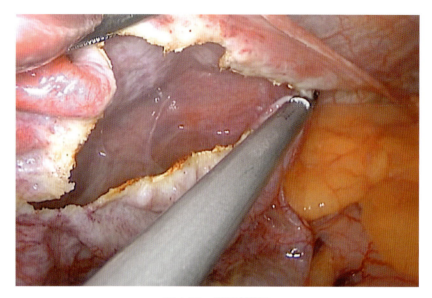

图 1-22　切除囊肿壁

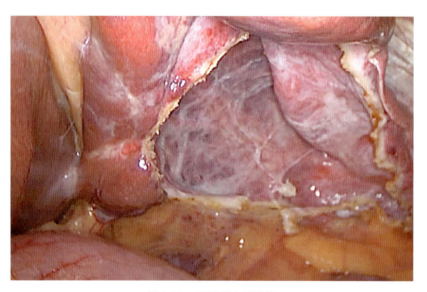

图 1-23　囊肿壁内侧脉管

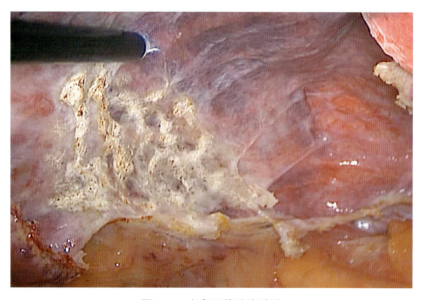

图 1-24　氩气刀烧灼囊肿壁

6. **取标本** 将囊肿壁放入标本袋,取出标本。冲洗创面,检查无活动性出血及胆漏,放置创面引流管(图1-25),常规关腹。

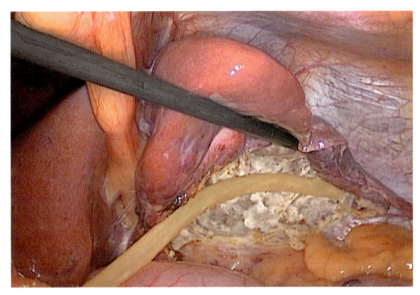

图1-25 创面处理及引流管放置

【技术要点和难点】

1. **体位、操作孔布局** 根据不同位置的囊肿选择合理的操作孔位置。术前需仔细阅片了解囊肿的位置,对于困难部位的囊肿(如肝右后叶)做到心中有数。选择肝表面最表浅最薄的囊壁先行处理,切开囊壁,吸尽囊液。对于肝实质的深在囊肿,或肝表面囊肿壁不明显者,需结合术中超声探查,选择适合的入路。

2. **穿刺抽液,检查囊液的性状** 单纯性囊肿的囊液应为淡黄色的透明液体,水状;若发现囊液为血性、混浊、胆汁染色则表示有并发症,不宜做开窗手术;若囊液黏稠,呈黏液状,则为肿瘤性,不能做开窗手术。如果穿刺液是胆汁,提示囊肿与肝内胆道相通,排除肿瘤后应该行囊肿空肠Roux-en-Y吻合内引流术,在囊腔内找到胆管开口的难度极大,操作的可行性极低。

3. **检查囊腔内壁是否光滑** 若有赘生物或乳头样突起,应取活体组织行术中快速病理检查。注意鉴别囊内皱襞与肿物,前者内含肝实质萎缩后余下的血管和胆管结构,切开时会发生大量出血;后者常为圆形、椭圆形,有一定的形态和边界,部分可见瘤蒂组织。

4. **腹腔镜带蒂大网膜填塞术治疗肝囊肿应注意** 大网膜取材以距离囊肿最近为原则,对大网膜做适当裁剪,保证血管弓张力不能太大,结肠不能成角。

【推荐方法和笔者经验】

1. **囊壁断端出血的处理** 由于多数情况下出血的脉管会有胆管伴行,对于出血的断端尽量采用夹闭处理。

2. 囊肿开窗尽量大,有时可切除菲薄的肝组织,将腔洞敞开,残余囊壁用氩气刀或电凝处理,较大的囊腔可同时采用大网膜充填。

【术后处理和注意事项】

术后关注生命体征、腹部体征,如有引流管,需关注引流液的量和性质。术后第1日即可活动,进食水。如无出血及胆汁漏,术后2～3天拔除引流管。

术后出血及胆汁漏的发生率很低。一旦出现术后出血并发症,可行数字减影血管造影(digital subtraction angiography,DSA)选择性动脉栓塞术或再次行腹腔镜探查止血术。针对胆汁漏,需充分引流,必要时可行超声或CT引导下腹腔穿刺置管引流术。

（尚敏杰　杨鸿国）

第四节　腹腔镜肝左外叶切除术

【适应证】

1. 肝段Ⅱ、段Ⅲ的病变需行段以上范围的肝切除。
2. 良性病变直径不超过15cm，恶性肿瘤直径不超过10cm，包膜完整，且肿瘤不累及门静脉矢状部。
3. 肝左外叶胆管结石合并肝脏萎缩。
4. 迁延不愈的肝脏特异性感染或非特异性感染、寄生虫（如棘球蚴，又称包虫）。
5. 肝左外叶严重创伤无法修补。
6. 剩余肝体积（future liver remnant，FLR）＞30%（正常肝脏），或FLR＞40%（肝硬化肝、化疗肝等有基础病变者）。

【禁忌证】

1. 具有全身麻醉禁忌的心、肺、脑等脏器疾病。
2. 病变侵犯肝静脉根部。
3. 肝脏恶性肿瘤破裂或伴肝门淋巴结转移。
4. 肝功能Child-Pugh分级为C级或其他重要脏器功能不全，或FLR不足者。
5. 肝脏病变累及第一和第二肝门，术中无法显露和分离。
6. 具有腹腔镜气腹禁忌，如腹茧症。
7. 肝内胆管结石合并急性胆管炎。

【病例介绍】

患者，女性，47岁，因"上腹部隐痛不适2周"入院。既往有乙型肝炎（简称"乙肝"）病史40余年，未正规服药治疗。入院查血常规、生化、凝血功能等未见明显异常。甲胎蛋白（alpha-fetoprotein，AFP）1 134μg/L，乙型肝炎病毒（hepatitis B virus，HBV）DNA 1.6×10^3 U/ml。

【术前检查】

肝脏增强磁共振成像（magnetic resonance imaging，MRI）提示肝左外叶占位，大小4.2cm×3.8cm，包膜完整，门静脉、肝静脉未见明显癌栓（图1-26）。诊断考虑原发性肝癌，查无明显禁忌，拟行腹腔镜肝左

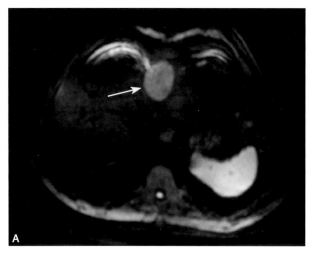
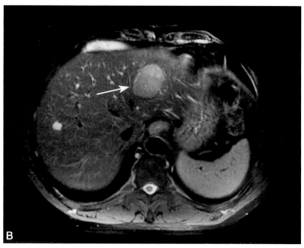

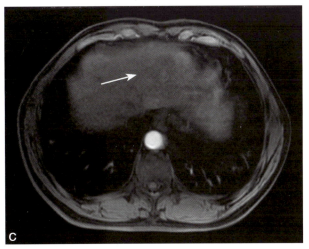
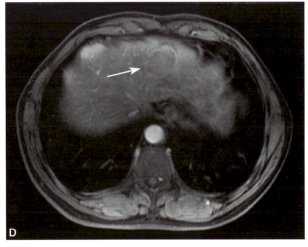

图 1-26　增强 MRI 提示左半肝占位性病变，考虑原发性肝癌

A.增强 DWI 示肿瘤弥散受限；B.T2WI 示肿瘤高信号；C.动脉期肿瘤强化不明显；D.静脉期可见肿瘤环形强化。

外叶切除术。

【体位及操作孔布局】

患者采用头高足低 30° 卧位，主刀医师位于患者右侧，操作孔布局见图 1-27。

【手术步骤】

1. 探查　术中见腹腔内无腹水，肝脏呈轻度肝硬化表现，术中超声探查肿瘤位于肝左外叶，大小约 4.5cm，包膜完整，未累及门静脉矢状部及肝左静脉，肝门部未及肿大淋巴结，余腹盆腔脏器未见明显转移结节。

2. 第一肝门处理　解剖第一肝门，打开小网膜囊，离断肝胃韧带直至静脉韧带根部，术前明确有无胃左动脉发出的肝左动脉或副肝左动脉，第一肝门预置阻断带。

3. 肝周韧带处理　离断肝圆韧带、镰状韧带，解剖第二肝门左侧，离断左冠状韧带和左三角韧带，充分游离左半肝（图 1-28）。

4. 肝切线设定　术中超声探查门静脉左支矢状部位置，切肝平面通常在镰状韧带左侧 0.5～1.0cm

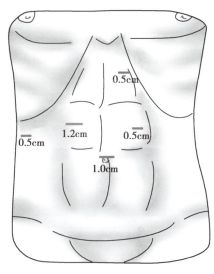

图 1-27　操作孔布局

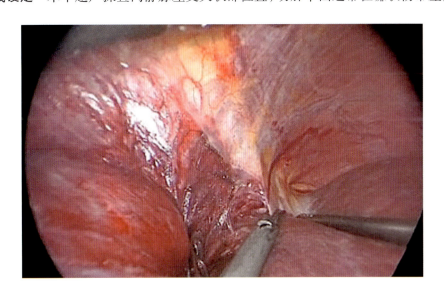

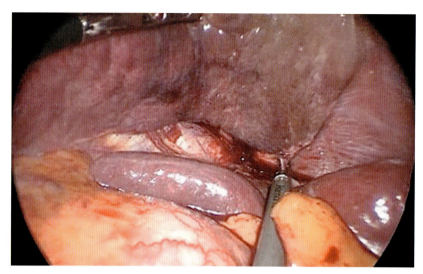

图 1-28　超声刀离断左冠状韧带和左三角韧带

处,自肝圆韧带左侧从尾侧向头侧逐步游离肝实质。

5. 分离出段Ⅲ肝蒂,hem-o-lok 夹夹闭后离断(图 1-29),继续向头侧解剖,注意保护门静脉矢状部。

6. 离断肝实质,显露并离断段Ⅱ肝蒂后(图 1-30),打开肝左静脉上下方肝实质并显露肝左静脉,用 hem-o-lok 夹夹闭或用 Endo-GIA 离断(图 1-31)。

7. **肝实质离断过程中,应用超声吸引刀**(cavitation ultrasonic surgical aspirator,CUSA) 或超声刀"小口蚕食,薄层切割,逐层推进"的技巧。根据术中实际情况,决定是否使用第一肝门或左半肝蒂血流阻断。

8. 将标本放入取物袋,扩大脐部观察孔,取出标本,术中快速病理诊断提示肝细胞癌。

9. 肝创面彻底止血,冲洗肝创面,检查创面无活动性出血及胆漏,肝创面放置引流管后常规关腹。

【技术要点和难点】

1. 肝左外叶切除的最主要的是安全实施段Ⅱ、段Ⅲ肝蒂离断。段Ⅱ、段Ⅲ肝蒂均呈直角单支自门静脉矢状部向左发出,变异很少。在镰状韧带左侧 0.5~1cm 处打开肝实质,有足够空间分别处理这两个肝蒂。

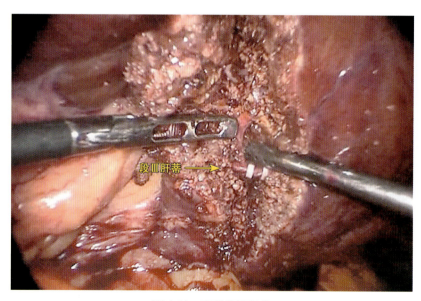

图 1-29　离断段Ⅲ肝蒂

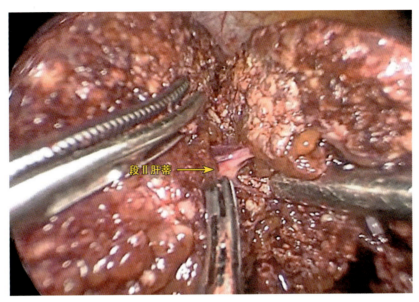

图 1-30　离断段Ⅱ肝蒂

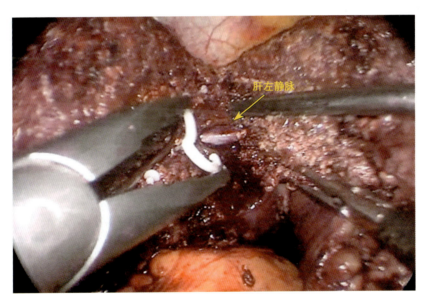

图 1-31　离断肝左静脉

2. 肝左静脉的安全处理是防止大出血的关键。操作要点同左半肝切除术，靠近肝左静脉时需注意精细解剖，避免误损伤肝中静脉。同时在肝中静脉、肝左静脉汇合处操作尽量轻柔，避免汇入分叉处撕裂出血。用腹腔镜切割闭合器离断肝左静脉时，需确保肝左静脉完全被钉仓咬合才能击发。

【必须掌握的解剖】

段Ⅱ、段Ⅲ肝蒂均呈直角单支自门静脉矢状部向左发出，变异很少。常见的变异见图 1-32。

在肝实质离断过程中，需注意的解剖结构是左叶间静脉段Ⅲ属支。左叶间静脉又称脐静脉，是肝左静脉第一属支，其主干走行位于肝圆韧带裂中，负责收集段Ⅲ和段Ⅳb的静脉回流。左叶间静脉段Ⅲ属支的正确处理是减少出血的关键步骤。

【推荐方法和笔者经验】

1. 对于段Ⅱ、段Ⅲ肝蒂的离断，各个报道和文献介绍的方法比较多，但主流操作方法为两种：一是切割闭合器法，在镰状韧带左侧用超声刀将腹侧、背侧肝实质打薄以后，直接用腔镜下切割闭合器同

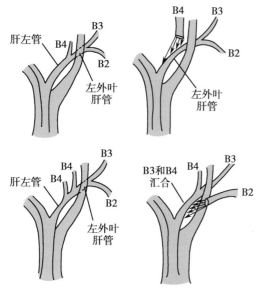

图 1-32　段Ⅱ、段Ⅲ肝蒂的常见分布及走行
B2.段Ⅱ肝胆管；B3.段Ⅲ肝胆管；B4.段Ⅳ肝胆管。

时离断段Ⅱ、段Ⅲ肝蒂；二是分别离断，即仔细分离段Ⅱ、段Ⅲ肝蒂，用 hem-o-lok 夹分别离断。笔者中心推荐后一种方法。段Ⅱ、段Ⅲ肝蒂分开离断更加符合精准肝切除理念。笔者的经验是在镰状韧带左侧，沿肝圆韧带向头侧打开肝实质，一般打开肝实质距表面 1cm 即可见段Ⅲ肝蒂，离断该支肝蒂后，继续向头侧解剖，即能较清楚地显露段Ⅱ肝蒂。

2. 对于肝左静脉的处理，基本同腹腔镜左半肝切除的处理，注意保护肝左静脉、肝中静脉的共干。

【术后处理和注意事项】

术后行常规补液、护肝、预防感染、预防应激性溃疡等支持对症处理，如无禁忌，尽早预防深静脉血栓。动态监测肝功能变化，关注引流液性质，定期查腹部超声或 CT，如积液有穿刺指征，尽早穿刺引流。合并 HBV 感染的肝细胞癌，术后常规予抗病毒治疗。

（胡智明　张远标）

第五节　腹腔镜肝段Ⅲ切除术

【适应证】

1. 局限于肝段Ⅲ的恶性病变，未累及门静脉矢状部或肝左静脉。
2. 局限于段Ⅲ的肝脏特异性感染或非特异性感染、良性病变，或者交界性、低度恶性肿瘤，如肝段萎缩、肝细胞腺瘤、肝上皮样血管内皮瘤或血管平滑肌脂肪瘤等。
3. 肝功能 Child-Pugh 分级 A～B 级；吲哚菁绿 15 分钟滞留率（ICG R15）<30%。

【禁忌证】

1. 存在全身麻醉禁忌或严重的心、脑、肺、肾等重要脏器疾病。
2. 存在腹腔镜气腹禁忌，如腹茧症、胸廓严重畸形等。
3. 病变累及周围其他重要血管或胆管。
4. 存在肝外转移。

【病例介绍】

患者，男性，62 岁，因"体检发现肝占位 3 天"入院。慢性乙肝病史 10 余年，长期口服恩替卡韦抗病毒治疗。查体未见阳性体征。术前检查：AFP 415μg/L；HBV DNA 定量低于最低定量限值；谷丙转氨酶 28U/L。

【术前检查】

肝脏增强 MRI 示肝段Ⅲ肿瘤大小约 3.2cm×2.8cm，考虑肝细胞肝癌（图 1-33）。术前肝脏储备功能试验 ICG R15 为 1.8%。肝功能 Child-Pugh 分级 A 级。

【体位及操作孔布局】

患者采用头高足低分腿位，操作孔布局见图 1-34。

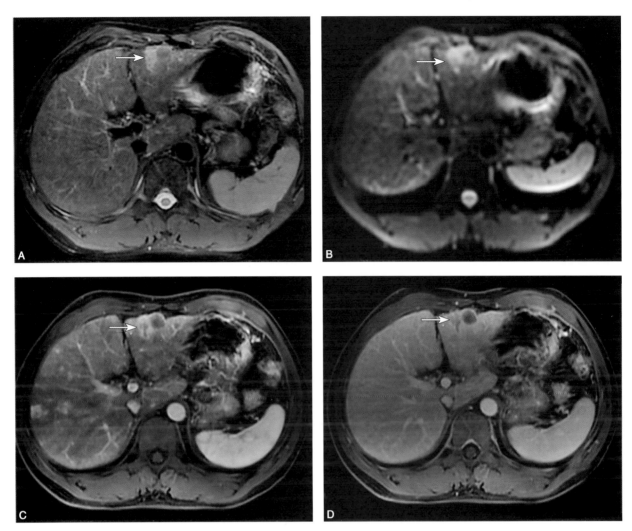

图 1-33　肝脏增强 MRI：肝段Ⅲ见一结节状异常信号影（箭头），大小约 32mm×28mm
A. T2WI 呈高低混杂信号影；B. DWI 呈高信号；C. 动脉期病灶明显强化；D. 延迟期病灶强化减退。

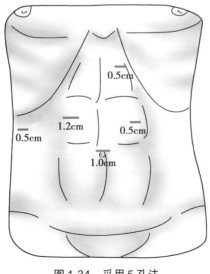

图 1-34　采用 5 孔法

【手术步骤】（视频1）

| 视频1 | 腹腔镜荧光导航肝S3切除术 |

1. 建立气腹，进镜探查，无腹水，腹腔、盆腔、小肠、网膜、肠系膜、腹膜等未见转移灶。肝脏正常大小、表面布满大小不等肝硬化结节，呈肝硬化表现，肿瘤位于肝段Ⅲ，大小约3.0cm×3.0cm，质硬，白色，局部凸出肝表面，未累及膈肌或胃壁，肝内未见转移（图1-35）。

2. 预置第一肝门阻断带（图1-36）。

3. 超声刀离断肝圆韧带及镰状韧带至肝第二肝门。

4. 术中行腹腔镜超声定位明确肿瘤位置、深度及与周围脉管的关系，定位矢状部及段Ⅲ肝蒂并标记（图1-37）。

5. 超声刀联合CUSA沿矢状部左缘离断肝实质，逐步显露段Ⅲ肝蒂，近端用hem-o-lok夹双重夹闭并离断（图1-38），如遇肝蒂较粗时可使用血管枪或Endo-GIA离断。

6. 经外周静脉注入ICG，通过反染法在荧光辅助显像设备下可清晰显示肝段Ⅲ的界限，电刀标记预

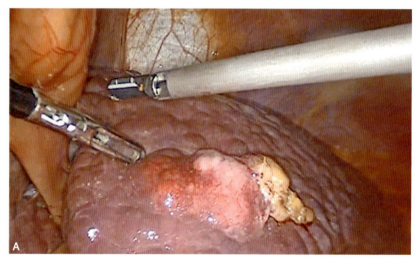

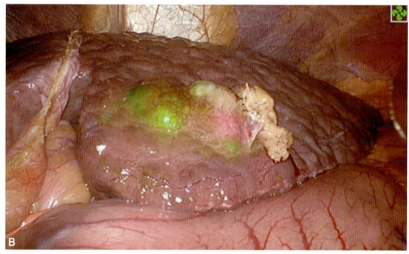

图1-35　肝段Ⅲ肿瘤
A.白光模式下肿瘤；B.荧光模式下肿瘤染色显像。

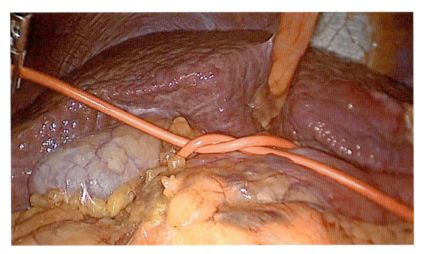

图 1-36　8 号导尿管预置第一肝门阻断带

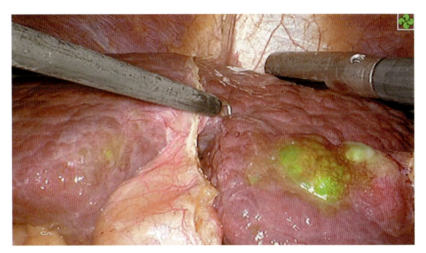

图 1-37　术中超声定位门静脉矢状部及段Ⅲ肝蒂

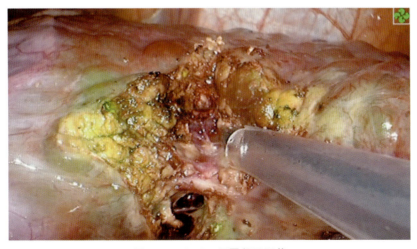

图 1-38　CUSA 显露段Ⅲ肝蒂

切线(图1-39)。

7. 在荧光镜显像设备辅助下沿着预切线用超声刀联合CUSA模式离断肝实质,所遇管道用hem-o-lok夹夹闭并离断。

8. 取出标本,冲洗创面,彻底止血,检查无活动性出血和胆漏,放置引流管,清点器械无误后关腹(图1-40)。

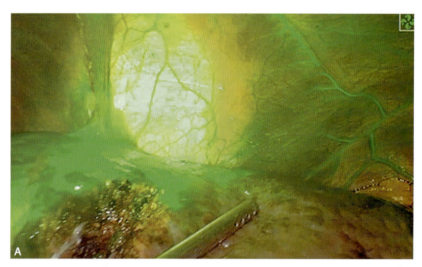

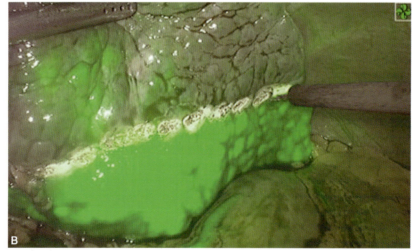

图1-39　ICG反染法显示肝段Ⅲ界限

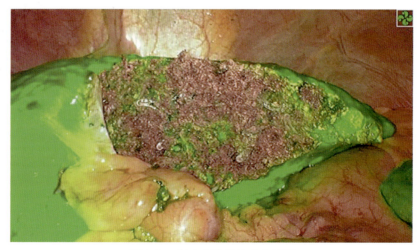

图1-40　标本移除后的手术创面

9. 检查标本，送常规病理检查。

【技术要点和难点】

1. **段Ⅲ肝蒂的正确定位**　若行规则性的段Ⅲ切除术，无论通过正染法还是反染法，正确寻找并定位段Ⅲ肝蒂是关键。除了熟练掌握肝脏复杂解剖，仔细详尽阅读术前影像学资料外，还应有丰富的腹腔镜下肝切除经验及熟练的术中超声操作技能。在充分了解病变的基础上，术中可通过超声沿着矢状部走行寻找段Ⅲ肝蒂并标记，然后通过矢状部左侧离断肝实质寻找肝蒂，先行阻断段Ⅲ肝蒂通过缺血线来确定段Ⅲ的界限。

2. **断肝平面的确定**　断肝前先离断肝圆韧带、镰状韧带，有利于手术操作。腹腔镜下肝切除术因视觉差异容易造成断肝平面偏移。正确寻找及结扎段Ⅲ肝蒂后，通过缺血线可显示出段Ⅲ表面界限。切开肝实质的过程中，通过外周静脉注入ICG反染法来确定肝实质内的离断平面。此外还可通过矢状部定位右侧切缘及段Ⅱ肝蒂来确定大致上方切缘。

【必须掌握的解剖】

1. **第一肝门的正常解剖及变异**

（1）肝左动脉的变异：肝左动脉的常见变异主要有两种情况，①替代肝左动脉来源于胃左动脉；②副肝左动脉来源于胃左动脉。

（2）门静脉左支变异：门静脉系统的变异不常见。在这些变异中，最常见的是门静脉右前支从门静脉左支发出，而门静脉右后支单独从主干发出。另一种少见的变异是门静脉右前支、右后支与门静脉左支呈三叉形分别从主干发出。还有一种情况是门静脉左支肝外段阙如。

2. **段Ⅲ的解剖特点**　段Ⅲ的静脉回流至肝左静脉，约68%的肝左静脉与肝中静脉共干，约18%的肝左静脉单独注入下腔静脉。而肝左静脉不位于左叶间裂内，而是与之成锐角交叉，位于左叶间裂内只是肝左静脉的一个分支，该分支接受左外叶的静脉回流。左段间裂（即下腔静脉与肝左缘中后1/3交界的连线）将左外叶分为上段（段Ⅱ）和下段（段Ⅲ）。段Ⅲ位于肝左外叶下段，位置表浅，处于肝脏外缘。但肝脏内部管道多而复杂，变异也较多。段Ⅲ肝蒂Glisson鞘内所含的肝动脉及胆管直径均<2mm，术中难以辨认，所以门静脉左支发出的左外下侧支为解剖标志。门静脉左支相对较恒定，分为横部、脚部、矢状部及囊部。横部长2~4cm，主要分支到尾状叶左半部及左内叶；角部成90°~130°，发出左外叶上段支及一些左后上缘支、左内叶支；矢状部长1~2cm，分出左内叶门静脉及中间支；囊部为膨大的末端，与肝圆韧带相连，常常发出左外叶下段支。

【推荐方法和笔者经验】

腹腔镜术中超声定位段Ⅲ肝蒂并标记，然后沿着矢状部左侧离断肝实质，由于肝内胆管、血管较肝组织坚韧，在离断肝组织时易寻找到段Ⅲ肝蒂。通过阻断肝蒂缺血线来确定段Ⅲ的界限；若有荧光显像设备也可通过ICG反染法来确定断肝平面。笔者研究团队曾尝试正染法行规则性段Ⅲ切除，染色效果不理想，还需进一步探索。

【术后处理和注意事项】

1. 术后行常规补液、护肝、预防感染等支持对症处理。

2. 如无禁忌，尽早预防深静脉血栓。

3. **腹腔出血**　严密观察生命体征、引流管、腹部体征及血红蛋白动态变化。

4. **胆漏**　术后发生胆漏时，保持通畅引流是关键，如局部集聚可采用超声或CT定位下腹腔穿刺置管引流。

5. 肝细胞癌术后，乙肝携带者伴进展期肝纤维化或肝硬化，均应考虑抗病毒治疗。

（成　剑）

参考文献

朱家恺,黄洁夫,陈积圣.外科学辞典[M].北京:北京科学技术出版社,2003.

第六节 腹腔镜左半肝切除术(段Ⅱ、段Ⅲ、段Ⅳ)

【适应证】

1. 段Ⅱ、段Ⅲ、段Ⅳ的病变需行段以上范围的肝切除。
2. 病变大小以不影响第一肝门和第二肝门的解剖为准,良性病变直径不超过15cm,恶性肿瘤直径不超过10cm,且有完整包膜。
3. 左半肝内胆管结石合并肝脏萎缩。
4. 迁延不愈的肝脏特异性感染或非特异性感染、寄生虫(如包虫病)。
5. 左半肝严重创伤无法修补。
6. FLR＞30%(正常肝脏),或FLR＞40%(慢性肝病或高剂量化疗、严重肝纤维化患者)。

【禁忌证】

1. 具有全身麻醉禁忌的心、肺、脑等脏器疾病。
2. 病变侵犯肝静脉根部。
3. 肝脏恶性肿瘤破裂或伴肝门淋巴结转移。
4. 肝功能Child-Pugh分级C级或其他重要脏器功能不全,或FLR不足者。
5. 肝脏病变累及第一肝门和第二肝门,术中无法显露和分离。
6. 具有腹腔镜气腹禁忌,如腹茧症。
7. 肝内胆管结石合并急性胆管炎。

【病例介绍】

患者,男性,67岁,因"体检发现左半肝占位1周"入院。既往有乙肝病史25年,未正规服药治疗。外院超声提示左半肝占位,考虑原发性肝癌。入院体格检查未见明显异常。入院查血常规、生化、凝血功能等未见明显异常。AFP:425μg/L;HBV DNA:2.4×10^4U/ml。

【术前检查】

肝脏增强MRI(图1-41)示左半肝占位,大小6cm×6.5cm,包膜完整,邻近肝静脉受压,诊断考虑原发性肝癌。检查未发现肝外病变,拟行腹腔镜左半肝切除术。

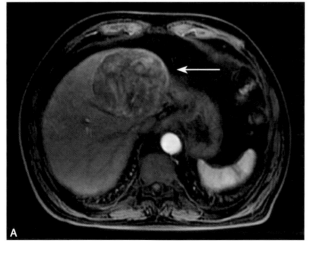
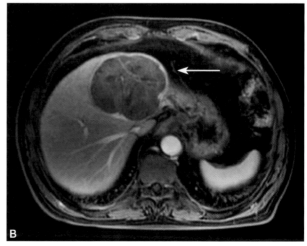

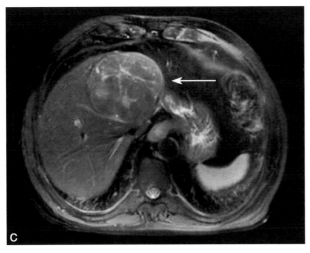
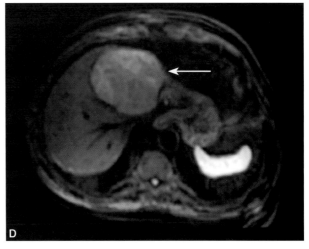

图1-41 增强MRI示左半肝占位性病变，考虑原发性肝癌

A.动脉期可见肿瘤包膜完整，局部强化明显；B.静脉期肿瘤强化消退；C.T2WI肿瘤表现为高信号；D.DWI示弥散受限。

【体位及操作孔布局】

患者采用头高足低30°平卧位，主刀医师位于患者右侧，操作孔布局见图1-42。

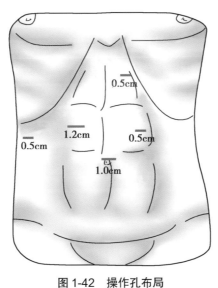

图1-42 操作孔布局

【手术步骤】（视频2）

 视频2 腹腔镜左半肝切除+胆肠吻合术（肝门胆管癌）

1. **切除胆囊** 充分显露肝十二指肠韧带和胆囊三角，辨认肝外胆管及胆囊管走行，仔细解剖胆囊三角，钝锐结合游离胆囊管，注意各种胆管变异情况，确认无误后上夹离断（图1-43）。在胆囊三角解剖出胆囊动脉，仔细辨认，上夹离断前要明确无肝右动脉损伤（图1-44）。同时需注意，部分患者具有胆囊动脉后支，需一并离断。用超声刀或电凝钩沿胆囊系膜顺行或逆行切除胆囊，注意迷走胆管、副肝右管及胆囊床的肝静脉分支。

2. **解剖第一肝门，离断肝左动脉、门静脉左支** 解剖第一肝门，超声刀打开肝门部肝十二指肠韧带

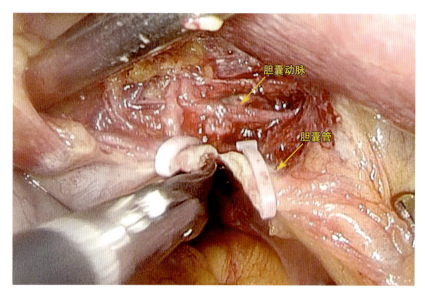

图 1-43 解剖胆囊三角，显露胆囊动脉和胆囊管，离断胆囊管

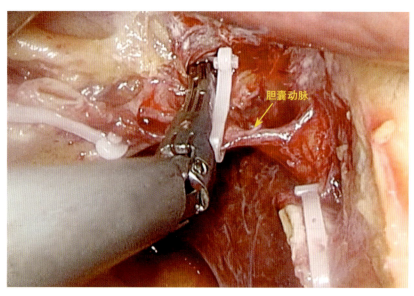

图 1-44 离断胆囊动脉

结缔组织，解剖并确认肝左动脉（图 1-45），注意保护肝中动脉，上 hem-o-lok 夹并离断。离断肝左动脉后，在其后方用直角分离钳钝性分离门静脉左支（图 1-46），注意门静脉左支后方常发出尾状叶支，应在尾状叶支的远端进行解剖。门静脉左支游离一定长度后，先在近端带线结扎，然后上夹并离断（图 1-47）。在门静脉左支的右上后方仔细解剖并确认肝左管（图 1-48），此时不必先离断。

3. 离断肝周韧带　超声刀离断肝圆韧带，如合并肝硬化、门静脉高压、侧支循环开放者，应注意在肝圆韧带起始部上夹，避免出血。离断镰状韧带，解剖第二肝门（图 1-49），离断左冠状韧带（图 1-50）、左三角韧带（图 1-51），应注意避免损伤左膈静脉。离断 Arantius 管（静脉韧带）（图 1-52），可以寻找肝左静脉的肝外段，沿此可以在肝外解剖出肝左静脉与肝中静脉的共干。

4. 确定切肝平面（缺血线、术中超声、肝中静脉、荧光导航）　切肝平面主要分为肝表面切线规划和肝内实质平面界定。肝表面切线的规划有以下几种方法：①缺血线，结合左、右半肝解剖连线（胆囊底至第二肝门）（图 1-53）；②术中超声寻找肝中静脉（图 1-54）；③通过术中荧光导航的正染、反染技术（图 1-55）。肝内平面的界定主要依靠肝中静脉的走行（循肝中静脉末梢逐渐向头侧解剖）、术中荧光导航技术及超声引导下目标肝段染色技术。

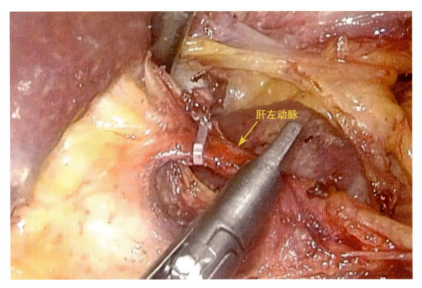

图 1-45　解剖并离断肝左动脉

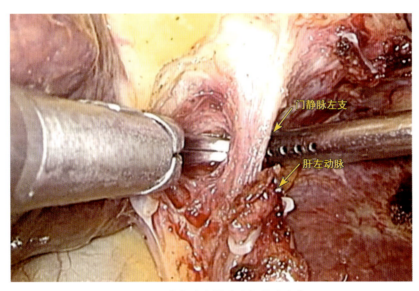

图 1-46　直角分离钳分离门静脉左支

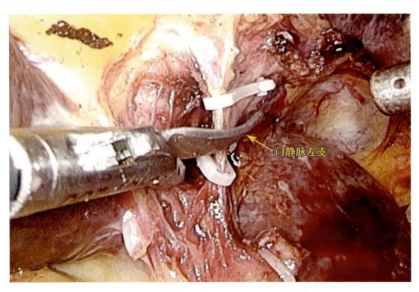

图 1-47　门静脉左支上 hem-o-lok 夹并离断

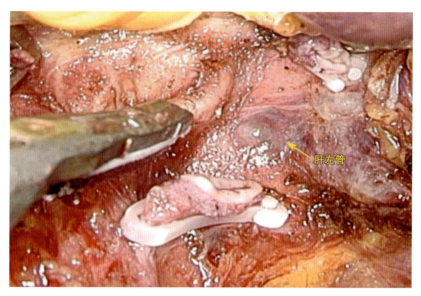

图 1-48　门静脉左支离断后，显露肝左管

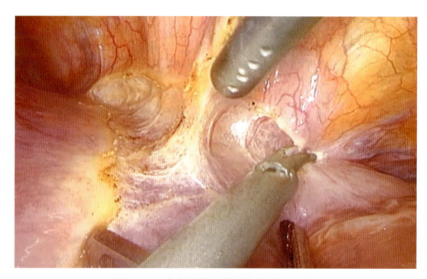

图 1-49　离断镰状韧带并解剖第二肝门

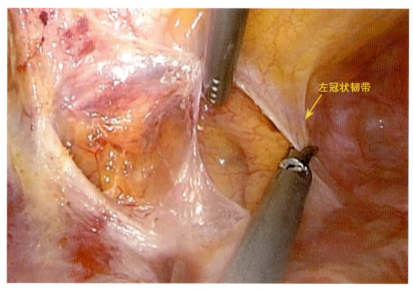

图 1-50　离断左冠状韧带

第一章 腹腔镜肝脏外科手术 | 29

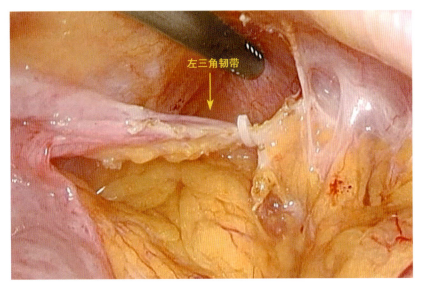

图 1-51 离断左三角韧带

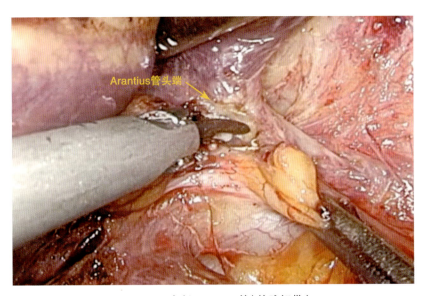

图 1-52 离断 Arantius 管（静脉韧带）

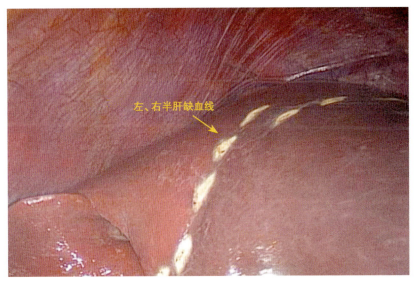

图 1-53 根据左、右半肝缺血线确定切肝平面

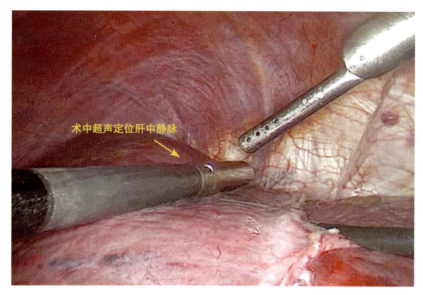

图 1-54　术中超声探查肝中静脉，根据肝中静脉确定切肝平面

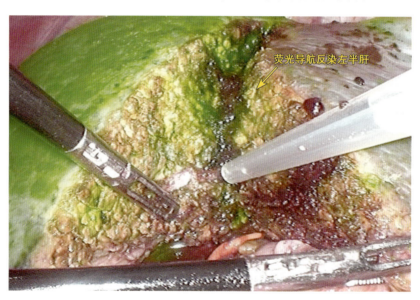

图 1-55　荧光导航反染，确定切肝平面

5. **肝实质离断**　根据术者习惯，预置不同的第一肝门阻断带，以备切肝用。常用阻断方法有手套边、8号导尿管（图1-56）、腔镜血管阻断夹（"哈巴狗"夹）、腔镜套管腹腔外阻断法等。肝实质离断过程中，遵循"精准肝切除"理念，对于复杂肿瘤、脉管变异的需结合术前三维重建。应用CUSA等工具精细离断肝组织或使用超声刀"小口蚕食，薄层切割，逐层推进"的技巧，分离重要管道结构。如切肝平面选择精准，一般不会有太大的脉管属支，特别是肝静脉属支（图1-57）。

6. **离断肝左管**　待大部分肝实质离断后，将左半肝挑起（图1-58），离断肝左管（图1-59）。如无须行胆管探查，可用切割闭合器或hem-o-lok夹直接离断，无须打开肝左管。

7. **离断肝左静脉**　离断肝左管后，继续向头侧离断肝实质，此时所剩肝实质已很薄，助手保持左半肝挑起，以便离断。直至显露肝左静脉根部。肝左静脉的离断可采用切割闭合器或带线结扎后上夹离断（图1-60）。

8. **肝创面处理**　冲洗肝创面，彻底止血（可采用电凝、超声刀、双极电凝、氩气刀等），用纱布擦拭断面，以确认有无胆漏（图1-61）。

9. 将游离的左半肝放入标本袋，扩大脐部观察孔，取出标本，术中快速病理诊断提示肝细胞癌。再次冲洗创面，放置肝断面引流管，常规关腹。

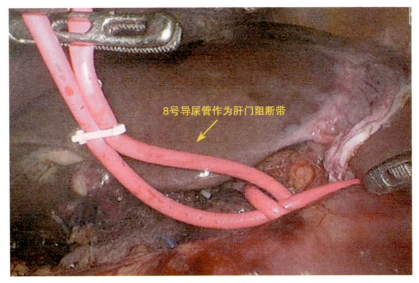

图 1-56　第一肝门预置 8 号导尿管，拟作切肝时 Pringle 法阻断

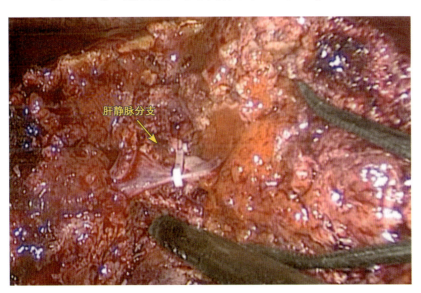

图 1-57　肝实质离断过程中的肝静脉属支

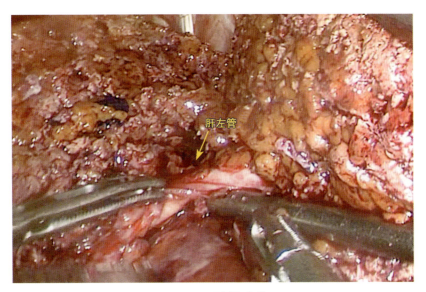

图 1-58　显露肝左管

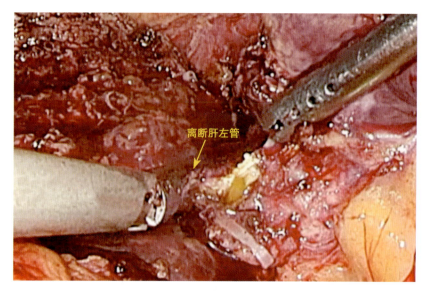

图 1-59　离断肝左管

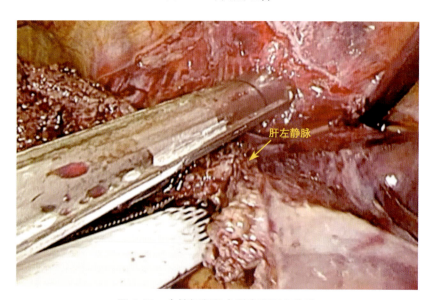

图 1-60　内镜切割闭合器离断肝左静脉

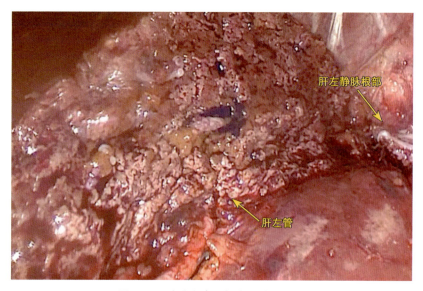

图 1-61　移除左半肝标本后的肝创面

【技术要点和难点】

1. **肝左管离断**　面对复杂多变的胆道变异，术前详细的影像学检查及仔细阅片非常重要，应结合磁共振胆胰管成像（magnetic resonance cholangiopancreatography，MRCP）、CT和超声等检查来综合评估重要胆道走行。术者应具有丰富的胆道外科经验，术中仔细解剖，对于怀疑胆道变异者，不可轻易离断，可先行第一肝门解剖，必要时可结合术中胆道造影、ICG荧光胆管显影技术判断胆管走行。

2. **第一肝门的处理**　腹腔镜左半肝切除术，对于第一肝门的处理，常采用两种方式：一是鞘外法，即打开肝门板后，无须打开左半肝Glisson鞘，直接用"金手指"或大直角分离钳解剖左半肝蒂后，采用结扎或切割闭合器离断左半肝蒂。该方法的优点主要在于操作简单、省时。难点在于Glisson鞘的解剖，部分患者由于左半肝蒂较短，常常需要降低肝门板，甚至打开部分肝实质在肝内解剖Glisson蒂。由于肝蒂变异多，在术前一定要仔细阅片，结合超声、CT血管成像（computed tomography angiography，CTA）和MRCP等检查，明确有无血管、胆管变异，同时需避免尾状叶脉管支的损伤，患者合并肝门部胆管结石时不主张该方法。二是鞘内法，一般依次解剖并离断动脉、门静脉和胆管。打开肝门部Glisson鞘，先离断肝左动脉，然后分离门静脉左支，带线结扎或上夹离断。该方法的优点在于解剖精细，一般不会出现损伤变异管道的情况。难点在于脉管鞘的分离，需要术者有熟练的操作技巧和丰富的经验。

3. **区域性血流阻断技术**　控制入肝血流的方法很多，术者应根据手术方式及术中具体情况，选择不同的血流阻断方式。目前采用更多的是区域血流阻断技术。第一肝门解剖后，左半肝入肝血流已阻断，对于是否需行肝左静脉阻断，由于大部分情况下肝左静脉与肝中静脉存在共干（85%～97%），在肝外常规解剖肝左静脉有难度，行肝左静脉阻断通常会导致肝中静脉回流受阻，这一阻断方法在腹腔镜左半肝切除中不常用。

4. **胆漏**　胆囊切除后胆囊床胆管漏、胆囊管残端漏的发生率已很低。腹腔镜左半肝切除术最主要的胆漏类型为肝创面胆管漏、肝左管残端漏。手术的要点在于胆管的精确缝合和肝创面的恰当处理。术中检查胆漏的主要方法有：干纱布擦拭法和胆总管切开探查经胆管（或T管）注入法（空气、生理盐水、无菌脂肪乳）。肝左管断端的连续缝合（Prolene线或倒刺线）可有效避免胆漏。难点在于肝实质的精准离断，所遇脉管的处理方式直接关系到肝创面胆管漏，这要求术者具有丰富的精细解剖肝内脉管能力及娴熟的缝合技术。

【必须掌握的解剖】

1. **第一肝门的正常解剖及变异**　第一肝门是非常重要的解剖结构，有肝动脉左、右支，门静脉左、右支及肝左、右管出入，术者应熟练掌握第一肝门的正常解剖（图1-62）及常见变异。

（1）肝左动脉的变异：肝左动脉的常见变异主要有两种情况，①替代肝左动脉来源于胃左动脉；②副肝左动脉来源于胃左动脉。

（2）门静脉左支变异：门静脉系统的变异不常见。在这些变异中，最常见的是门静脉右前支从门静脉左支发出，而门静脉右后支单独从主干发出（图1-63A）。另一种少见的变异是门静脉右前支、右后支与门静脉左支呈三叉形分别从主干发出（图1-63B）。还有一种情况是门静脉左支肝外段阙如（图1-63C）。

（3）胆管变异：肝左管较肝右管细长，由段Ⅱ和段Ⅲ汇合成肝左外叶胆管，再与段Ⅳ汇合成肝左管的肝左管走行情况并不多见，仅出现在30%的个体中。大部分患者存在肝左管变异（图1-64）。

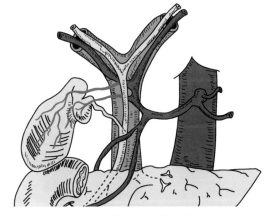

图1-62　第一肝门的正常解剖

2. **第二肝门肝左静脉的正常解剖及变异**　肝中静脉和肝左静脉常有共干，常见分布为共干朝向右

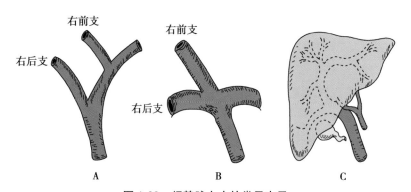

图 1-63　门静脉左支的常见变异
A.门静脉右前支从左支发出；B.三叉型；C.门静脉左支肝外段阙如。

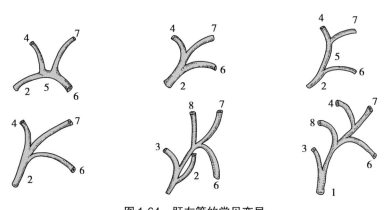

图 1-64　肝左管的常见变异
1.肝总管；2.肝左管；3.肝右管；4.左内叶胆管；5.左外叶胆管；6.左外叶上段胆管；7.左外叶下段胆管；8.迷走胆管。

方(图 1-65A)，可见的变异为共干朝向左侧(图 1-65B)和共干阙如(图 1-65C)。

【推荐方法和笔者经验】

腹腔镜左半肝切除术主要涉及三大步骤，即第一肝门的处理、肝脏离断和第二肝门处理。

1. 第一肝门的处理　如前所述，常用的方法有鞘外法和鞘内法，由于左半肝蒂相对较长，易于解剖，对于左半肝切除，笔者推荐采用鞘内法，打开肝门板，打开Glisson鞘，先离断肝左动脉，注意保护肝中动脉。然后用大弯直角钳或"金手指"分离门静脉左支，结扎或上夹后离断。然后开始切肝，在离断肝左静脉前离断肝左管。

2. 肝左静脉的处理　离断肝左管后，继续向头侧离断薄层的肝实质，显露肝左静脉。由于85%～97%的肝左静脉与肝中静脉存在共干，在离断时需确认避免损伤共干。笔者推荐在肝左静脉近根部，采用切割闭合器离断。如果肝左静脉分支较多，亦可采用血管夹或缝合处理。

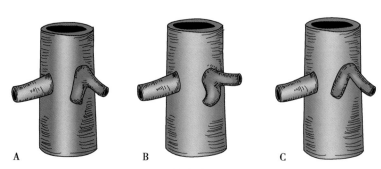

图 1-65　肝左静脉的正常解剖及变异
A.共干常见分布；B.共干朝向左侧；C.共干阙如。

3. **肝实质的离断及出血控制** 肝实质离断的器械和方法很多,常用的有钳夹法(开腹手术相对方便)、超声刀、CUSA、结扎速血管闭合器(LigaSure)等。根据术者经验及中心条件,选择适合的器械。笔者中心推荐使用超声刀断肝,采用"小口蚕食,薄层切割,逐层推进"的技巧,分离肝实质,显露管道。对于直径1mm及以下的管道可直接用超声刀离断,对于较大的管道,可上夹或缝扎处理。整个切肝过程中,需结合不同的导航技术,做到"精准肝切除"。出血控制技术主要涉及门静脉系统出血及肝静脉系统出血。对于术中门静脉系统的出血,传统的Pringle法同时阻断两侧入肝血流,长时间阻断有增加术后肝损害的风险,不适用于腹腔镜半肝切除术,特别是合并肝硬化的患者。但是笔者在手术过程中,仍然常规预置第一肝门阻断,以应对难以控制的出血。对于肝静脉的出血,小的筛孔可用纱布轻压直至自然止血,较大的静脉出血建议采用Prolene线缝合处理。术前断肝平面的选择、术中的低中心静脉压技术显得尤为重要。

【术后处理和注意事项】

术后行常规补液、护肝、预防感染、预防应激性溃疡等支持对症处理,如无禁忌,尽早预防深静脉血栓。动态监测肝功能变化,关注引流液性质,定期查腹部超声或CT,如积液有穿刺指征,尽早穿刺引流。对于HBV感染的肝细胞癌患者,核苷类似物抗病毒治疗可减少复发、延长生存时间,应常规使用。

(张远标)

参考文献

[1] 张宇华,张成武,胡智明,等.腹腔镜下区域性出入肝血流阻断行左肝部分切除治疗肝内胆管结石[J].中华普通外科杂志,2014,29(3):219-220.
[2] 中国研究型医院学会肝胆胰外科专业委员会.精准肝切除术专家共识[J].中华消化外科杂志,2017,16(9):883-893.
[3] 刘允怡.肝切除与肝移植应用解剖学[M].北京:人民卫生出版社,2016.
[4] 陈应军,甄作均,吴志鹏,等.腹腔镜下降肝门板半肝血流阻断在解剖性肝切除术中的应用[J].中华消化外科杂志,2015,14(4):339-343.
[5] 中华人民共和国国家卫生健康委员会医政医管局.原发性肝癌诊疗规范(2019年版)[J].中华消化外科杂志,2020,19(1):1-20.

第七节 腹腔镜右半肝切除术(段Ⅴ、段Ⅵ、段Ⅶ、段Ⅷ)

【适应证】

1. 病变位于右半肝内,累及大部分肝实质或累及右侧主要管道需行右半肝切除的。
2. 病灶直径以不影响操作为限。
3. 肝功能Child-Pugh分级A级和ICG R15<10%;且FLR>30%(正常肝脏),或FLR>40%(慢性肝病或高剂量化疗、严重肝纤维化患者)。
4. 其他脏器无严重器质性病变,营养状况可,美国东部协作肿瘤组(Eastern Cooperative Oncology Group,ECOG)体能状况评分<2分。
5. 患者无腹腔镜手术及麻醉禁忌。

【禁忌证】

1. 有左半肝转移或肝外转移的。
2. 合并门静脉主干或对侧一级分支或肝中静脉、下腔静脉癌栓。

【病例介绍】

患者,女性,38岁,因"腹痛1周,发现右半肝占位3天"入院。既往有乙肝病史15年,未正规服药治疗。外院超声提示右半肝占位,考虑原发性肝癌。入院体格检查未见明显异常。入院查血常规、生化、凝血功能等未见明显异常。AFP:522.7μg/L;HBV DNA:2.1×10^3U/ml。

【术前检查】

肝脏增强MRI(图1-66)示右半肝巨大占位,诊断考虑原发性肝癌。

【体位及操作孔布局】

患者采用右侧抬高30°平卧位,操作孔布局见图1-67。

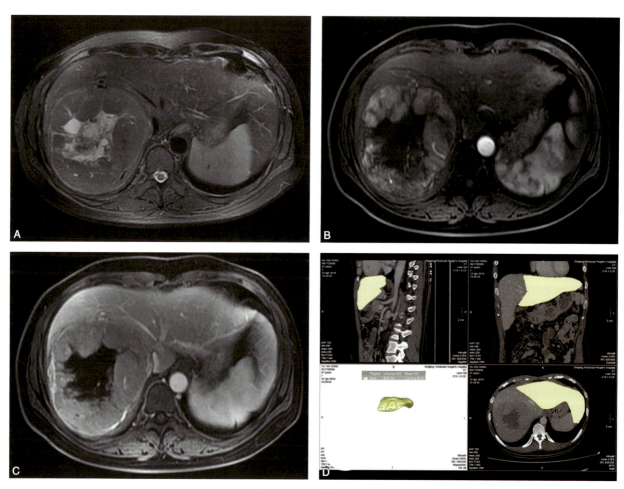

图1-66 肝脏增强MRI

A. T2期可见右半肝巨大占位性病变,信号较周围肝组织高,中央区可见更高信号影,考虑伴有坏死液化;B. 动脉期可见肿块除中央区外的不均匀强化;C. 静脉期可见肿块较周围肝组织呈更低信号影;D. 计算左半肝体积。

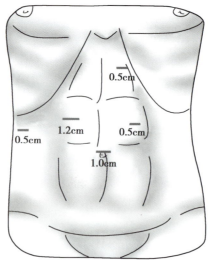

图1-67 操作孔布局

【手术步骤】(视频3)

| 视频3 | 腹腔镜前入路右半肝切除术 |

1. **探查腹腔**　腹腔内无腹水,未见其他转移灶。肝脏呈轻中度结节性肝硬化表现,右半肝可见巨大肿块,有假包膜,边界尚清,术中超声左半肝未见子灶。

2. **游离肝脏**　右半肝切除需要切断肝圆韧带、镰状韧带、右三角韧带、右冠状韧带、右肝肾韧带,使整个右半肝完全游离。离断肝肾韧带时注意勿损伤粘连的结肠和十二指肠,勿损伤右肾上腺。

3. **解剖第一肝门**　先解剖胆囊三角,夹闭、切断胆囊动脉及胆囊管,顺行切除胆囊。在肝十二指肠韧带右侧打开浆膜,切开Glisson鞘,解剖肝右动脉后夹闭离断(图1-68),显露门静脉右支,笔者习惯还是用直角钳掏出门静脉右支后近端用4-0薇乔线结扎一道,然后近端上可吸收夹,远端上hem-o-lok夹夹闭离断(图1-69)。分离过程中需小心门静脉右支背侧进入右侧尾状叶的分支,以免引起出血(图1-70)。至于肝右管,如游离方便可于肝外用直角钳或"金手指"掏出后夹闭或结扎离断,如解剖困难也可在离断周围肝实质后在肝内处理(图1-71)。第一肝门常规预置阻断带。

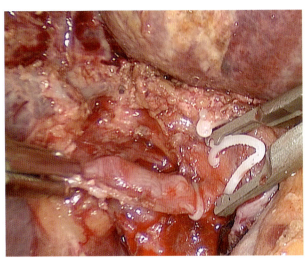

图1-68　夹闭并离断肝右动脉

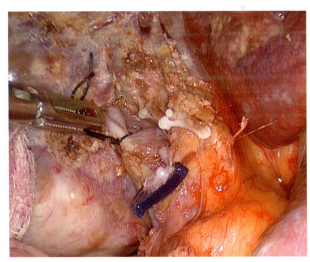

图1-69　夹闭离断门静脉右支

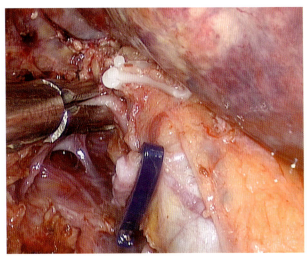

图1-70　门静脉右支背侧进入右侧尾状叶的分支

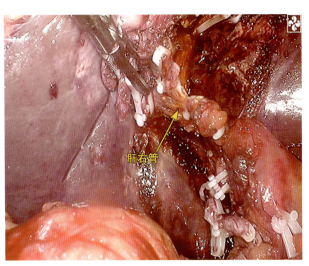

图1-71　肝实质内离断肝右管

4. 解剖第二肝门 在离断镰状韧带后顺势打开肝静脉前方疏松结缔组织,显露肝中静脉前壁,以右侧膈下静脉汇入下腔静脉为标志,显露肝右静脉前壁(图 1-72)。

5. 肝后间隙离断肝短静脉 由尾侧至头侧分离解剖右侧数支肝短静脉,粗大肝短静脉先用 4-0 薇乔线近端结扎一道后上 hem-o-lok 夹夹闭,远端 hem-o-lok 夹夹闭离断(图 1-73)。较细的肝短静脉常规在近、远端各上 hem-o-lok 夹夹闭后离断。完全游离右半肝至下腔静脉右侧前壁,打开下腔静脉韧带显露肝后下腔静脉、肝右静脉右侧壁。一般不推荐常规在肝外完全解剖出肝右静脉,极易造成术中大出血被迫中转开腹,甚至出现空气栓塞等严重并发症,可在离断肝实质直至完全显露肝右静脉后在肝内用直线切割闭合器切断(图 1-74),这种方法相对比较安全。

6. 离断肝实质 肝脏切面即为下腔静脉右前侧壁同肝中静脉两条交叉线构成的切肝平面,从下往上直至第二肝门。根据以下方法确定肝脏膈面切肝中线:①根据肝脏表面的标志,以胆囊窝中部和腔静脉连线为中线;②根据门静脉支配的范围,即观察阻断或切断右半肝蒂后肝脏表面的颜色改变来确定中线(图 1-75);③腹腔镜超声探查确定肝中静脉的走行(图 1-76);④术中外周静脉注射 ICG 反染确定左、

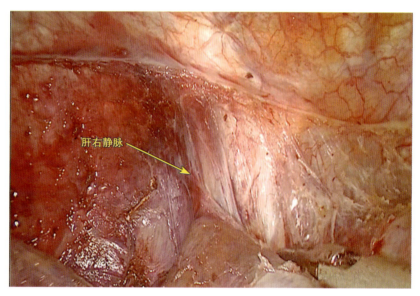

图 1-72 显露肝右静脉

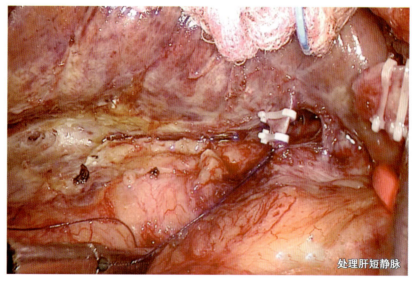

图 1-73 处理右侧肝短静脉

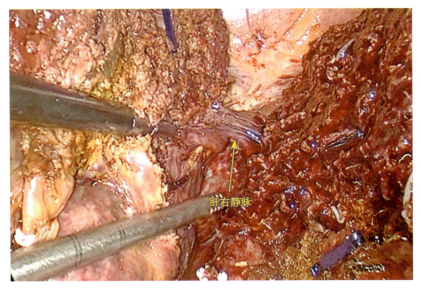

图 1-74　离断肝实质，完全显露肝右静脉

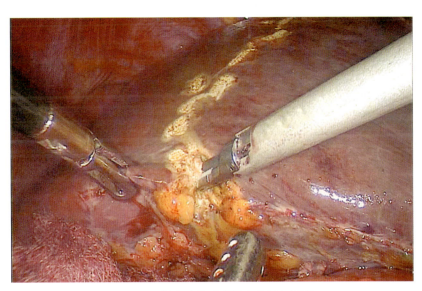

图 1-75　沿肝中静脉或缺血带标记切肝

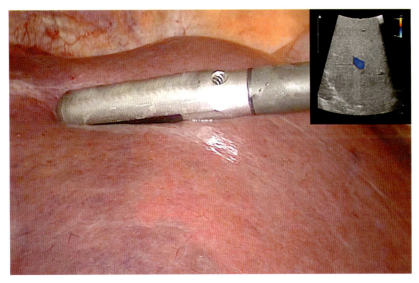

图 1-76　术中超声定位肝中静脉

右半肝交界线(图1-77)。多种断肝器械离断肝实质,遇直径>3mm的管状组织,用hem-o-lok夹夹闭远、近端后再予超声刀离断(图1-78)。肝静脉主干及不能完全游离的肝静脉主要分支的离断可采用血管切割闭合器完成(图1-79)。

7. 肝断面处理及标本取出 肝创面予双极电凝或氩气刀喷凝止血,必要时予止血纱局部覆盖,创面周围置腹腔引流管1根。切除标本置于标本袋自脐下正中竖切口取出。

【技术要点和难点】

1. 第一肝门的解剖 腔镜下解剖右半肝蒂相较左半肝蒂更为困难,因为门静脉右支相对较粗短、角度更直,且解剖变异也较左支更常见,盲目游离易造成大出血。解剖的要点是可以先处理较为浅显的肝右动脉,并不需要打开动脉鞘,可以在动脉鞘外游离后离断。只有在动脉处理好才能更好显露后方的门静脉右支,而门静脉处理的方法与动脉完全不同,只有把门静脉的鞘膜完全打开,在鞘内走行才能更好地游离,避免损伤周围组织和结构。可以在肝十二指肠韧带右侧缘打开浆膜,显露胆总管及后方的门静脉主干,从右侧尾状叶前方,利用分离钳钝性游离打开门静脉右支鞘膜,进入门静脉右支后方,游离困难时可以重复上述动作,切忌盲目粗暴、妄想一次游离成功。然后提起肝外胆管,在

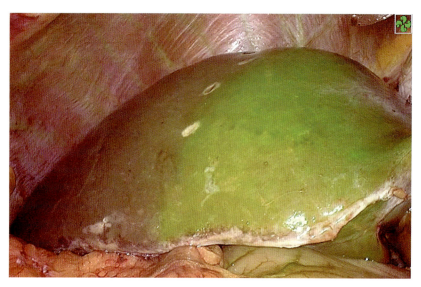

图1-77 荧光导航显示左、右半肝分界

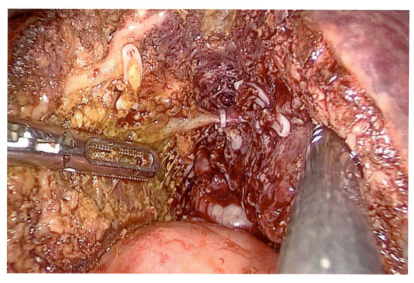

图1-78 直径>3mm的管道,用hem-o-lok夹夹闭离断

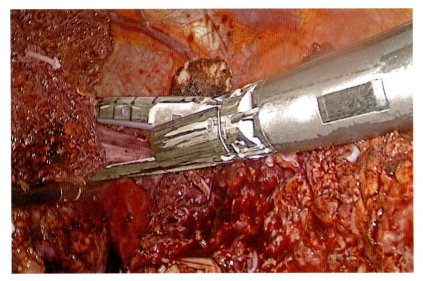

图 1-79　切割闭合器离断肝右静脉

胆管和门静脉之间进入,分离钳钝性游离直至显露门静脉左、右支分叉,在分叉上方钝性分离打开门静脉右支左侧鞘膜,从后方与之前右侧打开的间隙汇合,最后用大直角钳完全掏出门静脉右支。在离断门静脉右支前,建议可先在近端用 4-0 薇乔线结扎一道,然后近端上可吸收夹,远端上 hem-o-lok 夹夹闭离断。分离过程中需小心门静脉右支背侧进入右侧尾状叶的分支,以免引起出血。至于肝右管,如游离方便可于肝外使用直角钳或"金手指"掏出后夹闭离断,如解剖困难也可在离断周围肝实质后在肝内处理。另外,也可采用鞘外法进行右半肝蒂的阻断,即充分降低肝门板后,在肝门板中间与门静脉右支后方肝实质内分别游离肝实质,鞘外完整掏出右侧叶肝蒂后直接使用直线切割闭合器离断。

2. **第二肝门的解剖**　在离断镰状韧带后顺势打开肝静脉前方疏松结缔组织,显露肝中静脉前壁,然后向右侧离断冠状韧带,以右侧膈下静脉汇入下腔静脉为标志,显露肝右静脉前壁,由于第二肝门位置较高,腔镜下视野受限,在使用超声刀游离第二肝门的过程中,很容易因超声刀头钳夹的组织太多,甚至包括了一部分肝静脉壁,导致大出血,严重的发生空气栓塞,可以改用电钩薄薄地钩起并烙断肝静脉前壁的结缔组织,分层次地游离直至肝静脉前壁,以减少类似情况的发生。另外,如肝静脉前的结缔组织较致密,不强求非要完整显露肝静脉前壁,达到可以判断肝静脉位置的轮廓即可。笔者不主张常规行肝外肝右静脉的完全显露,甚至离断,建议在肝内离断肝实质的情况下完整游离后再行离断,以避免不可控的大出血及空气栓塞。

3. **第三肝门的解剖**　腔镜独特的角度往往使得在处理第三肝门时较开放手术有更好的视野。在助手将右半肝挑起保持张力的同时将下腔静脉轻轻地适当下压,能更好地显露肝短静脉,有利于游离、掏空、带线结扎及上夹等操作,动作必须轻柔,避免造成肝短静脉的撕裂。在处理第三肝门时要特别注意存在的右后上、右后下肝静脉,一般较粗,有时甚至存在数支的情况,必要时可先结扎一道后再上 hem-o-lok 夹夹闭,绝对禁止使用钛夹代替 hem-o-lok 夹以免钛夹脱落导致出血中转开腹手术,甚至危及患者生命。一般只需处理下腔静脉右侧的肝短静脉即可,左侧的予以保留以保证左半肝的部分静脉回流。在处理第三肝门有时会遇到右肾上腺与肝脏致密生长的情况,可以在处理完右肾上腺静脉后联合切除部分肾上腺,残余肾上腺需仔细止血,必要时可用 Prolene 线缝扎,防止术后出血。

【必须掌握的解剖】

1. **门静脉解剖**　根据 Couinaud 等的研究,左、右各一分支型占 77.4%,还有如图 1-80A 所示的变异:门静脉分 3 支(a);门静脉右后支从门静脉主干分叉(b);门静脉左支发出门静脉右后支(c);多支门静脉

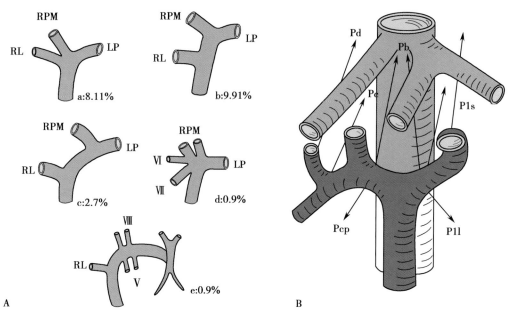

图 1-80　肝门部门静脉系统解剖

A. 左、右门静脉分支变异解剖；B. 尾状叶门静脉分支解剖；RL. 门静脉右后支；LP. 门静脉左支；RPM. 门静脉右前支；P1s. 1s 静脉；P1l. 1l 静脉；Pb. b 静脉；Pc. c 静脉；Pd. d 静脉；Pcp. cp 静脉。

右前支和门静脉右后支重复（d）；以及门静脉不形成左右分支的情况（e）等，需要予以注意。术前通过 3D 重建来明确门静脉解剖结构并做详细讨论是术前准备很重要的一环。

Couinaud 等把门静脉尾状叶支分为 1、b、c、d、cp 静脉（图 1-80B）。1 静脉（Pl）分布于 Spiegel 叶，b 静脉分布于肝中及肝右静脉之间的下方及下腔静脉前方的肝实质内，c 静脉分布于肝右静脉下方的肝实质内，d 静脉分布于肝右静脉后方的肝实质内，cp 静脉是分布于尾状突（caudate process）中的门静脉分支。

2. 胆管的解剖　胆管的解剖变异是非常常见的（图 1-81～图 1-84），且一旦胆管损伤后果可能是很严重的，因此有条件的医院必须在术前通过三维重建明确胆管是否存在变异，术中依靠超声进一步确定胆管走行，以免在行右半肝切除的过程中损伤对侧胆管，必要时可行术中胆道造影。

3. 肝右静脉解剖　肝右静脉是行右半肝切除时必须处理的重要管道，其主要引流肝脏段Ⅴ、段Ⅵ及段Ⅶ。通过术前肝脏增强 CT 以及三维重建能使术者在术中更好地鉴别肝右静脉及其属支，避免误损伤

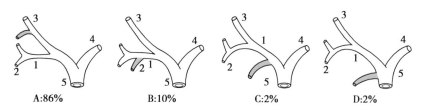

图 1-81　肝右后叶胆管合流形式

1. 右肝管；2. 右前叶支；3. 右后叶支；4. 左肝管；5. 肝总管。

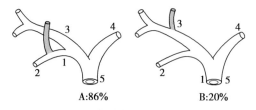

图 1-82　肝右前叶上支胆管合流形式

1. 右肝管；2. 右前叶支；3. 右后叶支；4. 左肝管；5. 肝总管。

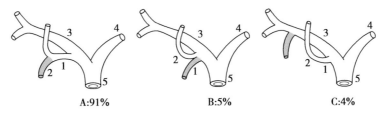

图1-83 肝右前叶下支胆管合流形式
1. 右肝管；2. 右前叶支；3. 右后叶支；4. 左肝管；5. 肝总管。

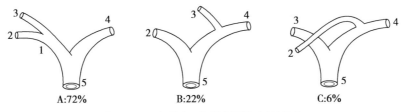

图1-84 右前支、右后支胆管合流形式
1. 右肝管；2. 右前叶支；3. 右后叶支；4. 左肝管；5. 肝总管。

引起出血。De Chicchis等根据肝右静脉主干的长度、分支数目以及有无副肝右静脉将肝右静脉分为4型（图1-85）。Ⅰ型：主干伴有发自肝段Ⅶ的分支；Ⅱ型：数支分支在近端汇合成主干并伴有一支发自肝段Ⅶ的分支；Ⅲa型：两支分支在远端汇合成主干；Ⅲb型：三支分支在远端汇合成主干；Ⅳ型：两支分支在远端汇合并伴有副肝右静脉。

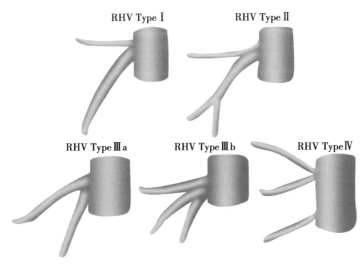

图1-85 肝右静脉分型
RHV. 肝右静脉。

4. **肝门板** 肝门处胆管和血管周围的Glisson鞘结缔组织相互融合增厚形成肝门板系统（hepatic hilar plate system）。肝门板系统包括肝左管、肝右管汇合处上方的肝门板或门板，与胆囊相关的胆囊板，位于门静脉左支脐部上方的脐静脉板或脐板，覆盖静脉韧带的Arantian板（图1-86）。在行半肝切除或右前、右后叶切除时，肝门板的解剖显得尤其重要，肝门板上面无重要的胆管或血管分支穿过，仅极少数病例在门板和肝之间出现细小胆管和血管，故可以相对安全地进行分离，不致发生组织损伤和出血，为肝门板下降或分离技术的解剖学基础。即在肝段Ⅳ的脏面后缘，切开Glisson鞘附着于门板处的薄层浆膜，通过向上抬高肝段Ⅳ，即可以用血管钳或组织剪刀紧贴肝脏侧轻轻向下分离，经肝门板后方于肝蒂下缘探出血管钳或剪刀头，在几乎没有阻力的情况下将肝门板与肝实质分离，于肝外显露肝左管、肝右管的汇合处，即所谓下降肝门板技术或肝门板分离技术。随着临床实践的进一步探索与经验的积累，尤其是近年来围肝门外科概

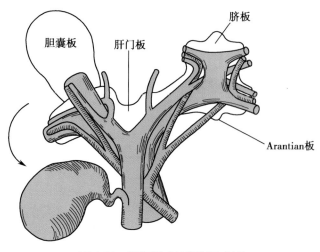

图 1-86　肝门板系统解剖示意图

念的确立与推广，肝门板系统对解剖性肝切除术中肝门部管道的解剖，肝脏血流阻断方式的选择，以及围肝门区恶性肿瘤的切除，肝内胆管结石、肝门部胆管高位狭窄的手术处理等方面的价值凸显。

5. **右半肝下间隙和肝后间隙**　肝后下腔静脉间隙与右半肝下间隙是实施右侧肝切除时两个重要的解剖间隙。通常在肝脏后方与下腔静脉前壁之间存在一个相对无血管区，宽 5～15mm，长 4.1～7.8cm，一般将右侧数支肝短静脉离断后就可以进入此间隙，与肝中静脉右侧缘构成了右半肝的肝切面，有时也可通过肝后下腔间隙放置绕肝提拉带在行右半肝切除术时进行牵拉和保护。而右半肝下间隙并没有统一的范围和定义，笔者将右半肝下间隙描述为以下腔静脉为左界、膈肌为上界、右半肝下缘为前界构成的区域，在此间隙内除右肾上腺外无其他重要器官和血管，完全打开此间隙可方便地处理第三肝门，也可更安全地离断肝实质。

【推荐方法和笔者经验】

1. **第一肝门的解剖方法**　一些学者在胆管造影引导下采用肝内 Glisson 鞘外离断的方法，先切开肝内右侧 Glisson 鞘外前后部分肝实质，再用血管切割闭合器夹闭切断右侧肝蒂，但该方法花费时间较长，易造成肝出血；也可通过降低肝门板，从肝外右侧 Glisson 鞘与肝脏实质 Laennec 膜之间的间隙完全游离右侧肝蒂后离断。笔者采用的是肝外 Glisson 鞘内分别解剖出肝右动脉、门静脉右支进行结扎离断，能够有效减少对侧管道，尤其是对侧胆管的损伤和狭窄的潜在风险，但对于术者的腔镜操作技术和要求较高。上述方法各有优缺点，术者可根据自己的实际情况和习惯选择。由于左、右半肝之间交通支的存在，在右半肝蒂阻断后，处理肝实质深部时有时仍存在出血情况，此时可相应地结合 Pringle 法来减少切肝过程中的肝断面出血。另外，在游离门静脉右支时需要特别注意其后方进入右侧尾状叶的 1～2 支分支，避免撕裂引起出血，可以先行处理。在门静脉右支夹闭离断前必须确认门静脉左支的位置，以免误将门静脉主干当作门静脉右支离断。

2. **右半肝切面的确定**　右半肝切面的判断一般利用解剖学投影标志，或根据右半肝蒂阻断后的左、右半肝缺血线及术中超声或荧光导航定位。目前，传统的、也是最普遍的是循肝中静脉途径，即显露肝中静脉的末梢或分支后寻到肝中静脉主干，沿肝中静脉主干右侧缘和下腔静脉两个交叉血管构成的切肝平面离断肝实质（图 1-87）。国内李建伟等报道了"逆肝静脉"途径，首先于第二肝门处显露肝中静脉主干，从主干向末梢反向离断肝实质。利用术中超声寻找肝中静脉从而确定切肝平面的方法也越来越普及，当然，术中超声也并非毫无缺点，日本学者认为单纯依靠术中超声只能确定肝脏表面切线和肝内的肝静脉与 Glisson 系统的主干和较大分支，而对于已经进入肝实质内的切面无法准确判定，常常出现肝内切面偏离的情况，不能完全做到精准的解剖性肝切除。荧光导航的出现弥补了术中超声的缺陷，可以即时动态显示正确的切肝平面（图 1-88），降低断肝平面走偏风险，保障剩余肝的出入肝血流供应，降低术后肝坏死和肝衰竭的发生率，也能观察肝创面有无胆瘘和胆管损伤。笔者常规在切肝前利用术中超声定位肝中静脉的全程走行并在肝表面标记作为右半肝切除的切线，同时在右半肝蒂阻断后，外周静脉注射 ICG 进行反染，依靠荧光确定肝实质深部的断肝平面。值得注意的一点是：笔者的实践表明由于肝内血管系统变异的存在，荧光导航下的右半肝切除平面并不完全等同于肝中静脉平面，传统的沿肝中静脉平

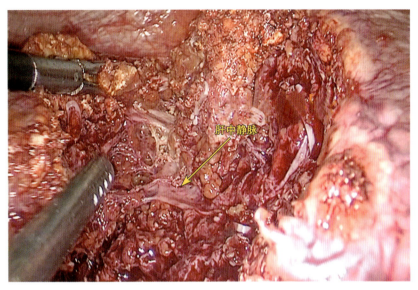

图1-87 沿肝中静脉右侧缘离断肝实质

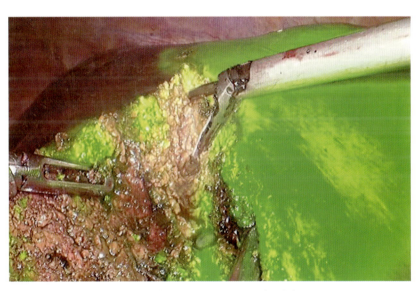

图1-88 荧光实时导航引导肝脏深部切面

面的右半肝实质离断可能会切除过多的肝组织，或者使残留的局部肝组织灌注不良失去活性，因此只有荧光导航才能做到真正意义上的生理解剖性切肝，也对传统的、依据肝静脉主干做出的Couinaud分段体系提出了新的挑战。

3. **肝实质的离断** 肝实质离断的器械种类繁多，包括钳夹、超声刀、CUSA、LigaSure、水刀、内镜切割器、双极电凝等，各有优缺点。Hibi等调查研究了全球42个国家412位腹腔镜肝切除术者，其中66%的术者习惯使用CUSA离断肝实质。在腔镜下肝实质解离时往往采用多种工具联合模式，超声刀是最为普遍的。一般认为距离肝脏表面1~2cm肝实质内无重要血管及胆管，超声刀可快速切开表面肝实质，"小步快跑，迅速推进"。而在肝实质深面则采用"考古"理论和手法，"慢工细活，层层揭开，步步为营"。超声刀的使用技巧方面包括：①血管钳化，即反复轻轻夹放，挤压推移管道旁肝组织，打薄以便上夹夹闭；②分离钳化：非工作面可推扒管道周围肝组织，钝性游离管道；③止血：单用超声刀工作面可对肝脏创面渗血有效止血。笔者习惯超声刀联合CUSA断肝，在肝脏表面1~2cm实质内利用超声刀快速打开，肝实质深部利用CUSA进一步精细解剖，粉碎管道周围的肝组织，360°清晰显露肝内管道，3mm以下血管可予以超声刀直接凝闭,其余管道均需hem-o-lok夹夹闭后离断,尤其对于胆管,能显著减少术后胆漏的发生。

4. 肝静脉出血的处理 肝静脉壁薄且布满筛孔,其细小分支众多,极易出血,是右半肝切除术中出血的主要原因。肝静脉出血在腔镜下止血较为困难,盲目钳夹或烧灼极易造成更大的出血,甚至引起空气栓塞危及患者生命。发生肝静脉出血时,首先需要麻醉医师配合降低中心静脉压力,一般维持在 0~5mmH$_2$O,同时可适当增加气腹压力,升高头位,能有效减少出血量;如为筛孔出血,可覆盖可吸收止血纱布等止血材料后用纱布轻轻按压数秒至数分钟即可有效止血;如为细小分支出血,可直接予以单极电凝或双极电凝凝闭;较大分支出血时,先予以无损伤钳或分离钳钳夹静脉,超声刀或CUSA解离血管周围的肝脏组织,待管道走行基本显露后再上夹夹闭离断;而针对肝静脉主干较大的破裂口出血,可由助手用无损伤钳或钛夹暂时夹闭控制,然后用Prolene线缝合止血(图1-89),这需要默契的团队配合及很好的腔镜下缝合技术。

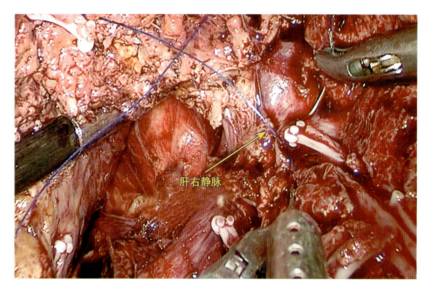

图1-89　Prolene线缝合肝右静脉出血点

5. 其他手术小技巧 行右半肝切除时,可在左半肝缝置橡皮圈牵引肝脏形成一定张力,更好地显露肝断面(图1-90)。要学会更好地使用吸引器的多种功能,比如,吸:点吸,既清洁手术面,又不影响气腹压力;挑:轻挑,控制肝静脉出血或有效显露肝创面;压:顶压,压迫门静脉或肝动脉近端有效减少出血;刮:柔刮,清除管道或脏器表面软组织或薄层筋膜;扒:推扒,有效扩大疏松间隙,显露管道。

【术后处理和注意事项】

1. 出血 出血是肝脏术后常见的并发症,严重时危及患者生命,因此及时发现、及时处理显得尤为重要。一般术后24小时内的出血考虑术中血管夹子脱落的可能性大,笔者在比较重要的血管处理时通常采用双重hem-o-lok夹、AP402夹或鳄鱼夹等更粗大的可吸收夹夹闭,上夹离断前先予以丝线预结扎一道等方法避免此类情况的发生;术后数天后的迟发性出血需考虑肝脏创面渗血或焦痂脱落引起。出血量较小时可应用止血药物,必要时可予以输注红细胞、血浆、冷沉淀等成分血,完善腹部超声或增强CT明确腹腔内积血情况,以决定采用观察、穿刺引流或手术探查等不同治疗措施,同时需严密观察生命体征、引流管、腹部体征及血红蛋白动态变化。如急性失血量较大时,造成生命体征剧烈变化,甚至不稳定,需积极采取急诊手术探查,千万不要存在"再等等、再看看"等侥幸心理,以致失去抢救机会,危及患者生命。

2. 胆漏 胆漏占肝切除术后并发症的1%~9%。其发生与下列因素有关:①肝断面坏死组织残留。腹腔镜肝切除时对于肝脏切面的把握较为困难,在肝实质深面常常因为没有明显参照而残留部分甚至大块肝脏缺血组织,这些组织一旦坏死后创面上毛细胆管开放引起胆漏。②肝部分切除的部位和疾病相

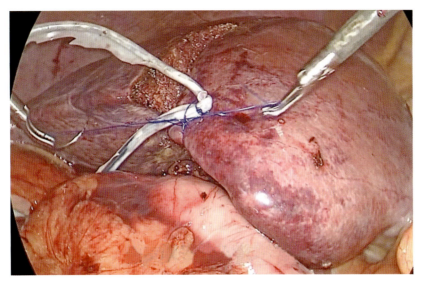
图 1-90 橡皮圈体外牵引肝脏获得更好的肝断面显露

关,如第一肝门区肝肿瘤切除、肝门部胆管癌根治切除等,术中往往需要处理较多较大的胆管及其分支,容易遗漏一些小胆管或处理不到位。伴有低蛋白血症的患者肝切除时易发生。肝胆管结石行肝部分切除时,肝断面小胆管因炎症水肿质地较脆,夹闭、缝扎等均易引起撕脱。③肝断面处理不够彻底、仔细,尤其在合并肝硬化及 TACE 治疗后,肝创面的小胆管不易闭合。手术操作和麻醉等因素,胆汁分泌受抑制,胆管内压力降低,术后胆汁分泌恢复,胆管内压力增高,胆汁可从肝创面未闭合或结扎坏死脱落的小胆管反流。④肝断面继发感染引起的继发性胆漏。随着腹腔镜肝切除技术的提高,胆漏的发生已逐渐减少。减少胆漏发生的关键在于:①切肝过程中仔细解剖,所遇疑似胆管管道均应上夹牢靠,必要时缝扎;②肝断面缝扎止血彻底、冲洗干净后,用干纱布轻轻擦拭检查,发现胆汁黄染处及时缝扎、修补;③必要时,术中胆道内注射亚甲蓝、行胆管造影等有助于及时发现胆漏。对于术后发生胆漏风险较高的患者,可在可疑处放置腹腔引流管。

术后发生胆漏保持通畅引流是关键,如局部集聚可采用超声或 CT 定位下腹腔穿刺置管引流,存在胆管梗阻时,内镜下放置胆管支架或鼻胆管可明显减少胆漏量;如出现弥漫性腹膜炎,则建议腔镜或开放手术处理。另外,加强营养支持治疗,补充白蛋白及血浆等有利于促进胆漏尽早愈合;如胆漏量较多,需要定期复查电解质,警惕水电解质紊乱和酸碱失衡的发生,必要时可将胆汁口服或经鼻肠管回输入肠道。

3. 术后肝衰竭(post operative liver failure,POLF) 肝衰竭是肝切除术后最主要的致死性并发症,占所有术后并发症的 1.4%~5%。其主要原因包括残肝功能体积不足、弥漫性肝细胞病变活动期(最常见的是慢性乙型病毒性肝炎活动期)、术中出血过多、麻醉、严重感染等。易发生在合并严重肝硬化或梗阻性黄疸程度重时行大范围肝切除的患者。因此,充分的术前肝功能评估、剩余肝体积测定、严格掌握手术适应证和手术时机,减少术中出血能有效降低腹腔镜肝切除 POLF 的发生概率。

一旦出现肝功能不全,要积极予以护肝、营养支持、抗感染、输注血浆蛋白等对症处理;必要时可予以血浆置换、人工肝等应急治疗,肝移植是解决肝衰竭的最有效手段。

4. 胸腹腔积液 胸腹腔积液是腹腔镜肝切除术后的最常见并发症,发生率可达 40%~50%。主要原因是手术反应、术后蛋白水平低、营养状况差、引流不通畅、出血、胆漏等。对于胸腹腔积液量较少且无症状者,无须特殊处理,可自行吸收;对于胸腹腔积液量较大且有胸闷、呼吸困难、腹胀、发热等症状者,应在超声引导下行胸腹腔穿刺置管引流。对于伴有低蛋白血症者应予积极纠正并进行适当利尿,同时加强营养支持治疗。必要时可留取穿刺液行生化及常规检查,找脱落细胞等排除特异性炎症或肿瘤复发转移可能。

5. 感染 肺部感染及手术区域感染发生率较高，全身麻醉及上腹部手术使患者术后肺功能下降，出现不同程度的肺不张和胸腔积液；老年患者本身肺功能减弱；肝脏创面渗液或胆瘘未能及时引流等均可导致肺部及腹部感染。预防和治疗措施包括：①术前加强呼吸功能锻炼，评估肺功能及血气检查结果，改善患者营养状况；②缩短手术时间、减少术中出血、良好的肝创面处理；③术后早期鼓励患者咳嗽、咳痰，做深呼吸动作，早期下床活动，避免长期卧床；④合理、正确使用抗生素，多次行痰细菌、腹水细菌药敏培养；⑤及时处理胸腹腔积液等。

（张成武　刘杰）

参考文献

[1] MACHADO M A, SURJAN R C, MAKDISSI F F. Video: intrahepatic Glissonian approach for pure laparoscopic right hemihepatectomy[J]. Surg Endosc, 2011, 25(12): 3930-3933.

[2] 上西纪夫.消化外科手术图解(3):肝脾外科常规手术操作要领与技巧[M].戴朝六,译.北京：人民卫生出版社,2011.

[3] 上西纪夫.消化外科手术图解(7):肝脾外科常规手术操作要领与技巧[M].戴朝六,译.北京：人民卫生出版社,2011.

[4] DE CHICCHIS L, HRIBERNIK M, RAVNIK D, et al. Anatomical variations in the pattern of the right hepatic veins: possibilities for type classification[J]. J Anat, 2000, 197: 487-493.

[5] 竜崇正.肝门部的立体外科解剖[M].东京：医学图书出版社,2002.

[6] SUGIOKA A, KATO Y, TANAHASHI Y, et al. Systematic extrahepatic Glissonean pedicle isolation for anatomical liver resection based on Laennec's capsule: proposal of a novel comprehensive surgical anatomy of the liver[J]. J Hepatobiliary Pancreat Sci, 2017, 24(1): 17-23.

[7] 刘杰,张成武,洪德飞,等.腹腔镜前入路右半肝切除术治疗右肝巨大肿瘤[J].中华普通外科杂志,2017,32(7): 581-584.

[8] 李建伟,郑树国,王小军,等.经头侧入路腹腔镜解剖性左半肝切除术7例分析[J].中国实用外科杂志,2017,37(5): 552-554.

[9] HIBI T, CHERQUI D, GELLER D A, et al. Expanding indications and regional diversity in laparoscopic liver resection unveiled by the International Survey on Technical Aspects of Laparoscopic Liver Resection(INSTALL)study[J]. Surg Endosc, 2016, 30(7): 2975-2983.

第八节　腹腔镜肝右后叶切除术（段Ⅵ、段Ⅶ）

【适应证】

1. 病变位于 Couinaud 分段的段Ⅵ、段Ⅶ内。

2. 病灶大小以不影响操作为限，良性肿瘤可适当放宽。

3. 肝功能 Child-Pugh 分级 A 级；且剩余肝脏体积需占标准肝体积的 40% 以上（伴有肝硬化）或 30% 以上（不伴有肝硬化）。

4. 其他脏器无严重器质性病变，营养状况可，ECOG 评分＜2分。

5. 患者无腹腔镜手术及麻醉禁忌。

【禁忌证】

1. 有其他肝段或肝外转移。

2. 合并门静脉主干或一级分支或肝右静脉、下腔静脉癌栓。

【病例介绍】

患者,男性,68岁,因"体检发现右半肝占位1周"入院。既往有乙肝病史20余年,未正规服药治疗。入院体格检查未见明显异常。入院查血常规、生化、凝血功能等未见明显异常。AFP: 155µg/L；HBV DNA: $3.6×10^4$U/ml。

【术前检查】

肝脏增强MRI（图1-91）示肝右后叶占位，约5.0cm×4.5cm，考虑原发性肝癌。

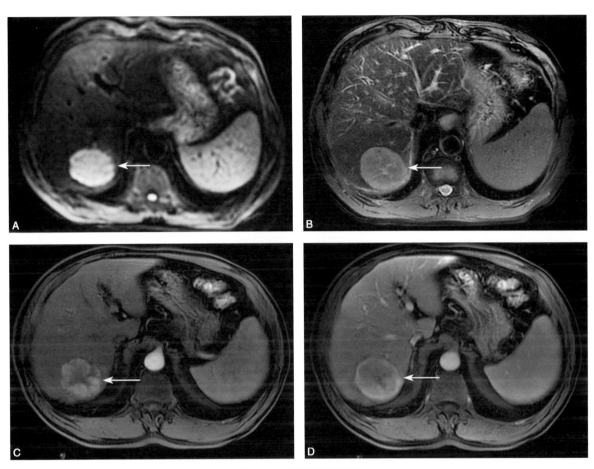

图1-91　肝脏增强MRI

A. DWI可见肝右后叶高信号占位；B. T2期可见肝右后叶占位性病变，假包膜形成，信号较周围肝组织高；C. 动脉期可见肿块不均匀强化；D. 静脉期可见肿块信号减退。

【体位及操作孔布局】

患者取头高足低右侧抬高45°斜卧位。操作孔分布位置和数量：采用30°腹腔镜，10mm观察孔位于脐水平线右侧2~4cm（根据患者体形调整），12mm主操作孔位于剑突下或偏右侧肋缘下，另在右肋缘下锁骨中线、腋中线以及右锁骨中线与脐水平线交叉处分别置5mm副操作孔3个。CO_2气腹压力建议维持在12~14mmHg（若为小儿或高龄患者，建议维持在9~10mmHg，1mmHg=0.133kPa），术中应避免较大幅度的气腹压力变化。关于患者双下肢是否需要分开、术者站位可根据自身经验和习惯决定。

【手术步骤】（视频4）

 视频4　腹腔镜荧光导航右后叶切除术

1. 探查　腹腔镜探查腹腔有无转移情况，常规使用腹腔镜术中超声确定肿瘤位置、有无肝内转移病灶、肿瘤与肝内重要管道的解剖关系，并确定肝右静脉在肝实质内走行。

2. 常规切除胆囊、处理肝动脉、门静脉的右后支 切除胆囊，经网膜孔预置第一肝门阻断带（8号导尿管）。沿 Rouviere 沟打开浆膜，切开 Glisson 鞘，解剖肝右后动脉，近、远端分别予以 hem-o-lok 夹夹闭后切断。牵开肝右后动脉，显露其后的门静脉右后支，游离门静脉前方结缔组织，直角钳掏出门静脉右后支，近端用 4-0 薇乔线结扎一道，然后近、远端各上 hem-o-lok 夹夹闭后离断（图 1-92）。

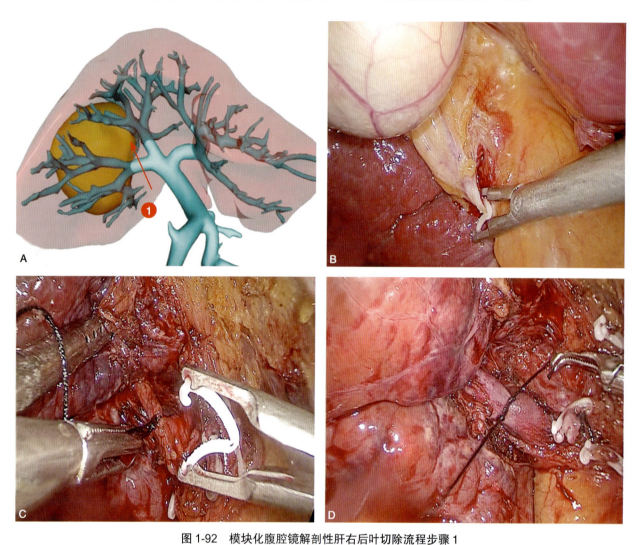

图 1-92 模块化腹腔镜解剖性肝右后叶切除流程步骤 1
A. 术前 3D 重建，步骤 1 示意图；B. 切除胆囊；C. 鞘内解剖离断肝动脉右后支；D. 鞘内解剖离断门静脉右后支。

3. 解剖第二肝门、处理第三肝门及肝短静脉 采用肝上途径，离断镰状韧带后顺势打开肝静脉前方疏松结缔组织，显露肝中静脉前壁，然后向右侧离断部分冠状韧带，以右侧膈下静脉汇入下腔静脉为标志，显露肝右静脉前壁。再采用肝下途径，上挑右半肝，显露肝后下腔间隙至右侧膈肌。从足侧向头侧分离解剖右侧数支肝短静脉，逐支处理腔静脉右侧的肝短静脉，一般 3~5 支，用 4-0 或 5-0 薇乔线近端结扎一道后近、远端各上 hem-o-lok 夹夹闭后离断，完全游离右半肝至下腔静脉右侧前壁（图 1-93）。

4. 确定切肝平面，离断肝实质 术中超声在肝脏膈面全程定位并标记肝右静脉主干走行，在肝脏脏面标记肝右前叶、肝右后叶 Glisson 二级分支走行，外周静脉（负染）或者直接肝右后叶门静脉分支（正染）穿刺注射 ICG 进行染色，根据荧光染色进一步确定肝右后叶的预切线。超声刀联合 CUSA 沿预切线离断肝实质，首先从肝缘实质进入，向膈面和脏面同时推进，再沿下腔静脉右前缘离断右侧尾状叶实质直至肝右前叶肝蒂下缘，在肝右后叶肝蒂偏右后上方寻找到肝右静脉的主要分支，此时即可据此寻找显露肝右静脉主干，然后沿预切线向右前斜行直至与之前脏面的断面汇合成完整的断肝平面（图 1-94）。

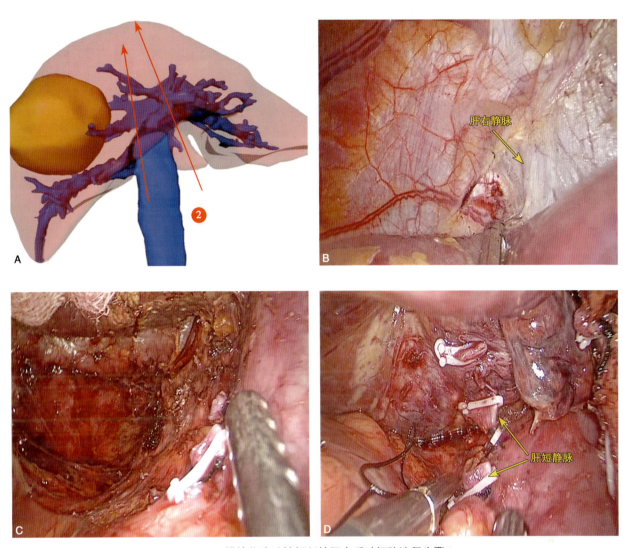

图 1-93 模块化腹腔镜解剖性肝右后叶切除流程步骤 2

A. 术前 3D 重建，步骤 2 示意图；B. 离断镰状韧带及部分右冠状韧带，显露肝右静脉；C. 游离显露肝后下腔间隙；D. 处理右侧肝短静脉。

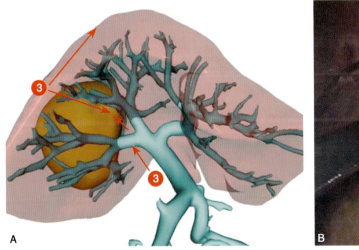
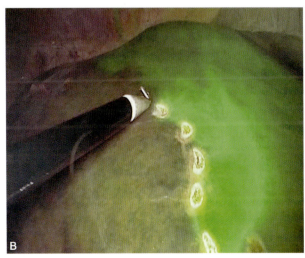

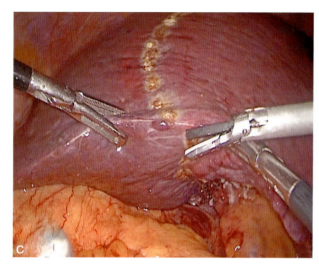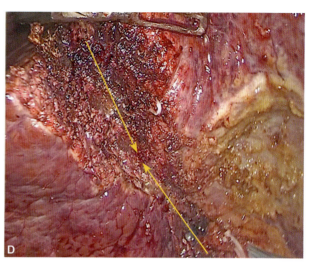

图 1-94　模块化腹腔镜解剖性肝右后叶切除流程步骤 3

A. 术前 3D 重建，步骤 3 示意图；B. 根据缺血带及荧光导航确定预切线；C. 从右半肝下缘及右侧尾状叶两个方向分别离断肝实质；D. 两个断肝平面在脏面汇合。

沿肝右静脉主干右侧缘离断肝实质直至第二肝门，最后离断右侧肝周韧带，完成解剖性肝右后叶切除（图 1-95）。

5. 肝创面予氩气刀喷凝止血并予可吸收止血纱布局部填塞，创面周围置腹腔引流管 1 根引流。切除标本置于标本袋自脐下正中竖小切口取出。

【技术要点和难点】

1. **断肝平面的正确把握**　这是腹腔镜肝右后叶切除的关键。术前的 3D 重建分析起到非常重要的作用。肝右后叶内变异的门静脉血管类型较多，术前 3D 重建中经常能发现来源于段 Ⅴ 的分支进入段 Ⅵ，段 Ⅷ 的背侧支进入段 Ⅶ，甚至发自段 Ⅳ 或左半肝门静脉横部进入右后叶的异常分支，这也是为什么在阻断肝右后叶肝蒂后出现的缺血带经常与实际需要切除的肝切面不完全一致的原因，按照缺血带进行的肝实质断面往往无法全程显露肝右静脉，从而导致整个肝离断面的偏移。术中超声和荧光导航起决定性的作用。术中超声是进行腹腔镜解剖性肝切除的前提和必备条件，在行腹腔镜肝右后叶切除过程中，需要依靠术中超声在肝脏表面标记肝右静脉及肝右前叶、肝右后叶门静脉二级分支的全程走行，可确保肝脏脏面的离断切线在沿门静脉右前后支之间走行时，在肝实质深面据此找到肝右静脉的主要分支或主干。众所周知，肝右后叶的肝断面并不是在同一个平面上，其膈面和脏面的切面存在一定角度，如果只是沿原先的缺血带或标记线进入肝实质深面时，往往会因为方向的难以把握造成肝脏切面的偏移，这时术中荧光导航就能起到很好的补充，在荧光模式下不仅是肝表面，在实质深部也可以指引术者更好地定位断面方向。

2. **出血的有效控制**　这是腹腔镜肝右后叶切除中成功的保障。肝右后叶特殊的解剖位置导致手术难度大、出血多。腹腔镜肝右后叶切除术最常见的中转开腹的原因是术中大出血，因此，决定腹腔镜肝右后叶切除术成功的关键之一是有效控制术中出血。一方面，可降低中心静脉压，从而使肝静脉及肝窦内的压力降低，在离断肝实质的过程中减少创面渗血，这是近年来常用于肝切除的术中麻醉管理的方法。一般将中心静脉压保持在 0~5cmH₂O，既可以减少术中出血，又对血流动力学的稳定、血氧饱和度无显著影响。另一方面，在切肝过程中可进行区域入肝血流的阻断，但由于肝内叶段之间交通供血的存在，导致选择性肝右后叶血流阻断后切肝过程中肝断面的出血仍较多。因此，常采用选择性入肝血流阻断获得断肝平面，结合 Pringle 法阻断来减少切肝过程中的肝断面出血。

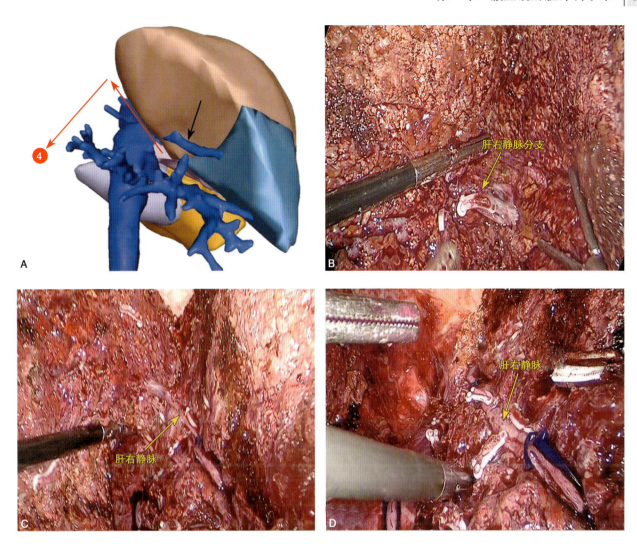

图 1-95　模块化腹腔镜解剖性肝右后叶切除流程步骤 4

A. 术前 3D 重建，步骤 4 示意图；B. 在右半肝前、后叶肝蒂之间平面内显露肝右静脉主要分支后追踪至主干；C. 沿肝右静脉主干离断肝实质至第二肝门；D. 肝右后叶切除后创面，全程显露肝右静脉。

【必须掌握的解剖】

行腹腔镜解剖性肝右后叶切除中必须了解和掌握肝右前、右后叶肝蒂和肝右静脉的位置及相互之间的关系。肝右静脉主干的中远端往往从肝右前、右后叶肝蒂之间穿行而过，此解剖是术中寻找肝右静脉、保持正确肝断面的关键所在（图 1-96）。

【推荐方法和笔者经验】

1. 良好的视野显露是腹腔镜下肝切除的首要前提　手术时患者体位、手术入路及操作孔分布位置和数量对于手术视野的显露十分重要。患者可采取头高足低左侧 45° 卧位，术中充分游离右半肝周围韧带，并通过重力效果，可将右半肝向前下翻转，以便更好显露肿瘤所在的肝段位置。而对于手术入路和操作孔位置，较早有学者报道利用胸腔镜经胸腔途径行右后叶肿瘤切除，或者肋间布置操作孔经右后途径行段Ⅶ规则性切除，最近有学者报道在右上腹部常规布孔的基础上，在右侧肋间经膈肌附加两个带气囊 Trocar，即腹部和外周双途径技术切除右后叶肝癌，取得满意效果。但上述入路和 Trocar 布孔的临床应用数量仍极少，仅可作为参考。通常建议采用四孔法或五孔法切肝。将观察孔平移至脐右侧 3～4cm 处，一般情况下病灶与左右手操作孔位置间遵循等腰三角形原则，且主操作杆要与肝断面成一定夹角。主操作孔应尽可能接近病变部位，总的原则是利于术中操作。

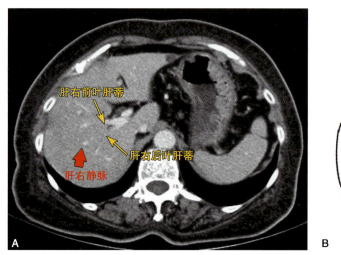
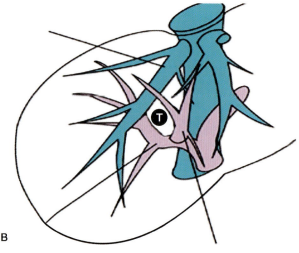

图 1-96　肝右静脉从肝右前叶、肝右后叶肝蒂间穿行
T. 肿瘤。

2. 预置阻断带　最好在预置 Pringle 法阻断带的情况下解剖右后叶 Glisson 鞘，以此避免在解剖过程中损伤门静脉或肝动脉导致大出血。笔者通常习惯在左侧尾状叶前方的小网膜内用超声刀打开一个小口子，利用长无损伤钳经网膜孔由右向左伸至打开的口子处，将 8 号导尿管牵拉至右侧，然后在肝十二指肠韧带前方松散打结作为第一肝门阻断的预置带（图 1-97），也有术者利用塑料套管、手套边，效果类似。

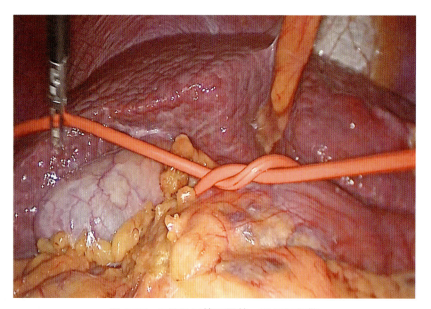

图 1-97　8 号导尿管预置第一肝门阻断带

3. 肝右后叶肝蒂阻断　肝右后叶肝蒂阻断的方法可根据术者的不同习惯而定，笔者习惯以下两种方法：一是肝内 Glisson 鞘外离断法，可先在 Rouviere 沟上下切开肝内 Glisson 鞘外前后部分肝实质，再用血管切割闭合器夹闭切断右后叶肝蒂，而对于融合型或缺失 Rouviere 沟的部分患者（约占 30%），由于 Rouviere 沟位置较深，直接游离肝右后叶肝蒂较为困难，可采用"减法"规则来游离右后叶肝蒂，即通过降低肝门板，先游离出右半肝蒂后套带，然后游离右前叶肝蒂（图 1-98），将原先套带从右前肝蒂左侧牵拉至右侧，完成肝右后叶肝蒂套带。但该方法花费时间较长，易造成肝出血，当肿瘤贴近右后叶肝蒂造成肝门旁实质处理困难时，易导致肿瘤破裂形成腹腔播散。也可采用右后叶肝蒂鞘内解剖法，在鞘内分

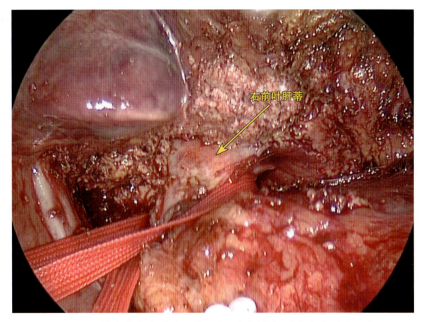

图 1-98　鞘外游离右前叶肝蒂,利用"减法"规则确定右后叶肝蒂

别分离出右后叶肝动脉、门静脉右后支后予夹闭离断,完成选择性入肝血流阻断,此种方法需要术者有丰富经验和掌握一定技巧。

4. **分离右半肝蒂**　需要注意的是,分离右半肝蒂的过程中需小心鉴别门静脉右支主干和右后支,可以通过显露门静脉右前支或分离右后支后用血管阻断钳试夹闭,观察右后叶缺血带的位置来判断(图 1-99)。

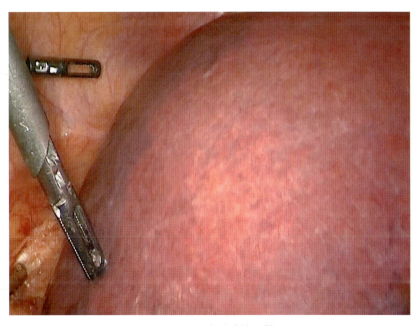

图 1-99　肝右后叶缺血带

5. **右后叶胆管的离断**　因右后叶胆管位于肝实质内,不强求在鞘内解剖离断,可在肝实质解离时在肝内离断。

6. **ICG 荧光显像技术**　在肝右后叶肝蒂阻断后外周静脉注射 ICG 行荧光的反染显像相对容易,但因之前所述的门静脉血管变异情况的存在,也往往导致荧光显像的部分和实际所需切除的范围有所不同,相比较而言,直接在超声定位下行肝右后叶门静脉分支及变异分支的穿刺注射ICG的正染法则能更加准确地显示肝右后叶的实际切面,但正染法需要术者熟练掌握超声穿刺技术,且其成功率受门静脉分支的数量和直径影响,在大的肝胆临床中心也不超过50%。

7. 标本的取出 标本装入一次性取物袋中,小的标本直接扩大脐部切口取出,大的标本可从右侧肋缘下的2个操作孔连线做切口或下腹部另做正中竖切口取出。

【术后处理和注意事项】

术后行限制性补液,定期监测血常规、肝肾功能及电解质,加强护肝利胆、利尿、营养支持治疗;静脉镇痛泵联合环氧合酶2(COX-2)抑制剂多模式镇痛;术后首日进食流质或半流质,后可进食高蛋白食物;鼓励床上或下床活动;继续呼吸锻炼,鼓励咳嗽咳痰,做深呼吸运动;评估患者情况,拔除尿管;减少液体应用;留取标本行细菌培养(痰、腹水、胸腔积液、尿液、粪便等),早期停用抗生素;术后3天复查胸、腹部CT,评估胸腹腔积液情况,必要时行胸、腹腔置管引流,早期拔除腹腔引流管。

(张成武　刘杰)

参考文献

[1] LAU L W, LIU X, PLISHKER W, et al. Laparoscopic liver resection with augmented reality: a preclinical experience[J]. J Laparoendosc Adv Surg Tech A, 2019, 29(1): 88-93.

[2] 马家豪,王连才,王亚峰,等.吲哚菁绿荧光融合影像技术在腹腔镜肝癌解剖性肝切除术中的应用[J]. 中华普通外科杂志, 2019, 34(7): 586-589.

[3] LEE W, HAN HS, YOON Y, et al. Role of intercostal trocars on laparoscopie liver resection for tumors in segments 7 and 8 [J]. J Hepatobiliary Pancreat Sci, 2014, 21(8): E65-68.

[4] OGISO S, CONRAD C, ARAKI K, et al. Laparoscopic transabdominal with transdiaphragmatic access improves resection of difficult posterosuperior liver lesions[J]. Ann Surg, 2015, 262(2): 358-365.

[5] 俞鹏,张浩轩,陈传好,等.国人Rouviere沟的应用解剖学[J]. 牡丹江医学院学报, 2018, 39(5): 5-6.

[6] 周雨,简志祥.吲哚菁绿荧光影像技术在腹腔镜肝切除术中的应用[J]. 中华肝胆外科杂志, 2019, 25(3): 225-228.

第九节　腹腔镜肝段Ⅶ切除术

【适应证】

1. 局限于段Ⅶ的恶性病变,未累及周围重要血管或脏器。

2. 局限于段Ⅶ的肝脏特异性感染或非特异性感染、良性或交界性病变:如肝段萎缩、肝细胞腺瘤、先天性肝内胆管扩张(又称卡罗利病,Caroli disease)、肝上皮样血管内皮瘤或血管平滑肌脂肪瘤等梭形细胞瘤等。

3. 肝功能Child-Pugh分级A级或B级;ICG R15<30%。

【禁忌证】

1. 存在全身麻醉禁忌或严重的心、脑、肺、肾等重要脏器疾病。

2. 存在腹腔镜气腹禁忌(如腹茧症、胸廓严重畸形等)。

3. 病变累及肝右静脉或下腔静脉或伴有血管癌栓。

4. 病变侵犯膈肌。

5. 存在肝外转移。

【病例介绍】

患者,女性,37岁,因"反复右上腹痛1年余"。外院查肝脏增强CT:肝右后叶混杂异常信号,范围约3.5cm×4.5cm,考虑胆管囊腺瘤可能性大;卡罗利病不能除外。既往无高血压、糖尿病、肝炎等病史。

入院查体未见明显阳性体征。术前查肿瘤标志物正常。乙肝表面抗原阴性。谷丙转氨酶：14U/L。术前 ICG R15：1.8%。肝功能 Child-Pugh 分级 A 级。

【术前检查】

肝脏增强 MRI 示肝段Ⅶ肿物，胆管囊腺瘤可能性大，大小约 3.5cm×4.5cm，卡罗利病待排除（图 1-100）。

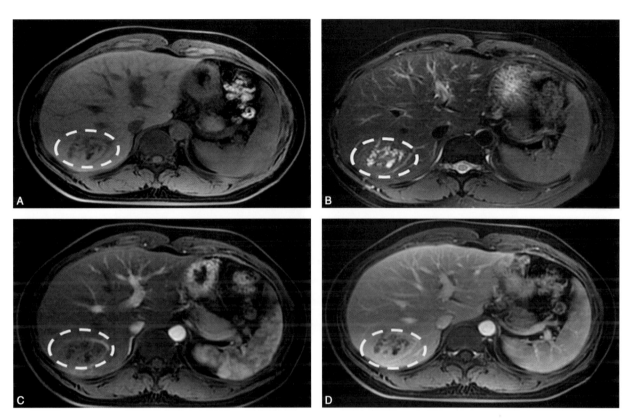

图 1-100　肝段Ⅶ占位，多发条状 T2WI 高信号灶；动脉期及延迟期肿块周边均强化

A. T1 期呈低信号；B. T2 期呈多发条状高信号；C. 动脉期肿块边缘均匀强化，内部未见强化；D. 延迟期肿块周边仍均匀强化，内部可见散在条状强化灶。

【体位及操作孔布局】

患者采用头高足低分腿位，操作孔布局见图 1-101。

【手术步骤】

1. 建立气腹，进镜探查，肝表面正常，未见肿瘤；腹腔内无明显腹水，腹盆腔未见明显转移结节。

2. 预置第一肝门阻断带（图 1-102）。

3. 超声刀离断肝圆韧带及镰状韧带至第二肝门（图 1-103），离断右冠状韧带（图 1-104），沿膈肌往右下继续游离，离断右三角韧带（图 1-105），充分游离右半肝。

4. 将右半肝向左上方抬起，离断肝肾韧带，游离肝裸区至完全显露（图 1-106）。

5. 此时，右半肝完全下垂，完全显露肝段Ⅶ。

6. 术中超声定位明确肿瘤位置、深度与周围脉管关系，定位肝右静脉及段Ⅶ肝蒂，并用电凝钩在肝表面标记出相应的投影位置

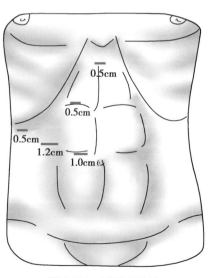

图 1-101　采用 5 孔法

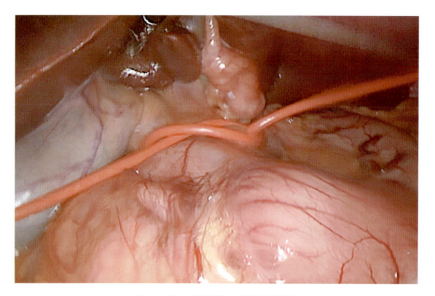

图 1-102 预置第一肝门阻断带

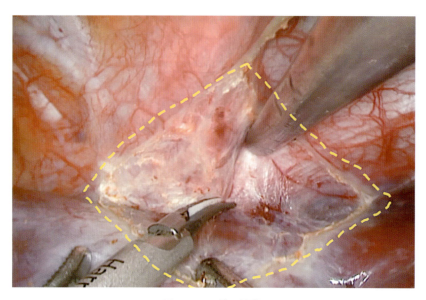

图 1-103 第二肝门

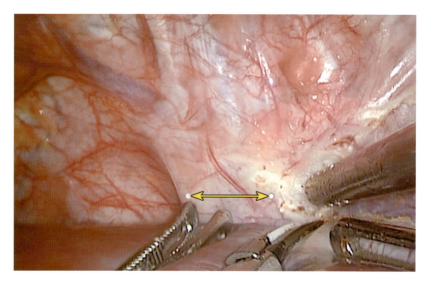

图 1-104 离断右冠状韧带（箭头所示为冠状韧带）

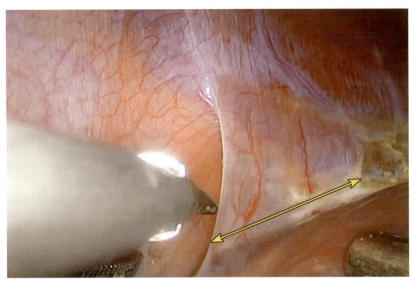

图 1-105　离断右三角韧带（箭头所示为三角韧带）

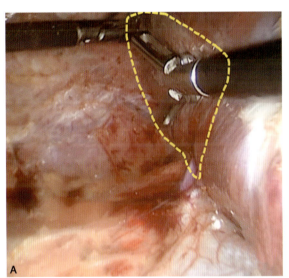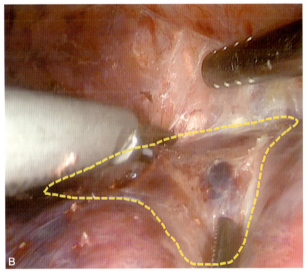

图 1-106　完全游离右侧肝脏裸区
A. 肝裸区下面观；B. 肝裸区上面观。

（图 1-107）。

7. 沿肝右静脉肝表面的预切线偏左 0.5~1cm 开始离断肝实质，逐渐深入肝实质显露肝右静脉主干，沿主干表面走行继续解离肝实质，在原先肝脏表面标记的段Ⅶ肝蒂投影处深部显露段Ⅶ Glisson 肝蒂（图1-108），近端以 hem-o-lok 夹双重夹闭并离断段Ⅶ肝蒂。

8. 离断肝实质途中所遇段Ⅶ通往肝右静脉较为粗大的分支用 hem-o-lok 夹逐一夹闭并离断（图 1-109）；若术中渗血明显，可行第一肝门阻断（每阻断 15 分钟松开肝门阻断带 5 分钟）。

9. 沿段Ⅶ肝蒂离断后肝表面显露的缺血带确定段Ⅶ与段Ⅵ的分界线，沿分界线完整切除段Ⅶ，创面止血，可见肝右静脉完整显露（图 1-110）。

10. 检查标本，送术中快速病理诊断示：肝内胆管增生伴部分胆管囊性扩张，胆管周围纤维组织增生伴少量淋巴细胞浸润，符合先天性肝内胆管扩张诊断。

11. 确认无出血、胆漏，创面放置引流管一根，逐层关闭切口。

【技术要点和难点】

因段Ⅶ位于肝右后叶上部，上邻膈肌，右侧紧邻肝右静脉，后邻下腔静脉，位置深而隐蔽，显露非常

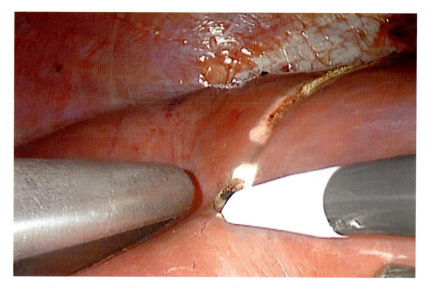

图 1-107　术中超声定位肿瘤、肝右静脉及段Ⅶ肝蒂并标记预切线

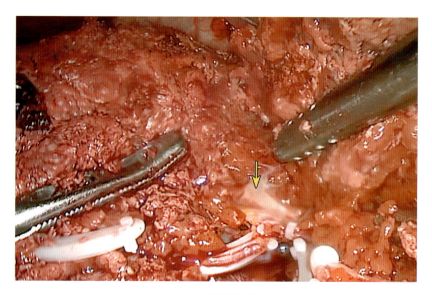

图 1-108　游离段Ⅶ肝蒂

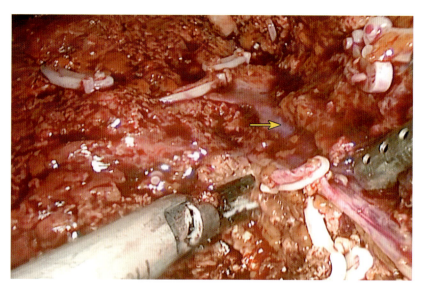

图 1-109　所遇段Ⅶ通往肝右静脉分支用 hem-o-lok 夹逐一夹闭（箭头所示为肝右静脉）

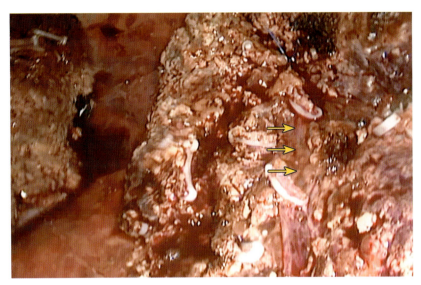

图 1-110　肝断面可见裸露的肝右静脉（箭头所示）

困难，且腹腔镜器械难以触及和操作。如何充分显露段Ⅶ显得尤为重要。手术过程极易损伤大血管导致大出血，且难以控制。如何有效地进行肝实质离断及出入肝血流控制也是技术难点之一。此外，段Ⅶ位于段Ⅵ与段Ⅷ之间，术中如何精确把握段Ⅶ的断肝平面为技术关键。熟悉段Ⅶ区域的解剖、术前精细规划、娴熟的腹腔镜肝脏外科手术技术是确保手术成功的关键。

【必须掌握的解剖】

肝段Ⅶ位于肝右后叶上部，上邻膈肌，右后侧紧邻肝右静脉，后邻下腔静脉，位置深而隐蔽。根据 Couinaud 分段，肝右后叶根据 Glisson 鞘内门静脉供血情况，由粗细大致相等的上、下两支将右后叶分为上、下两段。然而实际情况并非完全如此，仅 30% 的右后叶根据 Glisson 鞘分出大致相等的右后上支和右后下支，而 70% 右后支 Glisson 鞘，其主干延续从肝门右侧根部向头侧呈弓状走行，沿途呈辐射状发出多支三级分支。如果根据 Couinaud 的肝脏分段描述实施段Ⅶ的解剖性肝切除术，当遇到右后叶 Glisson 鞘呈 C 形走行，极可能将右后叶 Glisson 鞘主干看成段Ⅶ的 Glisson 鞘主干，把其第 1 支的三级分支看成段Ⅵ的 Glisson 鞘主干。Bismuth 在描述 Couinaud 肝脏分段肝静脉与门静脉之间的关系时，认为肝静脉二级与门静脉三级分支在第一肝门门静脉水平面以下呈平行走行关系，在第一肝门门静脉水平面以上呈交叉关系。据此观点，段Ⅶ区域内的 Glisson 鞘三级分支与肝右静脉的二级分支应呈交叉关系。而右后上、下支共干，Glisson 鞘解剖呈 Y 形或 V 形时，二者关系确实如此；然而，在右后 Glisson 鞘解剖呈 C 形时，段Ⅶ区域内的 Glisson 鞘三级分支与肝右静脉的二级分支部分呈平行关系，其原因在于该区域内 Glisson 鞘三级分支呈辐射状向右下走行。由于右后叶 Glisson 鞘走行分布存在个体差异，因此在对段Ⅶ实施肝切除术前，应使用影像学技术了解其内部 Glisson 鞘分支形式的解剖信息，依据其特点制订相适应的个体化手术方案。

【推荐方法和笔者经验】

笔者团队对腹腔镜困难部位肝切除术有丰富的经验，肝段Ⅶ的切除常常联合段Ⅵ的右后叶切除及联合段Ⅷ的肝切除术，甚至是大范围的右半肝切除。结合笔者中心腹腔镜困难部位肝切除术的经验，分析腹腔镜肝段Ⅶ切除术可能遇到的技术难题及解决问题的办法如下。

1. 需制订详细的术前规划　随着影像学技术及 3D 重建技术，甚至 3D 打印技术的快速发展，术前可明确肿瘤与邻近大血管的关系及有无累及邻近肝段，讨论合适的手术入路和手术方案。

2. 需充分显露肝段Ⅶ　笔者中心采用患者头高足低位，右侧垫高 45°～60°，腹腔镜孔位于脐上

5cm 右侧腹直肌外侧缘处，肋缘下呈扇形置入 4 个操作孔。因右三角韧带及冠状韧带将肝右后叶固定于膈肌，游离第二肝门后，需离断这些韧带。经充分游离右半肝相应韧带后，右半肝顺着重力往左下方下垂，才能充分显露肝右后叶上段。

3. **选择合适的手术入路** 通过"右后入路"，可获得较为满意的腹腔镜手术视野，使病灶切除的可操作性显著提高。

4. **肝段Ⅶ肝蒂的确认** 术中超声定位成为腹腔镜肝切除术必不可少的工具，术中超声结合术前影像学检查，基本可以定位肝段Ⅶ肝蒂。因段Ⅶ位于肝右静脉右侧，根据术中超声定位肝右静脉，循着肝右静脉寻找肝段Ⅶ肝蒂。也有学者先沿 Rouviere 沟打开右后肝蒂周围的肝实质，沿右后肝蒂右内上方寻到段Ⅶ肝蒂。

5. **肝段范围的确定及肝实质断面的精确把握** 解剖段Ⅶ肝蒂，加以阻断，术中借助荧光设备，通过 ICG 反染有助于肝实质内的断肝平面的界定。但有时段Ⅶ往往并不只有一支肝蒂，临床上经常遇到从肝右后叶肝蒂分出数支分支进入段Ⅶ或段Ⅷ，甚至段Ⅴ的背侧段分支进入段Ⅶ的情况，这时无论是 ICG 正染还是反染都显得非常困难。

6. **肝创面出血的控制及断肝器械的选择** 术中需维持低中心静脉压（$0\sim5cmH_2O$）。假如能顺利寻找到肝段Ⅶ肝蒂加以结扎离断，术中出血相对会减少。假如肝实质离断过程仍渗血严重，可行第一肝门全血流阻断，可保证手术视野清爽。笔者中心断肝技术基本采用 CUSA 联合超声刀肝实质离断，可无损伤地显露肝内管道，便于从容处理。

【术后处理和注意事项】

术后行常规补液、护肝、预防感染、预防应激性溃疡等支持对症处理，如无禁忌，尽早预防深静脉血栓。对于肝硬化患者，需降低门静脉压力。动态监测肝功能变化，关注引流液性质，术后 3 天复查腹部 CT 平扫，若无异常，早期拔管，如积液有穿刺指征，尽早穿刺引流。术后 1 个月、3 个月、6 个月定期复查腹部超声、CT 或增强 MRI。

（成　剑）

参考文献

[1] 刘杰, 张成武, 洪德飞, 等. 完全腹腔镜下肝脏困难部位肿瘤切除术[J]. 中华普通外科杂志, 2016, 31(6): 475-478.
[2] 吴志明, 黄洪军, 孟兴成, 等. 腹腔镜超声在右肝困难部位肝肿瘤切除术中的应用[J]. 中华普通外科杂志, 2018, 33(6): 486-489.
[3] 王宏光. 吲哚菁绿肝段染色在腹腔镜肝癌切除中应用及意义[J]. 中国实用外科杂志, 2018, 38(4): 376-378.
[4] 马家豪, 王连才, 王亚峰, 等. 吲哚菁绿荧光融合影像技术在腹腔镜肝癌解剖性肝切除术中的应用[J]. 中华普通外科杂志, 2019, 34(7): 586-589.
[5] 刘巧云, 马心逸, 喻智勇, 等. 肝右后叶 Glisson 鞘的应用解剖学研究[J]. 中华肝胆外科杂志, 2014, 20(3): 161-164.

第十节　腹腔镜肝段Ⅷ切除术

【适应证】

1. 局限于肝段Ⅷ的恶性病变。
2. 局限于肝段Ⅷ的肝脏特异性感染或非特异性感染、结石、良性或交界性病变，如肝段萎缩、肝细胞腺瘤、梭形细胞瘤等。
3. 肝功能 Child-Pugh 分级 A 级或 B 级，ICG R15<30%。

【禁忌证】

1. 存在全身麻醉禁忌、严重的心、肺、脑、肾等重要脏器疾病。
2. 存在腹腔镜气腹禁忌（如腹茧症、胸廓严重畸形等）。
3. 病变侵犯周围重要血管、胆管或脏器。
4. 存在肝外转移。

【病例介绍】

患者，女性，57岁，因"发现血AFP升高7个月，肝占位1周"入院。外院PET/CT示：肝脏段Ⅷ占位（大小约2.5cm×2cm），考虑肝细胞肝癌可能。入院查体未见明显阳性体征。既往高血压2年，自服马来酸左旋氨氯地平分散片，血压控制良好。慢性乙肝病史8年余，1月余前口服富马酸替诺福韦二吡呋酯片，每日1片，抗病毒治疗。术前查血AFP：265.8μg/L，HBV DNA：低于最低定量限，谷丙转氨酶：26U/L。术前ICG R15：2.1%。

【术前检查】

肝脏增强MRI示：肝段Ⅷ结节，肝细胞肝癌可能（图1-111）。

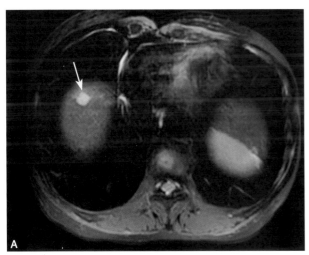 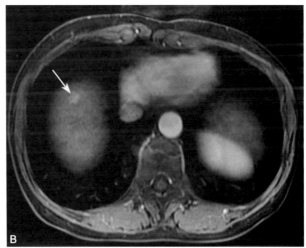

图1-111 肝段Ⅷ占位
A. T2WI呈高信号；B. 动脉期强化明显。

【体位及操作孔布局】

患者采用头高足低分腿位，操作孔布局见图1-112。

【手术步骤】

1. 建立气腹，进镜探查。肿瘤位于肝段Ⅷ，大小约2.5cm×2cm，部分凸出肝表面，未累及膈肌（图1-113）。
2. 打开小网膜囊，预置第一肝门阻断带（图1-114）。
3. 离断肝圆韧带及镰状韧带至第二肝门，离断右侧冠状韧带及右三角韧带，显露右侧肝裸区，游离右半肝，显露肝段Ⅷ（图1-115）。
4. 术中超声定位明确肿瘤位置、深度及与周围脉管关系，定位肝右静脉、肝中静脉及段Ⅷ肝蒂，并用电凝钩标记相应肝表面的投影位置（图1-116）。
5. 沿着肝中静脉位置稍偏左标记预切线，超声刀联合CUSA沿预切线从头侧向尾侧离断肝实质，逐渐显露肝中静脉（图1-117）。

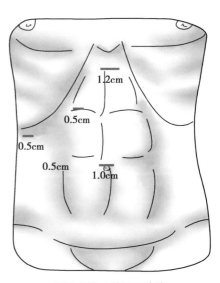

图1-112 采用5孔法

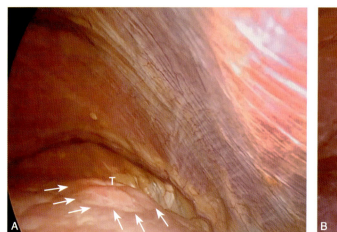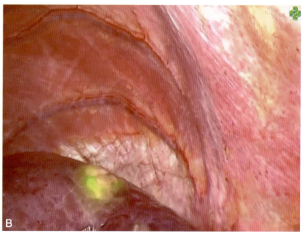

图 1-113　腹腔镜探查
A. 可见肿瘤；B. 荧光导航下肿瘤染色显像。

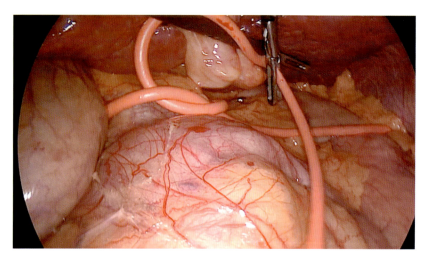

图 1-114　预置第一肝门阻断带

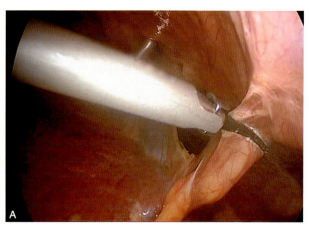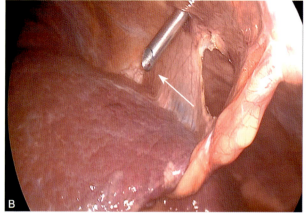

图 1-115　超声刀离断
A. 超声刀离断肝圆韧带至第二肝门；B. 超声刀离断肝镰状韧带至第二肝门。

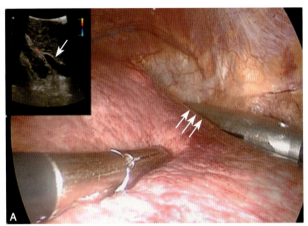
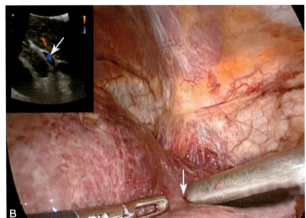
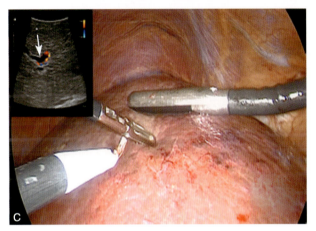

图 1-116 术中超声定位
A. 肝右静脉；B. 肝中静脉；C. 段Ⅷ Glisson 肝蒂。

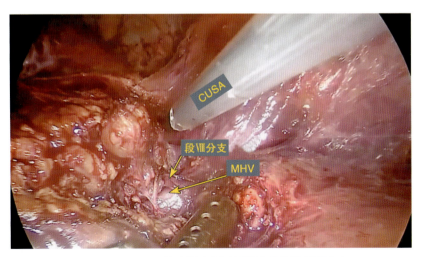

图 1-117 CUSA 粉碎肝实质显露肝中静脉及段Ⅷ分支
MHV. 肝中静脉

6. 沿肝中静脉走行，显露肝中静脉，所遇段Ⅷ的肝中静脉分支用 hem-o-lok 夹逐一夹闭并离断；若术中渗血明显，可行第一肝门阻断（每阻断 15 分钟松开肝门阻断带 5 分钟，图 1-118）。

7. 游离至深面，可见段Ⅷ肝蒂（图 1-119），阻断钳阻断（图 1-120），经外周静脉注入 ICG，在荧光辅助显像设备下可清晰显示段Ⅷ与段Ⅶ及段Ⅴ之间的界限（图 1-121），hem-o-lok 夹夹闭并离断段Ⅷ肝蒂。

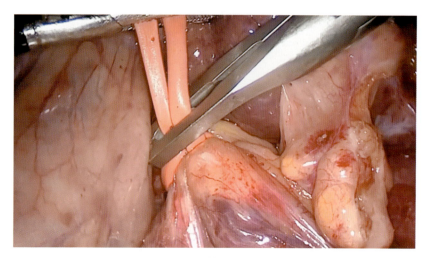

图 1-118　第一肝门阻断

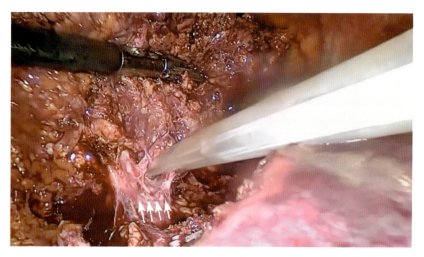

图 1-119　段Ⅷ肝蒂

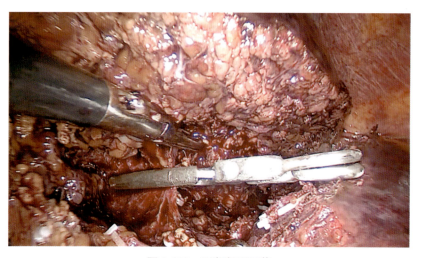

图 1-120　阻断段Ⅷ肝蒂

第一章 腹腔镜肝脏外科手术 | 67

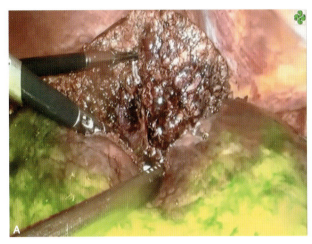 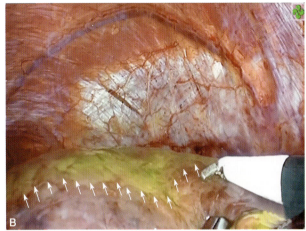

图 1-121　ICG 反染可见段Ⅷ与段Ⅶ及段Ⅴ之间的界限标记
A. ICG 反染段Ⅷ与段Ⅴ之间界限；B. ICG 反染段Ⅷ与Ⅶ之间界限。

8. 荧光镜下沿着界限用超声刀联合 CUSA 离断肝实质，所遇背侧支管道用 hem-o-lok 夹夹闭并离断。段Ⅷ深面亦可见明确的界限（图 1-122）。

9. 完整切除标本，创面止血，可见肝中静脉、肝右静脉及段Ⅷ肝蒂残端（图 1-123）。

10. 检查标本，送术中快速病理诊断示肝细胞肝癌（图 1-124）。

【技术要点和难点】

肝段Ⅷ位于右半肝膈顶部，介于肝右静脉与肝中静脉之间，又紧邻下腔静脉，术中视野显露困难，腹腔镜手术器械难以操作，邻近大血管若损伤可致出血难控制、空气栓塞等风险。且无论是在肝表面还是肝实质深面，段Ⅷ与段Ⅶ和段Ⅴ之间并没有很明确的界限，因此术中断肝平面难以精准把握。此特殊部位的肿瘤为困难部位肿瘤，切除难度较大，若想安全有效地行腹腔镜规则性肝段Ⅷ切除术，除了需熟知肝脏解剖及娴熟的腹腔镜操作技巧外，完善 3D 重建、评估肿瘤与周围大血管的关系、制订详细的术前规划非常重要。术中在超声定位下，可循肝中静脉及肝右静脉，超声刀联合 CUSA 行肝实质离断，可有效显露并保护肝中静脉、肝右静脉及肝段Ⅴ管道，深面寻找段Ⅷ肝蒂后，选择性阻断该区段入肝血流，余肝血流灌注不受影响。沿着肝段缺血线，可将包括肿瘤在内的肝段Ⅷ整块切除。

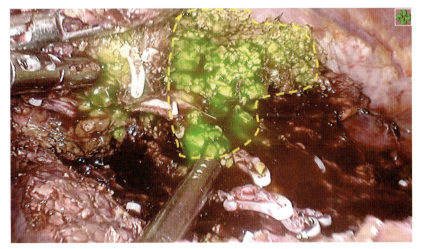

图 1-122　ICG 染色可见清晰断肝平面（虚线区域为段Ⅶ正常肝组织）

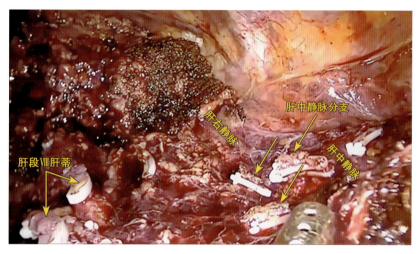

图 1-123　段Ⅷ规则性切除后创面

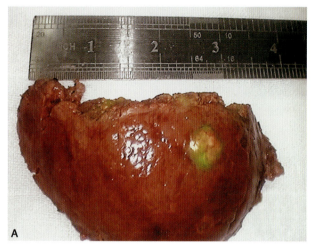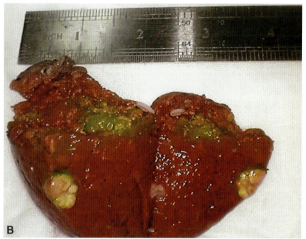

图 1-124　标本所示可见肿瘤完整切除，切缘＞1cm
A. 完整的段Ⅷ手术标本正面照；B. 剖开后的段Ⅷ手术标本。

【必须掌握的解剖】

肝段Ⅷ为肝右前上叶段，紧贴膈顶，被右冠状韧带及三角韧带固定，介于肝右静脉与肝中静脉之间，后紧邻下腔静脉，位置特殊且深。研究发现，门静脉右支发出右前与右后的两支型占95%，发出右前、段Ⅵ、段Ⅶ的3支型占5%。Couinaud肝脏分段典型段Ⅷ与段Ⅴ结构形式（右前叶Glisson系统分出上、下走行关系的2支3级分支）的仅占20%。右前叶Glisson分支走行存在明显的个体差异，在实施腹腔镜精准肝段Ⅷ切除术之前应仔细阅读术前影像学资料，掌握右前叶Glisson系统的解剖特点，有助于设计合理的手术方式。

【推荐方法和笔者经验】

随着腹腔镜操作器械的改进，ICG术中实时导航技术应用于腹腔镜肝切除术越来越多。曾被认为腹腔镜微创手术禁区的肝段Ⅷ切除逐渐开展起来，但仍具有挑战性。结合本中心经验，笔者认为安全有效地开展腹腔镜肝段Ⅷ切除术需掌握以下几点：①主刀医师应具有腹腔镜肝切除术的丰富经验，可熟练开展腹腔镜下右半肝切除术；②术前1周行ICG R15检查，尽量保证肝肿瘤染色效果满意；③完善术前肝脏肿瘤3D重建，评估肿瘤与周围大血管的关系，制订详细的术前规划；④肝实质离断前需将右半肝完全游离，使右半肝下垂，完整显露肝段Ⅷ为宜；⑤腹腔镜超声必不可少，可定位肝段Ⅷ肝蒂、肝中静脉、肝右静脉的肝表面投影，标记拟切肝线，肝段Ⅷ与段Ⅴ之间的界限可循肝中静脉辨认,一般沿肝中静脉走行往往可以显露段Ⅷ和段Ⅴ之间的段间静脉,可作为段Ⅷ和段Ⅴ之间的解剖标志,离断此段间静脉后可在其深面找寻到段Ⅷ肝蒂,待离断肝实质至肝段Ⅷ肝蒂,局部阻断,术中经外周静脉注射ICG可见明确的段Ⅷ分别与段Ⅶ、段Ⅴ之间的界限,甚至难以掌握的深部断肝平面通过ICG染色亦清晰可见;⑥肝实质离断建议用超声刀联合CUSA进行,且保持低中心静脉压控制(0～5cmH$_2$O),若术中渗血严重,可行Pringle法阻断。尽量保证视野清爽,避免误伤大血管。

【术后处理和注意事项】

术后行常规补液、护肝、预防感染、预防应激性溃疡等支持对症处理,如无禁忌,尽早预防深静脉血栓。对于肝硬化患者,需降低门静脉压力。动态监测肝功能变化,关注引流液性质,术后2天复查腹部CT平扫,若无异常,早期拔管,如积液有穿刺指征,尽早穿刺引流。术后1个月、3个月、6个月定期复查腹部超声、CT或增强MRI。

（成　剑）

参考文献

［1］刘杰,张成武,洪德飞,等.完全腹腔镜下肝脏困难部位肿瘤切除术[J].中华普通外科杂志,2016,31(6):475-478.
［2］吴志明,黄洪军,孟兴成,等.腹腔镜超声在右肝困难部位肝肿瘤切除术中的应用[J].中华普通外科杂志,2018,33(6):486-489.
［3］王宏光.吲哚菁绿肝段染色在腹腔镜肝癌切除中应用及意义[J].中国实用外科杂志,2018,38(4):376-378.
［4］马家豪,王连才,王亚峰,等.吲哚菁绿荧光融合影像技术在腹腔镜肝癌解剖性肝切除术中的应用[J].中华普通外科杂志,2019,34(7):586-589.
［5］刘巧云,马心逸,喻智勇,等.肝右前叶Glisson系统的解剖结构特点及其临床意义[J].中国临床解剖学杂志,2015,33(2):121-125.

第十一节　腹腔镜肝尾状叶切除术

【适应证】

1. 局限于肝尾状叶的良、恶性肿瘤或转移瘤,无其他部位转移。
2. 肝功能分级为Child-Pugh分级A级,且FLR＞30%(正常肝脏),或FLR＞40%(慢性肝病或高剂量化疗、严重肝纤维化患者)。
3. 肿瘤未侵犯大血管和肝门结构,无须行血管或胆管重建者。
4. 心、肾、肺功能及全身情况能耐受全身麻醉和肝切除术。

【禁忌证】

1. 具有全身麻醉禁忌的心、肺、脑等脏器疾病。
2. 肿瘤扩散或侵犯腔静脉等重要血管。
3. 肝脏恶性肿瘤破裂或伴肝门淋巴结转移。
4. 具有腹腔镜气腹禁忌,如腹茧症等。

【病例介绍】

患者,女性,67岁,因"右腹痛3月余,加重1周"入院。入院体格检查右上腹轻压痛,无反跳痛,余未见明显异常。入院查血常规、生化、凝血功能等未见明显异常。糖类抗原19-9:58U/ml。

【术前检查】

肝脏增强CT(图1-125)示肝尾状叶富血供占位;考虑肝恶性肿瘤可能。检查未发现肝外病变,有手术指征,拟行腹腔镜肝尾状叶切除术。

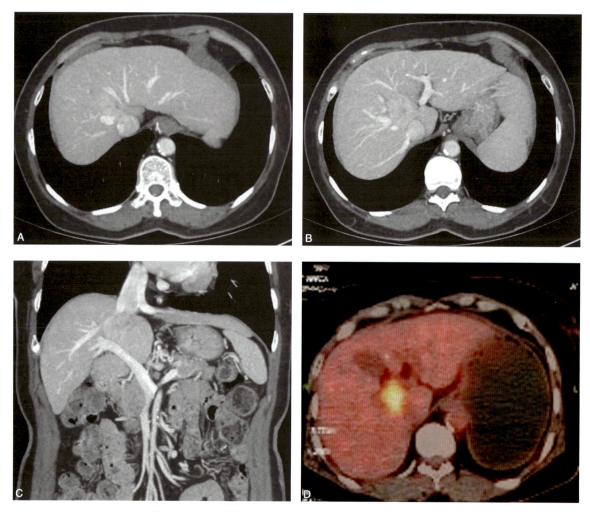

图 1-125　肝增强 CT 提示尾状叶占位病变,毗邻第二肝门
A. 肝中静脉受压;B. 肿瘤靠近第二肝门;C. 矢状位肿瘤成像;D. PET/CT 示肿瘤 FDG 代谢增高。

【体位及操作孔布局】

患者采用头高足低仰卧位,左倾 30°。脐部 1.0cm 观察孔,1.2cm Trocar 置于右锁骨中线与右肋缘下 4cm 交界处;0.5cm Trocar 分别置于右腋前线、左锁骨中线(图 1-126)。

【手术步骤】

1. **探查**　运用腹腔镜进行腹腔内探查,腹腔内未见腹水,肝脏形态正常,表面光滑,轻度肝硬化、未见结节,肝脏与周围组织无明显粘连,腹腔内未见转移病灶等。

2. **游离**　离断肝圆韧带,镰状韧带,左、右冠状韧带,三角韧带,充分游离左、右半肝(图 1-127)。

3. **预置阻断带**　在分离肝实质前,打开小网膜囊,仔细解剖第一肝门、肝十二指肠韧带,预置入肝阻断带,必要时通过 Pringle 法阻断入肝血流(图 1-128)。

4. **处理第三肝门**　将右半肝向左侧翻起,离断尾状突与下腔静脉之间的肝短静脉,直至尾状叶腔静脉旁部肿瘤位置;将左半肝向右侧翻起,离断 Spiegel 叶与下腔静脉之间的肝短静脉(图 1-129)。

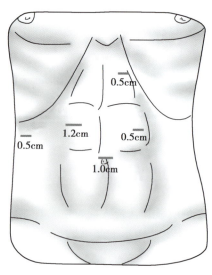

图 1-126　操作孔布局

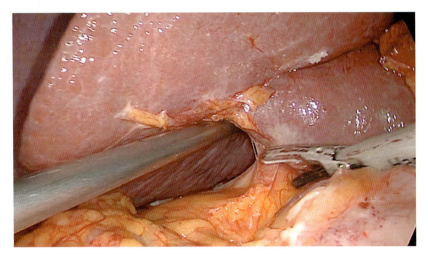

图 1-127　离断肝周韧带

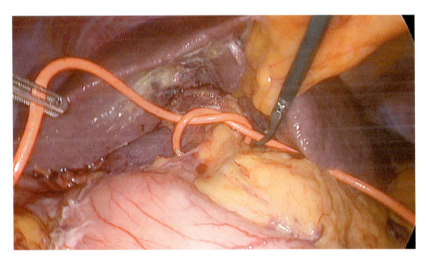

图 1-128　预置阻断带

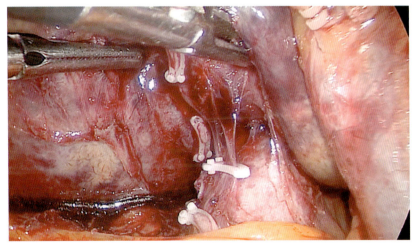

图 1-129　分离肝短血管

5. **处理第一肝门** 显露第一肝门，仔细解剖肝动脉和门静脉通向尾状叶的血管，用hem-o-lok夹夹闭，离断尾状叶的脉管三联。解剖左、右半肝蒂，分别套带左、右半肝蒂（图1-130）。

6. **术中超声** 术中超声判断肿瘤位置、与肝静脉的关系等（图1-131）。

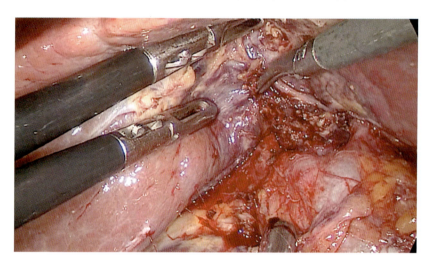

图1-130 处理第一肝门

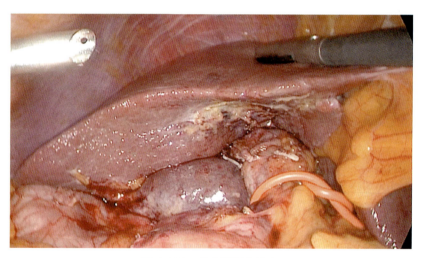

图1-131 术中行超声检查

7. **沿前入路解剖** 结合术中超声判断肿瘤位于尾状叶深面，贴近第二肝门。拟沿前入路解剖（图1-132），以肝中静脉左侧为肝断面。用超声刀逐步离断左、右半肝实质，所遇脉管予以hem-o-lok夹夹闭或电凝处理（结扎离断肝中静脉段Ⅳa和段Ⅳb分支）。直至尾状叶肿瘤表面，肝实质离断面未及肝左静脉、肝右静脉根部。

8. **切除尾状叶肿瘤** 从左、右两侧逐渐分离肿瘤与肝实质，直至与肝左静脉和肝中静脉完全游离，并清晰显露两支肝静脉。将肿块向上翻起，离断肿瘤与下腔静脉交通支。继续离断肝实质，直至完整游离标本（图1-133）。

9. **取出标本，冲洗创面，放置腹腔引流管** 将游离的标本放入取物袋（图1-134），扩大脐部观察孔，取出标本；冲洗肝创面，彻底止血（可用电凝、超声刀、双极电凝等），出血明显者予缝合。用纱布擦拭断面，确认有无胆漏；放置腹腔引流管（图1-135），清点器械无误后常规关腹，标本送常规病理。

【技术要点和难点】

1. **腹腔镜尾状叶切除术的手术入路** 主要有前入路、左侧入路、右侧入路、左右联合入路。左侧入路主要用于肿瘤位于尾状叶左侧或Spiegel叶；右侧入路主要用于肿瘤位于腔旁部和尾状叶突或肿瘤浸

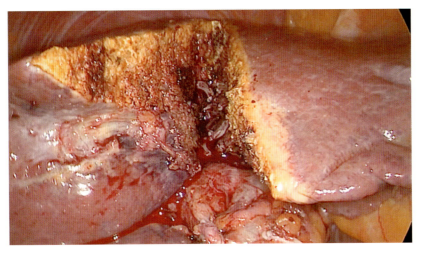

图 1-132　沿前入路解剖

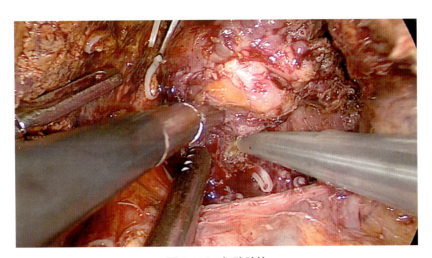

图 1-133　切除肿块

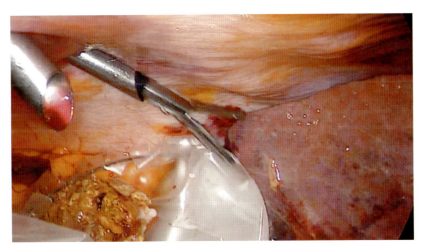

图 1-134　移除标本

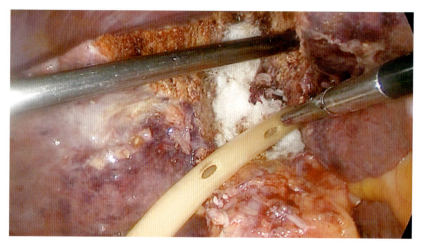

图 1-135　放置腹腔引流管

润右半肝；前入路主要用于肿瘤位于尾状叶深面或较贴近肝静脉时；联合入路主要用于肿瘤较大时。腹腔镜手术常运用左侧入路。

2. 尾状叶的静脉通常以肝短静脉的形式汇入下腔静脉，尾状叶的静脉具有壁薄、干短、位置深的特点，通常下腔静脉的左、右侧壁均有 2～4 支肝短静脉注入，较粗的肝短静脉常常出现在尾状叶的中 1/3 或下 1/3 处，但其上 1/3 处几乎不出现粗的肝短静脉。因此，可在两侧肝短静脉间至上方的肝右静脉之间建立一条安全的血管通道。

3. 处理门静脉三联管时应注意尾状叶的脉管常成蒂，其中 Spiegel 叶的蒂来自左半肝蒂，腔静脉旁部来自肝门的中央部，尾状突主要来自右半肝蒂。尾状叶的门静脉三联行程短、不集中，在进入尾状叶时才形成簇状，在处理尾状叶门静脉三联时，应尽量贴近尾状叶。

4. **保护肝门横沟内结构**　尾状叶构成肝门横沟后缘，横沟内有肝胆管和门静脉支，注意保护肝门横沟内结构，特别是肝左管。

5. **处理尾状叶静脉**　左尾状叶静脉一般较粗大并紧贴下腔静脉，且肿瘤常在该处侵犯下腔静脉，故难于处理。当下腔静脉前面分离清楚后可以用类似动脉夹的器械钳夹下腔静脉的大部，就可以在完全"无血"的情况下切断尾状叶静脉。

【必须掌握的解剖】

1. **尾状叶分叶**　尾状叶可分为三部分(图 1-136)，Spiegel 叶、腔静脉旁部及尾状突。Spiegel 叶位于小网膜后方，延伸到肝后下腔静脉的左侧和静脉韧带的左侧。静脉韧带自门静脉左支发出，从尾状叶前面跨过，止于肝中静脉和肝左静脉共干后方的下腔静脉。腔静脉旁部走行在肝后下腔静脉的前方，Spiegel 叶的右侧，紧贴肝右静脉和肝中静脉。尾状突位于下腔静脉和前方相邻的门静脉之间的小突起，恰好位于腔静脉旁部的右侧。

2. **尾状叶门静脉变异**　尾状叶由肝动脉和门静脉的分支供血，并有胆管的分支引流。这些血管胆道分支形成了尾状叶门管三联，每个门静脉的分支在分出后随即被一个 Glisson 鞘包绕。虽然尾状

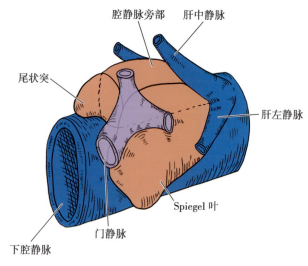

图 1-136　尾状叶分叶

叶的动脉和胆管在进入 Glisson 鞘之前的肝门板处即发生分支,但门静脉的分支与动脉和胆管分支还是一起形成了 Glisson 鞘。Spiegel 叶通常由两个(可融合形成一个)尾状叶门管三联(最常见起源于左门管三联)供应。腔静脉旁部通常由 1 个或 2 个起源于右后叶肝蒂或门管三联主干分叉处的血液供应。作为供应尾状叶的门管三联的主要组成部分,门静脉血供的变异是十分常见的(图 1-137)。

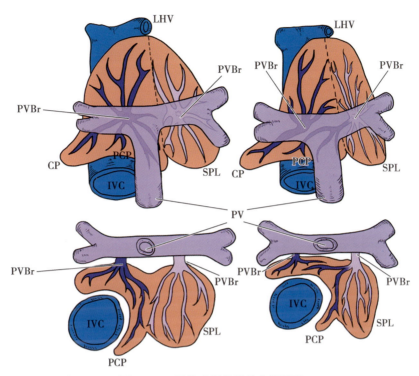

图 1-137 尾状叶门静脉的变异类型

LHV. 肝左静脉;IVC. 下腔静脉;SPL. Spiegel 叶;PCP. 腔静脉旁部;CP. 尾状突;PVBr. 门静脉分支。

3. 尾状叶的静脉引流 尾状叶的静脉回流是从肝短静脉直接回流到下腔静脉,通常在下腔静脉右侧有 2～4 条较粗的静脉,较粗的肝短静脉经常出现在尾状叶的下或中 1/3,但几乎不会出现在上 1/3,引流尾状叶上 1/3 的肝短静脉的小分支,有时汇入肝右静脉或下腔静脉。但这些分支太小,在手术时基本没有意义。下腔静脉左侧也有 2～4 条较粗的肝短静脉。因肝短静脉通常分布在下腔静脉的两侧,故可以在大多数患者的两侧肝短静脉间到上方的肝右静脉和肝中静脉间,建立一条安全的无血管通路(图 1-138)。

【推荐方法和笔者经验】

1. 在腹腔镜尾状叶切除术中,通过术前增强 CT 等检查明确病变与肝脏管道的关系准确选择手术入路是手术的关键。

对于单纯肝尾状叶全切除术常选择前入路:游离肝周韧带,充分显露第二肝门、第三肝门。切开肝门板,于 Glisson 鞘外离断第一肝门与肝尾状叶间的脉管。于左、右半肝蒂前、后方完全分离肝尾状叶和第一肝门后鞘外套带左、右半肝蒂。采用电凝描记肝尾状叶腔静脉旁部缺血分界线。根据肿瘤部位选择肝脏离断平面。自左、右半肝分界线离断肝实质至肝中静脉后缘。然后,向两侧离断肝脏:左侧向肝静脉韧带裂,右侧向肝尾状叶腔静脉旁部的缺血线,直至汇合。

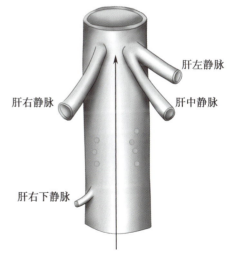

图 1-138 左侧和右侧肝短静脉之间的无血管通路

2. 无论选择何种入路,腹腔镜尾状叶切除术主要涉及三大步骤,即尾状叶显露、肝门的处理、尾状叶切除。①尾状叶的显露:显露尾状叶时大多病例小网膜肥厚,不能直视下看到尾状叶,需将小网膜彻底打开,包括第一肝门部网膜孔(又称温斯洛孔,Winslow foramen)打开,第二肝门打开至肝左静脉处,从而显露尾状叶全貌,有利于后续操作,有足够空间。在肝硬化患者中,小网膜囊内有迂曲粗大静脉交通支,应先夹闭再行离断,防止分离过程中出血。②肝门的处理:在处理肝蒂时,需要解剖肝动脉、门静脉通至尾状叶的血管,用可吸收夹夹闭,可见尾状叶颜色变浅。在分离时,可将尾状叶牵向尾侧,以便显露尾状叶肝蒂,依次结扎离断显露的尾状叶肝蒂,避免血管误伤及不必要的并发症。③尾状叶切除:要保证切缘阴性,切线的选择可以适当靠近肝脏组织,因尾状叶内无粗大血管,在肝内处理管道结构相对容易,一般超声刀都可处理,部分情况需要可吸收夹夹闭和结扎。

【术后处理和注意事项】

1. **出血** 对于少量出血可给予止血药物、输血等保守治疗。对于危及生命的出血,需及时行介入治疗或手术探查。

2. **胆漏** 尾状叶切除术后严重胆漏相对少见。源于小断面的胆漏可选择禁食、充分引流、肠外营养等治疗。若出现高热、腹膜刺激征、生命体征不稳定,应及早手术探查。

3. **肝功能不全** 单纯行尾状叶切除,相对切除较少肝组织,对肝脏功能的影响较小。术前需仔细评估患者肝功能情况,术后需动态监测肝功能、血生化等指标。

(魏芳强)

参考文献

[1] SALLOUM C, LAHAT E, LIM C, et al. Laparoscopic isolated resection of caudate lobe (segment 1): a safe and versatile technique[J]. J Am Coll Surg, 2016, 222(5): e61-e66.
[2] GRINGERI E, BOETTO R, BASSI D, et al. Totally laparoscopic caudate lobe resection: technical aspects and literature review[J]. Surg Laparosc Endosc Percutan Tech, 2014, 24(6): e233-e236.
[3] 姜政辰,杜刚,施彬垚,等.腹腔镜肝尾状叶切除的单中心经验[J].中华腔镜外科杂志,2018,11(4):208-211.
[4] 折占飞,罗亿治,王济明.肝尾状叶手术的应用解剖研究[J].肝胆胰外科杂志,2003,15(1):21-25.

第十二节 腹腔镜肝中叶切除术(段Ⅳ、段Ⅴ、段Ⅷ)

【适应证】

1. 全身情况及重要器官功能良好,能耐受肝切除手术。
2. 病灶局限于段Ⅳ、段Ⅴ、段Ⅷ的肝胆良、恶性疾病。
3. 无肝门侵犯,未累及下腔静脉。
4. 肝功能 Child-Pugh 分级 A 级,ICG R15<15%,且 FLR>30%(正常肝脏),或 FLR>40%(肝硬化患者)。
5. 术中探查肿瘤无破裂出血。

【禁忌证】

1. 肿瘤体积大,操作空间不够。
2. 肿瘤侵犯肝门或合并下腔静脉及胆管癌栓,或肝外转移。
3. 肿瘤破裂出血者。
4. 全身麻醉禁忌或腹腔镜手术禁忌者。

【病例介绍】

患者,男性,65 岁。因"体检发现肝脏占位性病变 4 天"入院。无明确肝炎病史。入院后体格检查未见明显异常,肝功能检查无异常,血清 AFP 为 66.8μg/L,乙肝三系:HBsAg(-),HBsAb(-),HBeAg(-),HBeAb(-),HBcAg(-)。术前辐射断层成像 ECT(emission computed tomography,ECT)未见骨转移。术前 ICG R15 为 1.4%,Child-Pugh 分级为 A 级。肝体积测算:左半肝剩余体积约 359.2ml,肝右后叶 428ml,肝中叶 668ml,全肝 1 455ml,FLR 占比为 41.8%。

【术前检查】

肝脏增强 MRI 示肝右前叶占位性病变(段Ⅴ、段Ⅷ)巨块型肝癌,累及左内叶,肝硬化,脾大,门静脉高压,术前采用 3D 影像系统对肝内管道进行重建评估(图 1-139)。

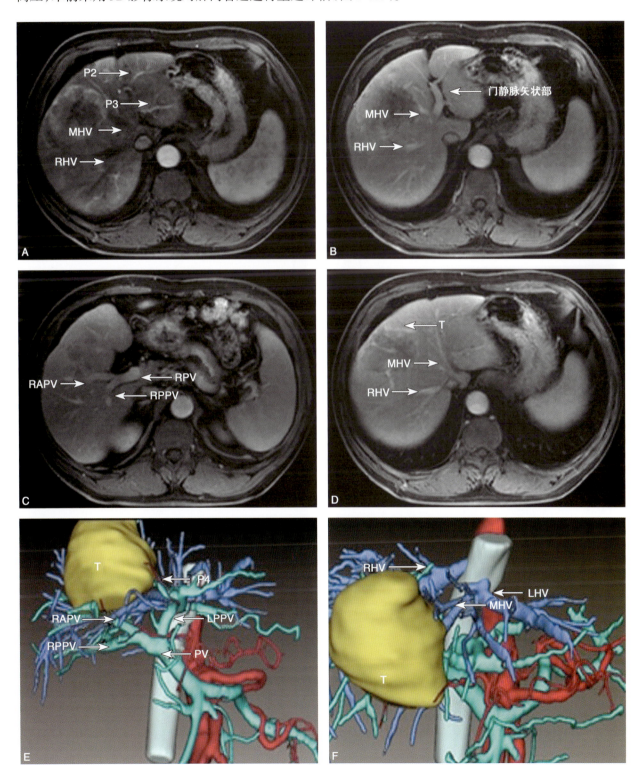

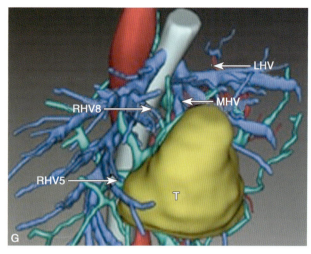
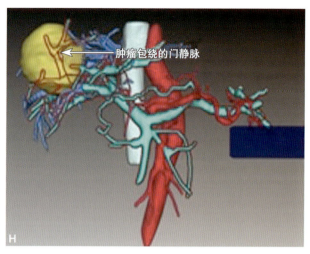

图 1-139　术前增强 MRI 检查及 3D 重建

A、B. MRI 示门静脉矢状部左侧段 Ⅱ、段 Ⅲ 门静脉分支（P2、P3）、肿瘤附近肝中静脉（MHV）的分支及肝右静脉（RHV）；C、D、E. 门静脉右前支（RAPV）、门静脉右后支（RPPV）和门静脉右支（RPV）间的关系；F、G. MHV 的裂间静脉分支，RHV 的段 Ⅴ、段 Ⅷ 的汇入支（RHV5、RHV8）；H. 肿瘤周边的血管网及可能被包绕的门静脉分支。T. 肿瘤；PV. 门静脉；P4. 段 Ⅳ 门静脉；LPPV. 门静脉左后支；LHV. 肝左静脉。

【体位及操作孔布局】

患者仰卧位，也可按术者习惯采用分腿位，操作孔分布见图 1-140。

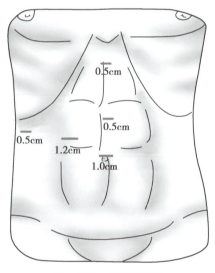

图 1-140　操作孔布局

【手术步骤】

1. 建立气腹之后，探查无腹水，无远处转移，无明显肝硬化表现，无肝内转移。使用腹腔镜荧光导航系统，可显示术前 ICG 染色的肿瘤所在位置。

2. 常规切除胆囊后解剖第一肝门，预置肝门阻断带。

3. 离断肝圆韧带、镰状韧带至第二肝门腔静脉窝，显露肝右静脉起始部，肝中静脉、肝左静脉共干处，离断左、右冠状韧带，左、右三角韧带，充分游离肝脏。

4. 在胆囊板和肝门板延续融合处，沿 Rouviere 沟延伸肝实质离断部分肝组织后，显露右前支和右后支 Glisson 肝蒂分叉处，分别解剖并悬吊右前和右后 Glisson 肝蒂，沿肝外 Glisson 鞘和肝门板间隙内显露左 Glisson 肝蒂套入预置带。至此，右后、右前 Glisson 肝蒂和左、右侧 Glisson 肝蒂分布预置阻断带完毕（图 1-141A、B）。

5. 确定离断右前 Glisson 肝蒂前，预阻断之，可见右半肝表明缺血线（图 1-141C），可能与左侧门静脉矢状部的多支供应段 Ⅳ 的分支有关。结合术前 3D 重建图用术中超声再次明确肝静脉的分支（图 1-141D）。

6. 断肝过程中尽量减少 Pringle 法全肝阻断，选择区域性入肝血流阻断技术可以减少肝脏缺血再灌注损伤和肠道淤血的发生（图 1-142）。

7. **确定断肝平面**　依据肝脏缺血线、术中超声、荧光导航等多参数确定，切肝平面主要分为肝表面切线规划和肝内实质平面界定。沿镰状韧带右侧缘自下而上开始离断段 Ⅱ、段 Ⅲ 与段 Ⅳ 间肝实质，并处理门静脉矢状部向段 Ⅳ 发出的段 Ⅳa 和段 Ⅳb 分支，分别用 hem-o-lok 夹夹闭，左侧肝实质的断面需延续到肝中静脉的根部左侧缘（图 1-143）。

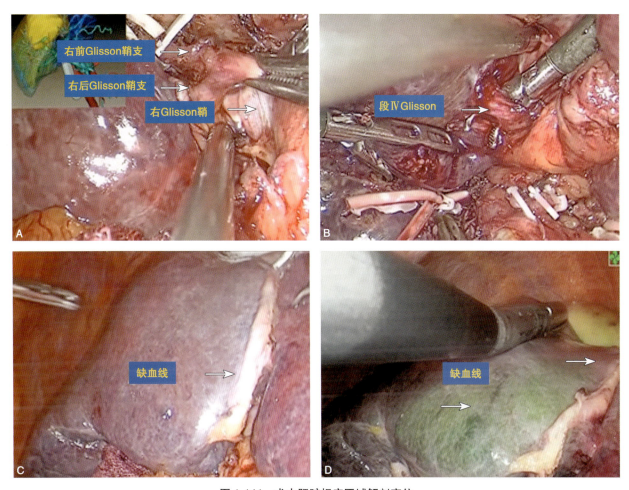

图1-141 术中肝脏相应区域解剖定位

A. 右前、右后Glisson肝蒂和右侧Glisson肝蒂；B. 段Ⅳb Glisson蒂；C. 肝中叶肝蒂阻断后显示的缺血线；D. 肝中叶缺血线和术中超声确定肝静脉，此时可正显影肝中叶区域。

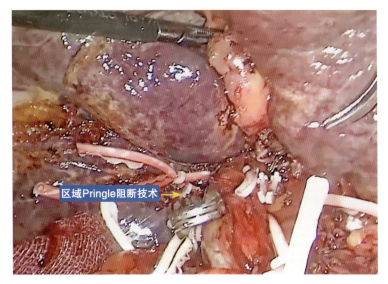

图1-142 肝中叶区域入肝Glisson阻断，左半肝和右半肝后区的Glisson预置带

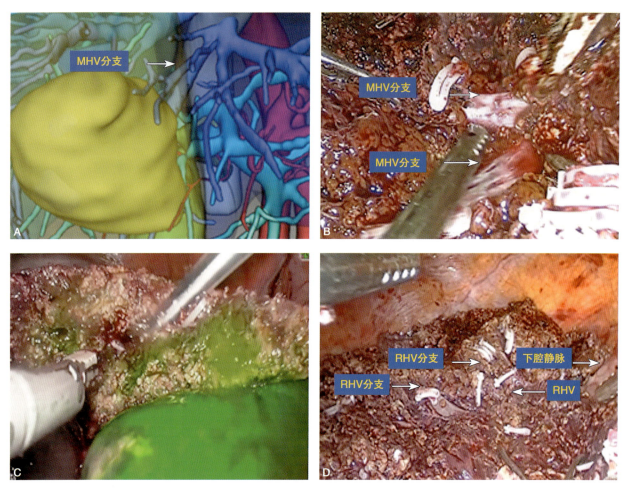

图1-143 肝断面的确定和离断

A、B. 3D肝中静脉分支和术中肝中静脉的分支；C. 荧光修正断肝平面；D. 肝右静脉及离断的段V、段Ⅷ回流支。MHV. 肝中静脉；RHV. 肝右静脉。

8. 术中荧光导航技术分为正染和反染技术，笔者中心的经验是术前5~7天基本可以替代术中的正染。经外周静脉注射ICG 5mg，通过反染法荧光再次明确肝中叶需切除肝和保留肝段间的明显色差，荧光染色可以弥补通过肝脏缺血线判断断肝平面的不足，以调整断肝平面（图1-144）。

9. 离断肝中静脉后，依照术中超声标识肝右静脉的走行，用能量器械离断肝右前叶与右后叶间肝实质，向着预置肝右前、右后Glisson肝蒂方向进行。用超声刀联合CUSA显露肝实质组织内管道结构，对于>3mm的管道均用hem-o-lok夹夹闭。在肝内水平解剖右前支胆管，hem-o-lok夹夹闭后离断，完整切除段Ⅳ、段V、段Ⅷ（见图1-143D）。

10. 将切除的肝中叶标本放入袋内，扩大脐部观察孔，取出，冲洗创面，检查无活动性出血和胆漏后，肝断面放置引流管，关腹。

【技术要点和难点】

1. 肝门部及Glisson肝蒂的解剖是肝中叶切除术的重要环节。一般鞘外游离右后Glisson肝蒂有三种显露办法：①定位分离好的左、右Glisson肝蒂和右前Glisson肝蒂为标记间隙，将长分离钳插入肝实质于肝门板和尾状突肝实质穿出，即可游离右后Glisson肝蒂。②Glisson蒂"减法"技术，将左、右侧Glisson肝蒂悬吊带头侧端，通过右前Glisson肝蒂后方穿出，右前支Glisson肝蒂即被排除，剩余的悬吊组织即右后支Glisson肝蒂。③沿Rouviere沟向远处游离显露右侧Glisson肝蒂后，再游离鞘外右前Glisson肝蒂分离技术。笔者推荐通过游离整个右半肝蒂及右前肝蒂，分别悬吊，然后通过"减法"技术游

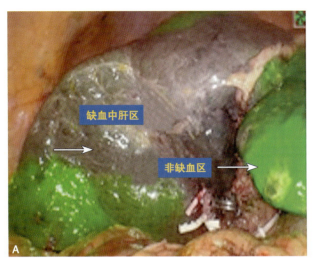
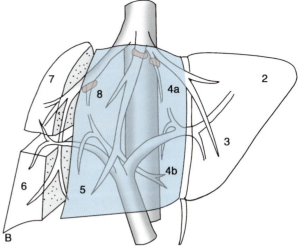
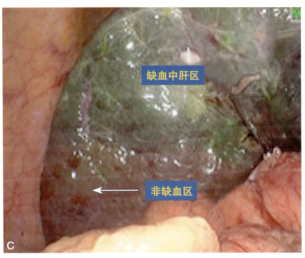

图 1-144　荧光正反染色技术确认肝段切除范围

A. 术中 ICG "负显影" 显示肝中叶的缺血线；B. 肝中叶的区域；C. "正显影" 显示的肝中叶缺血线。

离并悬吊右后 Glisson 肝蒂。

2. 肝中叶切除术的断肝平面是所有肝脏手术中最大的，如何减少术中出血，是手术成败的关键。可靠的区域入肝血流阻断技术、术中中心静脉压控制技术、联合理想的断肝能量设备（CUSA、超声刀、能力平台等）是控制术中创面出血的良好保障。

3. **准确肝中叶解剖区域及断肝平面的确定**　断肝平面的选择至关重要，决定了剩余肝脏是否有功能或是否过多地切除肝组织，肝中叶切除术式设计的初衷为尽量保留有效的剩余肝组织。因此，根据术前 3D 重建并行术前规划，再结合术中 ICG 荧光导航技术和术中超声对于肝静脉的定位，可以帮助选择非常理想的断肝层面。荧光染色的断肝层面可以弥补单纯依据缺血线判定断肝平面的不足，ICG 染色后在断肝深面也能清晰区别需切除肝组织和剩余肝组织的界面，以到达肝中叶和断肝平面的精准确定。

【必须掌握的解剖】

1. 熟悉正常的肝门部管道解剖关系，尤其在阅读影像学资料时应熟知胆管开口水平、门静脉分叉高度及肝动脉的支类型，对于异常的管道解剖，应该引起术者的高度重视。其中胆管变异见图 1-145，需要术者掌握各种常见的变异类型，如肝门部胆管的走行及汇合方式，副肝管的开口位置，胆囊管的汇入方

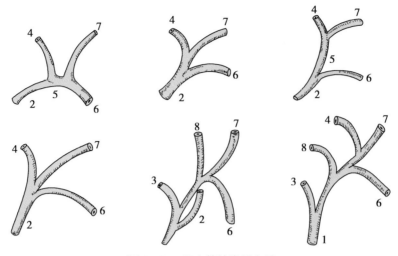

图 1-145 肝左管的常见变异

1. 肝总管；2. 肝左管；3. 肝右管；4. 左内叶胆管；5. 左外叶胆管；6. 左外叶段Ⅱ胆管；7. 左外叶段Ⅲ胆管；8. 迷走胆管。

式。同样，肝动脉变异也有可能的多种类型及门静脉的分支变异类型。

按照 Michels 分型和 Hiatt 分型，Ⅰ型正常型占 55%～75.7%，Ⅱ型肝左动脉发自胃左动脉占 9.7%～18%，Ⅲ型肝右动脉发自肠系膜上动脉占 10.6%～18%，Ⅳ型肝右动脉发自肠系膜上动脉或肝左动脉发自胃左动脉占 2.3%～4%，Ⅴ型肝总动脉发自肠系膜上动脉占 1.5%～2.5%，Ⅵ型其他少见类型占 0.2%～0.5%。

门静脉的变异相对少见，比较常见的变异类型主要是门静脉右前支从门静脉左支发出，以及门静脉主干三叉为门静脉左支、门静脉右前支和右后支。

2. 出肝血流肝静脉的分支及是否共肝等变异（图 1-146）。肝中静脉的主要变异为分支异常，常见 4 型：A 型，最常见，主干双分叉，收集段Ⅳ和段Ⅴ、段Ⅷ，占 61.2%；B 型，单分叉，形成独立的一支

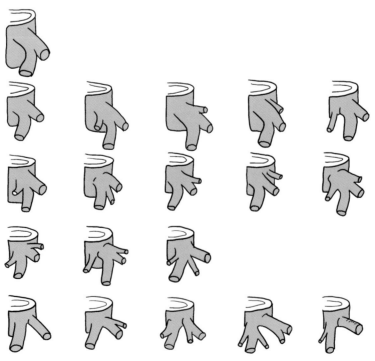

图 1-146 常见肝静脉变异类型

段Ⅳ支或段Ⅷ支，占 24.5%；C 型为双主干型，无明显具体的分叉；D 型则是单一干型，后两型少见，占 7.1%。

【推荐方法和笔者经验】

1. 解剖性肝中叶切除可分为传统规则性 Glisson 鞘内法肝中叶切除和 Glisson 鞘横断式肝中叶切除两种方式。前者技术要求更高，需先行 Glisson 鞘内解剖处理管道结构，再离断肝实质；后者则在解剖 Glisson 肝蒂时无须打开 Glisson 鞘，直接结扎或离断相应的 Glisson 肝蒂（肝右前叶、左内叶肝蒂），再离断肝实质。在腹腔镜解剖肝中叶切除术中，鞘内解剖性肝中叶切除因解剖肝蒂耗时较多，采用较少，而多选用 Glisson 鞘外横断式肝中叶切除术，对于肝中叶切除术，由于需离断的多为肝内 Glisson 鞘，因此笔者多选择 Glisson 鞘内外结合的技术进行。

2. 术前准确的评估是精准肝中叶切除的重要前提。肝脏储备功能检测、剩余肝脏体积测量及 3D 重建肝内管道结构走行的预判，可大大提高手术的可视化和精准化程度。常规超声、CT、MRI 等检查了解病灶大小、部位及其与重要管道结构的解剖毗邻关系，有无肝门侵犯、门静脉管道癌栓和解剖变异等情况。而术前需明确功能学和体积的评估：Child-Pugh 分级 A 级，无严重肝硬化及活动性肝炎，笔者选择 ICG R15 作为肝脏储备功能检查手段；对于没有肝脏基础疾病的患者，剩余肝脏体积 / 标准肝脏体积要求＞30%。利用影像学资料，在计算机辅助下行 3D 重建虚拟手术规划，明确左、右侧 Glisson 肝蒂，右前和右后 Glisson 肝蒂的走行关系，肝静脉的分支，并模拟断肝平面（图 1-147）。为了更加直观地展示肝内管道结构和肿瘤的关系，近年来，笔者中心使用 3D 打印模型应用于复杂肝脏手术切除手术策略的制订。

【术后处理和注意事项】

围绕加速康复外科理念，患者术后 1 天下床活动，进半流质饮食。术后预防感染，抑制胃酸分泌以减少应激性溃疡，加用护肝药物和前列腺素 E 等改善肝脏微循环和营养支持治疗。术后视引流液性质尽早拔除腹腔引流管。

术后定期行超声和 / 或增强 CT 检查，如有腹腔液体积聚，可行超声引导下穿刺引流，既可明确原因，也可降低腹腔感染的风险。

肝中叶切除术后最常见的并发症是术后胆漏，发生率高达 6.5% 左右，但绝大部分胆漏经充分引流，均能自行闭合。如 2 周未愈，可行经内镜逆行胆胰管成像（endoscopic retrograde cholangiopancreatography，ERCP）。

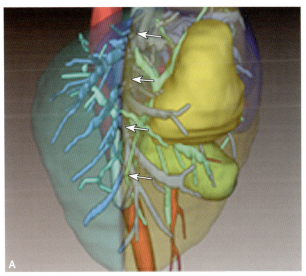
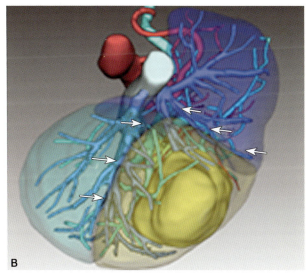

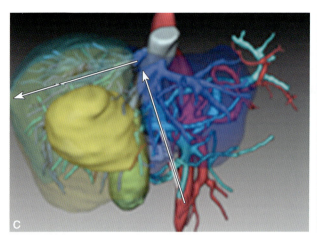 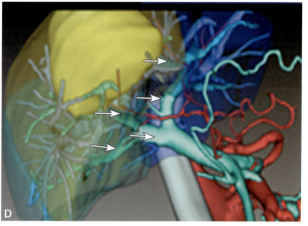

图 1-147　术前 3D 重建显示肿瘤与重要管道关系

A. 右前和右后肝区虚拟切线内肝静脉和门静脉分支走行和需要离断的胆管分支；B. 左侧内外叶肝的虚拟切线内可以清晰辨认肝中静脉和门静脉系统分支走行；C. 需断离的肝右静脉分支和肝中静脉近根部的左、右分支，以及断肝顺序（箭头方向指切肝顺序）；D. 左、右侧 Glisson 肝蒂，右前、右后 Glisson 肝蒂及段Ⅳ Glisson 肝蒂。

肝中叶切除为大范围肝切除术，需警惕术后肝衰竭（post operative liver failure，POLF）的发生，术后需补充人血白蛋白和血浆，适当使用利尿药，控制门静脉压力。

肝中叶切除术的肝断面是所有肝脏手术中最大的，不仅应警惕术后腹腔内出血，同时需警惕突发肺动脉栓塞、多器官功能衰竭、肺衰竭（又称成人呼吸窘迫综合征）、急性肾衰竭等并发症的发生。如评估血栓风险高于出血风险时，可使用抗凝血药预防深静脉血栓的发生。

（金丽明）

参考文献

[1] 杨甲梅. 肝中叶切除术的安全策略[J]. 肝胆外科杂志, 2012, 20(2): 1-3.

[2] STRATOPOULOS C, SOONAWALLA Z, BROCKMANN J, et al. Central hepatectomy: the golden mean for treating central liver tumors[J]. Surg Oncol, 2007, 16(1): 99-106.

[3] MEHRABI A, MOOD Z, ROSHANAEI N, et al. Mesohepatectomy as option for the treatment of central liver tumors[J]. J Am Coll Surg, 2008, 207(4): 499-509.

[4] GUMBS A A, GAYET B. Totally laparoscopic central hepatectomy[J]. J Gastrointest Surg, 2008, 12(7): 1153.

[5] YOON Y S, HAN H S, CHO J Y, et al. Totally laproscopic central bisectionectomy for hepatocellular carcinoma[J]. J Laparoendosc Adv Surg Tech A, 2009, 19(5): 653-656.

[6] MACHADO M A, KALIL A N. Glissonian approach for laparoscopic mesohepatectomy[J]. Surg Endosc, 2011, 25(6): 2020-2022.

[7] LEE S Y. Central hepatectomy for centrally located malignant liver tumors—a systematic review[J]. World J Hepatol, 2014, 6(5): 347-357.

[8] KOFFRON A J, AUFFENBERG G, KUNG R, et al. Evaluation of 300 minimally invasive liver resections at a single institution less is more[J]. Ann Surg, 2007, 246(3): 385-394.

[9] SCUDAMORE C H, BUCZ KOWSKI A K, SHAYAN H, et al. Mesohepatectomy[J]. Am J Surg, 2000, 179(5): 356-360.

[10] 张成武, 刘杰, 赵大建. 肝中叶切除术的临床应用[J]. 肝胆胰外科杂志, 2013, 25(4): 271-306.

[11] 郑树国. 腹腔镜解剖性肝中叶切除术[J]. 中国普外基础与临床杂志, 2014, 21(8): 929-931.

[12] 陈汝福, 周泉波. 腹腔镜肝中叶切除术[J]. 中华腔镜外科杂志: 电子版, 2010, 3(6): 493-496.

[13] TAKASAKI K. Glissonean pedicle transection method for hepatic resection[M]. Tokyo: Springer, 2007.

[14] YUICHI N, TAKEAKI I, AKIO S. Fluorescence-guided surgery for liver tumors[J]. J Surg Oncol, 2018, 118(2): 324-331.

[15] 王宏光. 吲哚菁绿肝段染色在腹腔镜肝癌切除中应用及意义[J]. 中国实用外科杂志, 2018, 38(4): 376-378.

[16] HO C M, WAKABAYASHI G, NITTA H, et al. Total laparoscopic limited anatomical resection for centrally located hepatocellular carcinoma in cirrhotic liver[J]. Surg Endosc, 2013, 27(5): 1820-1825.

[17] 成剑, 胡琦嵘, 张宇华, 等. 吲哚菁绿荧光导航腹腔镜肝中叶切除术2例疗效分析[J]. 中国实用外科杂志, 2019, 39(10): 1096-1098.

[18] 戴海粟, 陈志宇. 肝门部解剖变异与腹腔镜胆囊切除术中胆管损伤[J]. 中华普通外科杂志, 2017, 32(8): 661-664.

第二章　腹腔镜胆道外科手术

第一节　腹腔镜胆道外科手术应用解剖

一、胆囊

胆囊是一个梨形的、可扩张的、储存胆汁的器官，大小约8cm×3cm，容量约50ml，位于肝右叶和左叶中段交界处的脏面，其肝面附着一层来自肝包膜的结缔组织。胆囊的非肝面和底部完全由腹膜包裹。

胆囊分为底、体、颈三部分。胆囊底是胆囊的圆形部分，正常投影于肝下缘之外，胆囊体上表面和胆囊窝由一层结缔组织相连，胆囊体下表面与横结肠紧密毗邻，并与十二指肠上部和降部（第二部分）的近端毗邻，完全由腹膜包裹，并有其固有系膜，若此系膜缺失，胆囊将漂移，会导致胆囊扭转梗死。胆囊颈呈漏斗形，是胆囊管的延续，其位于肝十二指肠韧带游离缘，胆囊颈出现扩张膨胀可形成Hartmann囊，Hartmann囊的存在使得胆囊管和肝总管结合处分界不清，这种变异可能是由延长胆囊排空的时间而产生的，胆囊结石容易嵌顿于此处而引起梗阻和急性胆囊炎。

二、胆囊管

胆囊管起源于胆囊，一端与肝总管相连形成胆总管，其长度平均为2~4cm，直径约0.3cm，胆囊管内壁黏膜向上折叠，形成螺旋状瓣膜，称螺旋襞（又称海斯特瓣，Heister's valve），能防止胆囊管扭曲和调节胆汁进出胆囊，对阻止胆囊内细小结石流入胆总管有一定作用。一般向下穿过肝十二指肠韧带，与肝总管在十二指肠上段外侧连接。前人描述了胆囊管的变异结构，这些异常结构在行腹腔镜胆囊切除术时有重要的临床意义。

大多数胆囊管为正常长度，在肝总管右后方与之汇合成胆总管，但有时胆囊管可很短，甚至阙如，由胆囊颈直接与肝总管汇合；有时胆囊管也可很长，向下穿过肝十二指肠韧带，行进相当长的一段距离才与肝总管在低位连接形成胆总管。在这两种情况下，胆囊管与肝总管由一层结缔组织鞘包裹，从而紧密粘连。这样在腹腔镜胆囊切除术中，确定胆囊管长度及其与肝总管交界位置时的操作可能会造成胆管损伤。胆囊管汇入肝外胆管的变异也很多，可在肝总管的前、后、左、右任何方向汇入，偶尔也有直接汇入肝左管或肝右管者。

三、胆总管

胆总管长度取决于胆囊管汇入的位置，一般长7~9cm，直径6~8mm。由十二指肠上段、十二指肠后段、胰腺段和十二指肠壁段4部分组成。十二指肠上段附着于小网膜囊游离缘，居肝固有动脉之右，门静脉的前方。十二指肠后段位于十二指肠上部背面，门静脉外侧及下腔静脉前方。胰腺段在一沟中，横穿胰腺后侧。十二指肠壁段与胰管汇合形成肝胰壶腹，开口于十二指肠降部后内侧的十二指肠乳头。

四、Calot 三角

Calot 曾描述了这个解剖学上的三角形区域：内侧由肝总管、外侧由胆囊管及上界为胆囊动脉组成。不过，此三角区很多情况下也被认为是上界是肝下缘，而不是胆囊动脉。因此该区域更应被称为胆囊三角区。

在该区域内的很多解剖结构必须在结扎或钳夹之前确认。胆囊三角区内有肝右动脉（有时会出现变异的肝右动脉）、胆囊动脉，有时出现变异胆管（如双胆管）。胆囊动脉起源于该三角区内的肝右动脉分支，常分为前支和后支，腹腔镜胆囊切除时后支胆囊动脉处理不当容易造成术中和术后出血。来自肠系膜上动脉的变异肝右动脉穿过该三角区内侧和胆囊管后方，术中应注意鉴别。

五、肝总管、肝左管和肝右管

肝总管由肝左管、肝右管在肝门横沟的深处、门静脉右支前方汇合而成，汇合处距肝脏表面 0.25～2.5cm。肝右管位于肝门横沟的右侧，由右前叶和右后叶胆管汇合而成，位置较深，深入肝的后上方，较为粗短，长度 2～3cm。肝右管的变异主要来自汇合方式及与门静脉相应位置关系的变化。Couinaud 提出将右侧肝管汇合方式分为（图 2-1）：①典型汇合方式，右前肝管和右后肝管汇合成肝右管，约占 57%；②三叉型，右前肝管、右后肝管和肝左管共同汇合成肝总管，约占 12%；③右前肝管或右后肝管单独汇入肝总管，分别约占 16% 和 4%；④右前肝管或右后肝管汇入肝左管，分别约占 5% 和 1%；⑤其他罕见类型，约占 3%。随着影像学的进步，对肝右管解剖的进一步研究，各种类型的发生率与 Couinaud 报道类似。而肝右管与门静脉相应的位置关系，与上文提到的肝动脉恰好相反，右后肝管走行于门静脉右支的头侧为常见类型，占 82%～84%，变异类型为右后肝管走行于门静脉右支的足侧及联合型，分别占 8%～17% 及 5%～9%。

肝左管位于肝门横沟左侧，较为细长，部位较浅，长 2.5～4.0cm。肝左管并没有明确的二级分支，一

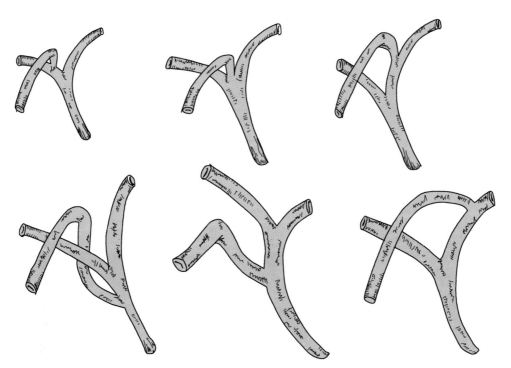

图 2-1　常见肝右管的走行及变异类型

一般来说，段Ⅱ、段Ⅲ的肝管汇合成肝左管后，沿途接纳段Ⅳ肝管的汇入。Onishi等将肝左管平均分为两部分，以段Ⅳ肝管与肝左管的汇合位置分为3型（图2-2）。第Ⅰ型，段Ⅳ肝管于肝左管主干近肝门处汇入，占27.0%～35.5%，又可分为4个亚型：Ⅰ-1型，段Ⅳa及段Ⅳb肝管形成共干汇入肝左管、肝右管汇合部，约占2.8%；Ⅰ-2型，段Ⅳa及段Ⅳb肝管共干汇入肝左管，约占15.6%；Ⅰ-3型，段Ⅳa及段Ⅳb肝管无共干，于同一点汇入肝左管，约占7.8%；Ⅰ-4型，段Ⅳa及段Ⅳb肝管分别汇入肝左管。第Ⅱ型，段Ⅳ肝管汇入肝左管外周侧，占54.6%～73%，又可分为5个亚型：Ⅱ-1型，段Ⅳa及段Ⅳb肝管共干汇入肝左管，约占15.6%；Ⅱ-2型，段Ⅳa及段Ⅳb肝管无共干，分别汇入肝左管，约占14.9%；Ⅱ-3型，段Ⅳa肝管汇入肝左管，段Ⅳb肝管汇入段Ⅲ肝管，约占9.2%；Ⅱ-4型，段Ⅳa及段Ⅳb肝管共干汇入段Ⅲ肝管，约占10.6%；Ⅱ-5型，段Ⅳa及段Ⅳb肝管分别汇入段Ⅲ胆管，约占4.3%。第Ⅲ型，肝左管近肝门侧及外周侧都有段Ⅳ的亚段肝管汇入。段Ⅳ肝管与肝左管的汇入点与门静脉矢状部也存在3种关系：①段Ⅳ肝管汇入肝左管，汇合点位于门静脉矢状部右侧或后方，约87.8%；②段Ⅳ肝管或其分支汇入段Ⅲ肝管，汇合点位于门静脉矢状部右侧，约5.2%；③段Ⅳ肝管或其分支汇入肝左管，汇合点位于门静脉矢状部左侧，约7%。

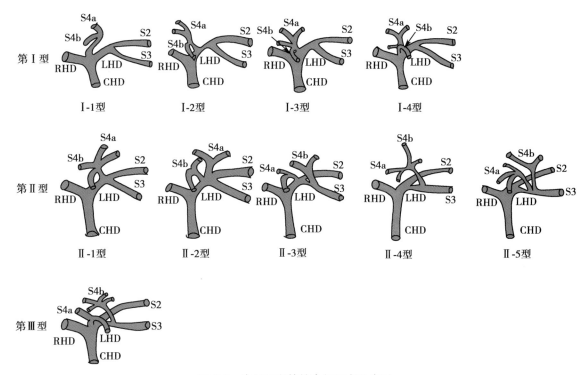

图2-2　常见肝左管的走行及变异类型
CHD.肝总管；RHD.肝右管；LHD.肝左管；S2.段Ⅱ肝管；S3.段Ⅲ肝管；S4a.段Ⅳa肝管；S4b.段Ⅳb肝管。

六、胆管的血供

胆囊由胆囊动脉供血，该动脉源于胆囊三角区内的肝右动脉单一分支。但胆囊动脉经常发源于肝左动脉、肝总动脉、胃十二指肠动脉或肠系膜上动脉。

若胆囊动脉发源自肝右动脉，那么其一般走行平行于胆囊管，毗邻其内侧，但这种结构关系并非一成不变。若胆囊动脉起源于肝左动脉或肝总动脉，往往横行于肝总管前方，结扎胆囊动脉时，要注意勿损伤之。

当胆囊动脉穿过胆囊三角区时，有一支或多支小分支动脉供应胆囊管血液。在靠近胆囊处，胆囊动脉通常分为前支和后支。胆囊动脉前支沿胆囊前表面走行，而后支从胆囊和肝总管之间的胆囊窝穿过。

85%的肝右动脉从后方穿过肝总管，向上走行进入肝脏，15%的肝右动脉从前方穿行通过肝总管。约15%的人群会有从肠系膜上动脉发出的变异肝右动脉或替代动脉，该变异动脉穿过胆囊三角区内侧，在胆囊管后方走行。

胆管由胰十二指肠上后动脉、肝右动脉或肝左动脉的分支供血。十二指肠上段胆管的血供基本是轴向的,其中大部分血供来自下方(60% 来自胰十二指肠上后动脉),其余来自上方(38% 来自肝右动脉)。肝门处的胆管和胰后胆管血供良好。术中高位或低位离断这些血管,可以避免胆管局部缺血,但术中要注意的是否有胆管断端出血,这一点要比吻合口更值得关注。

七、肝门部血管和肝外胆管关系

从总体上说,肝外胆管系统的主要大血管分布于其后方,但在很多病例中这些血管可能会位于肝外胆管前方。外科医师在术中必须仔细辨认并保护这些动脉。

肝外胆管的动脉变异比胆管变异更为常见。基于解剖分离,Benson 和 Page 描述了外科解剖中的三种重要动脉变异,15%～20% 人群会出现副胆囊动脉或双胆囊动脉,这些异常动脉通常起源于胆囊三角区内的肝右动脉。5%～15% 的人群中,肝右动脉在向上走行汇入肝门之前,穿过胆囊三角靠近胆囊管的近端走行,在这一局部,胆囊动脉发源于肝动脉倾斜或弓背部分的凸面。这种"毛虫背样"肝右动脉易被误认为是胆囊动脉,在胆囊切除手术中被错误地结扎。

(吴伟顶)

参考文献

[1] COUINAUD C. Le Foi: Etudes Anatomogiques et al. Chirurgicales[M]. Paris: Masson, 1957.
[2] ONISHI H, KAWARADA Y, DAS B C, et al. Surgical anatomy of the medial segment (S4) of the liver with special reference to bile ducts and vessels[J]. Hepatogastroenterology, 2000, 47(31): 143-150.
[3] LEE S E, JANG J Y, LEE J M, et al. Selection of appropriate liver resection in left hepatolithiasis based on anatomic and clinical study[J]. World J Surg, 2008, 32(3): 413-418.

第二节 腹腔镜困难胆囊切除术

萎缩性胆囊炎、胆囊颈部结石嵌顿、充满型胆囊结石、急性发作期、胆囊坏疽、术中粘连、胆囊三角解剖不清、Mirizzi 综合征及血吸虫肝硬化、左半肝增大胆囊难以显露等统称为困难胆囊切除术。

【适应证】

1. 有症状的胆囊结石。
2. 无症状胆囊结石:有胆囊癌家族史;胆囊壁增厚,尤其局限性或不规则增厚或胆囊壁有钙化;胆囊结石直径>3cm;胆囊充满结石;曾行胆囊造瘘;合并糖尿病或心血管疾病胆囊结石;口服胆囊造影,胆囊不显影等。
3. 非结石性功能障碍的胆囊炎。
4. 胆囊隆起性病变:有症状、影响生活的胆囊息肉;胆囊息肉合并胆囊结石;胆囊息肉≥1cm;胆囊腺肌症。
5. 胆囊疑有癌变,如胆囊壁不规则或局限性增厚,或胆囊壁瓷化。

【禁忌证】

1. 有严重心肺疾病无法耐受全身麻醉及手术者。
2. 伴有急性胆管炎、原发性胆总管结石及肝内胆管结石。
3. 合并梗阻性黄疸。
4. 后期妊娠。

5. 伴有出血性疾病,凝血功能障碍。

【病例介绍】

患者,女性,57岁,因"右上腹痛伴发热1天"入院。1天前进食油腻食物后出现右上腹痛,伴肩背部放射痛,并伴发热,最高 38.5℃。入院体格检查右上腹压痛明显,无反跳痛,墨菲征(+)。入院查血常规:白细胞计数 $1.53\times10^9/L$,生化、凝血功能等未见明显异常。超声提示胆囊急性炎症改变,胆囊颈部结石嵌顿。MRCP 示胆囊颈部结石嵌顿,胆囊水肿,壁增厚,胆总管未见结石。诊断考虑胆囊结石伴急性胆囊炎。术前检查未发现明显手术禁忌,有手术指征,拟行腹腔镜胆囊切除术。

【体位及操作孔布局】

患者通常采用平卧位,头抬高30°,右侧抬高30°。术者站于患者左侧,扶镜者根据习惯一般也站于患者左侧。观察孔位于脐部,主操作孔位于剑突下,右锁骨中线及腋前线与右侧肋缘下2cm交界处为2个副操作孔(图2-3)。

【手术步骤】

建立气腹,穿刺各操作孔,探查粘连程度、胆囊三角、胆囊动脉、胆囊管、胆囊张力、胆囊床、与胆总管的关系,等等。

1. 沿脐切开皮肤 1.0cm,Veress 穿刺针建立 CO_2 气腹,设定腹内压15mmHg。改体位为头高足低位及左侧卧位各约30°。

2. 沿脐及剑突下各置 1.0cm Trocar,右肋缘下于锁骨中线及腋前线上各置 0.5cm Trocar,分别置入腹腔镜及相应器械。探查见胆囊被大网膜及肠管包裹性粘连。胆囊三角解剖尚清,胆总管无扩张,胆囊颈部结石嵌顿。

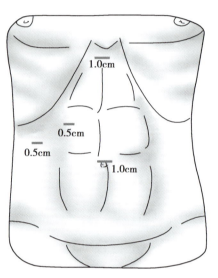

图 2-3　腹腔镜困难胆囊切除术常用操作孔布局

3. 分离钳及吸引器钝性分离胆囊周围粘连,注意保护肠管。显露胆囊底部后胆囊穿刺针穿刺胆囊减压,见黄色脓性胆汁,抽取 10ml 脓性胆汁送细菌培养。

4. 吸空胆汁后,沿胆囊壶腹部向内向下钝性分离胆囊周围粘连,注意保护肠管,分离胆囊动脉及胆囊管,壶腹部下方清晰显露胆囊管及胆囊三角,明确胆囊管、胆总管、肝总管结构后,尽可能掏空胆囊三角,先用 hem-o-lok 夹夹闭胆囊动脉后切断;再用 hem-o-lok 夹夹闭胆囊管后切断(图2-4)。

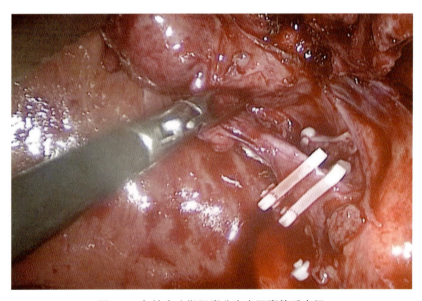

图 2-4　急性炎症期胆囊分离出胆囊管后夹闭

5. 电凝分离胆囊床,尽可能将胆囊后壁浆膜保留,完整剥离胆囊,胆囊床创面彻底止血。所切除胆囊自剑突下操作孔取出。

6. 反复冲洗术野干净,查无活动性出血及胆汁渗漏,胆囊窝放置引流管一根。

【技术要点与难点】

1. **术中胆总管、肝总管显露困难以致胆管损伤**　术中未及时发现的胆管损伤往往会造成灾难性的后果。分析其原因有以下几种可能:胆囊管极短,肝总管被胆囊颈部或壶腹部包裹,提起胆囊,肝总管或胆总管被轻易提起而被误认为胆囊管而离断;术中出血,解剖不清情况下盲目缝扎,造成胆管壁部分损伤;电刀损伤或迟发性损伤胆管;Mirizzi 综合征等。

2. **分离粘连**　急性炎症期的胆囊炎症,胆囊与周围组织粘连尚不致密,此时使用吸引器钝性分离粘连既可显露间隙又不至于损伤周围脏器。若是长时间炎症引起的慢性粘连,甚至胆囊坏疽(图2-5),此时粘连较致密,且易合并内瘘形成,分离粘连需注意有无合并胆总管、胃、十二指肠及结肠的内瘘形成,如发现瘘口需及时修补避免术后消化道瘘的发生。

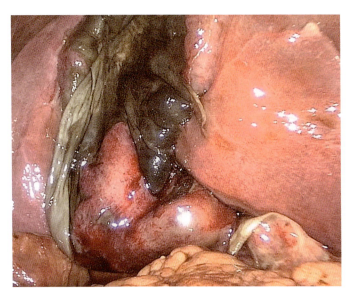

图 2-5　胆囊坏疽

3. **分离 Calot 三角**　Calot 三角应尽量敞开,胆囊壶腹与胆囊管汇合部的四周应充分游离,以清晰显示其内的结构。分离粘连应在有张力牵引下紧靠胆囊壶腹进行,操作轻柔,一般采用钝性分离法(如分离钳、不带电的电钩和微型电剪等),避免盲目电凝、电切。因热力灼伤肝外胆管致术后胆漏或胆管狭窄的病例屡有报道。

对于急性胆囊炎(或伴有结石嵌顿)病例,Calot 三角内常有明显的充血、水肿,但粘连并不严重。在分离胆囊壶腹和解剖 Calot 三角时常有水肿液外渗,可使用冲洗器头端,边钝性分离,边反复冲洗,以保持视野清晰,使手术更容易获得成功。

胆总管、肝总管、肝右管与胆囊壶腹间形成无间隙粘连,可在胆囊壶腹与胆囊管交界处切开浆膜,用分离钳在胆囊管上方分离,显示 Calot 三角。若仍无法显露胆囊管时,可采用逆行切除胆囊或胆囊大部切除的方法以便更好地显露,若仍无法显露 Calot 三角,可在胆囊壶腹处将结石取尽后在肝十二指肠韧带右侧连续缝合壶腹部开口,行胆囊大部切除,避免胆管损伤。

【推荐方法和笔者经验】

腹腔镜困难胆囊切除的常见类型:萎缩性胆囊炎;急性、亚急性胆囊炎伴胆囊结石嵌顿;胆囊结石合并肝硬化；肝外胆管变异；胆囊与周边脏器内瘘；Mirizzi 综合征；Calot 三角严重粘连解剖不清，或既往有上腹部手术史粘连重等。

笔者的经验是需尽可能完善术前检查，根据病史、体检、实验室检查和超声检查，发现剧烈腹痛、合并肝功能异常、胆囊萎缩、结石嵌顿、胆囊壁明显增厚，术前需行 MRCP 检查，明确胆囊炎症情况、胆管有无结石的同时，也能观察胆囊管与肝总管、胆总管之间的解剖关系，如怀疑癌变建议行腹部增强 CT、肿瘤指标检查，判断癌变可能性大小，观察淋巴结肿大情况，如高度怀疑恶变可联合胆囊床后方 1~2cm 深度的肝组织切除胆囊或直接选择开腹手术。

1. **粘连的分离**

（1）与大网膜紧密粘连的胆囊：以往腹腔炎症和手术造成大网膜粘连于腹壁给第一穿刺带来挑战，可以选择开放式进腹或选择其他安全穿刺点，非上腹部手术史者可在剑突下用穿刺针建立气腹后，腹腔镜监视下放置脐部 Trocar。腔镜由脐部进入腹腔可以分辨网膜或肠粘连，腔镜本身就可以分离突破粘连进入术区，手术区粘连可以钝性加锐性分离，不主张完全分离，术区显露即可。

（2）隐蔽胆囊：由于大网膜粘连于胆囊并将其完全包裹（图 2-6），十二指肠粘连于胆囊颈部及周围，胆囊完全看不见。这些粘连看似严重，但大多数能够钝性分离，胆囊抓钳抓住胆囊沿胆囊壁撕开粘连是笔者常用的方法，急性炎症期用吸引器剥离一样见效，且比分离钳更能保护胆囊周围肠管组织，要警惕胆囊胃肠瘘的可能。分离过程中要注意是否有瘘的存在，如发现应立即修补。胆囊张力很高时需穿刺减压，但张力不高者不建议穿刺减压，因为胆汁不停溢出会污染术野且降低电刀效率。

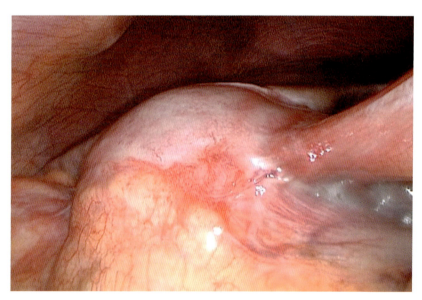

图 2-6 胆囊被大网膜包裹

（3）急性胆囊炎 72 小时内的粘连容易分离，一般钝性分离即可显露胆囊三角。若部分患者合并胰腺炎、胆管结石或全身一般情况较差，短期内不宜手术，可选择经皮胆囊穿刺造瘘减压控制胆囊炎症，待全身情况好转后再择期手术。超过 1 周粘连会比较致密，上腹部手术尤其是肝脏切除术后，粘连范围会比较大，分离过程中易误损伤胃肠道及胆管，需紧贴腹壁、肝脏及胆囊壁，可用电刀或电剪锐性分离。距离手术时间越长术后粘连就越轻，粘连严重情况下建议增加操作孔，采用逆行切除术或胆囊大部切除术。

2. **Calot 三角的分离** Calot 三角的分离是腹腔镜困难胆囊切除手术成功的关键，胆总管的解剖位置相对较为固定，判断三角关系后建议后三角、前三角交叉结合分离，如仍辨识困难可先逆行切除胆囊以便更好地判断胆囊管的结构及位置，离断胆囊管遵循"三管一壶腹"原则，先探查胆总管、肝总管、胆囊管解剖结构，牵引胆囊壶腹部，使其具有一定张力，从三角区胆囊壶腹开始，电凝钩精细解剖 Calot 三角直至"三管一壶腹"。胆囊三角结构显露后，先处理胆囊动脉，再处理胆囊管。有些病例由于胆囊颈部结石嵌顿或粘连严重确实无法完全显露肝总管、胆总管时，逆行切除胆囊后紧贴胆囊壶腹离断胆囊管亦值得推荐。若实在无法辨认结构，从胆囊壶腹部剖开胆囊，取尽结石后行胆囊大部切除，再用倒刺线连续缝合壶腹部切开位置也能避免胆管损伤。有条件的医院也可借助术中造影判断三管结构。

3. **出血的处理** 笔者的经验表明，不是所有术中出血都要选择中转开腹，但在大出血时应毫不犹豫开腹止血，因为这关系到患者的生命安全。腹腔镜胆囊切除术中的出血可来自胆囊动脉、肝右动脉、胆囊床肝窦。胆囊三角出血通常是自限性的，可塞入纱布压迫控制出血，视野清晰后用夹子或电灼止血。切忌视野不清时盲目用夹，否则不仅止不住血，还有造成胆管损伤风险。胆囊动脉出血明显、用压迫方法无效时，采用夹闭止血，用吸引器吸尽血液、血凝块后，术者左手夹起出血血管，右手上止血夹，这项技术并非短期内能练就，必要时可增加操作孔协助吸引。如明确是肝右动脉出血，在肝功能良好无静脉血栓时可以选择直接夹闭，如经验丰富的医师可选择阻断肝右动脉近端后缝合修补动脉破口。胆囊床出血大多数可以用电灼止血，有时肝中静脉分支较表浅，可能越止血越严重，这时停用电灼，用纱布塞入胆囊床，器械顶着纱布，一般数分钟就能止血，这种方法在大多数患者中奏效。手术室里多种止血海绵、凝胶、树脂纱布对止血作用不大，轻微胆囊床渗血可施用，如果出血量大，吸引器都清理不出术野就应果断中转开腹止血。

4. **胆管变异** 胆管系统变异发生率较高，腹腔镜胆囊切除术中常见的胆管变异有胆囊管低位或异位汇入肝总管，胆囊管汇入肝右管（图2-7），胆囊管过长（胆囊管长度＞40mm）；胆囊管过短或阙如（胆囊管长度＜5mm）；存在迷走胆管或副肝管。

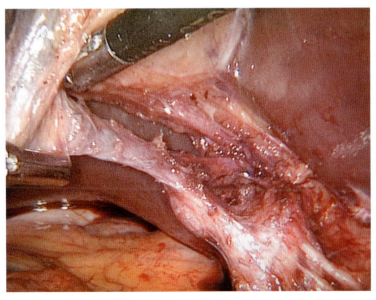

图2-7 常见胆管变异：胆囊管发自肝右管

笔者的经验是术前完善MRCP检查，仔细阅片明确有无胆管变异。术中在粘连不严重时尽量掏空胆囊三角，彻底显露胆总管及肝总管，先离断胆囊动脉，明确胆管结构后夹闭胆囊管，不要轻易上夹。如粘连严重，胆囊三角无法分离，则建议紧贴胆囊膨大壶腹部离断胆囊管，或胆囊壶腹部离断行胆囊大部切除后缝合壶腹部断端。

5. **胆管损伤的处理**　不论是开腹还是腹腔镜手术,医师都需警惕避免胆管损伤。因为胆管损伤不仅带来并发症,有时还会致命。如果在术中发现损伤应立即修复,能把并发症发生率降到最低,如果术后才发现,就会非常麻烦且可能需多次手术才能彻底修补。胆管损伤重在预防,笔者的经验是术前仔细阅读CT及MRCP,注意胆管形态,是否存在副肝管、胆囊管汇入胆总管的位置、胆囊管长度。术中仔细观察胆囊管、胆总管、肝总管、胆囊动脉的位置关系再开始操作。用电钩电灼胆囊管周边的浆膜,再钝性分离胆囊三角脂肪,显露胆囊三角。绝不大块电灼,电灼前认清钩内组织。剥离胆囊床时还需观察是否有副肝管或迷走胆管存在,如发现可以结扎。

操作过程中发现异常胆汁渗出就提示有胆管损伤可能,如果怀疑胆管损伤,需及时行术中胆管造影明确。术中发现胆总管或肝总管壁损伤,可在损伤处放置T管。若完全横断但缺损<2cm,胆管缝合无明显张力,仍可将胆总管间断吻合,并在横断处上方或下方几厘米处将胆管开一小口放置T管,将T管壁适当留长跨过吻合口,可起支撑胆管作用。T管术后至少需放置半年,以防胆管瘢痕挛缩狭窄。若胆管缺损较长,则建议果断行胆肠吻合术。

6. **Mirizzi综合征**　最好术前就能判断Mirizzi综合征的存在,对有黄疸或曾有胆管炎发作的患者,术前应做MRCP检查,对于这类患者,具备熟练镜下缝合打结技术的医师可以实施腹腔镜胆囊切除术,否则可直接行开腹手术。胆囊三角解剖关系不清时建议采用逆行或顺逆结合法切除,以钝性分离法为主进行分离。建议使用分离钳,少用能量器械,坚持"宁伤胆、勿伤管"的原则,多能安全有效地找到重要管道之间的间隙。Mirizzi综合征胆囊管无法上夹时,待胆囊完全游离后,根据胆总管位置关系确定切除线,取尽结石,多保留胆囊壁组织以修复胆总管,必要时放置T管。

7. **内瘘的处理**　腹腔镜胆囊切除术中如发现胆囊与周围脏器粘连极为致密,此时应高度警惕内瘘的存在。如分离过程中发现消化液溢出则可明确内瘘存在,瘘口可全层间断或八字缝合,并放置胃肠减压及腹腔引流。分离过程中如怀疑内瘘存在,此时可不必急于分离粘连,可切开胆囊从胆囊内部探查瘘口是否存在,可尽可能多地保留瘘口周围胆囊壁组织便于修补瘘口。腹腔镜下修补瘘口比较困难时须及时中转开腹。

8. **急性胆囊炎患者胆囊床的处理**　急性胆囊炎患者,尤其合并门静脉高压的患者,在剥离胆囊床时建议保留胆囊床后壁浆膜,可减少剥离过程中胆囊床出血。若胆囊床与肝脏界限不清可以留置胆囊后壁。胆囊床出血严重时可以大功率电凝止血也可用纱布压迫止血,胆囊床出血一般为肝静脉分支出血,多数情况纱布压迫数分钟即可止血,从而避免盲目缝针而增加胆管损伤的风险。另外,由于出血风险及术区污染,术后建议放置腹腔引流管。

（江　恺）

参考文献

[1] 张扬,魏尚典,黎有典,等.腹腔镜困难胆囊切除的体会[J].腹腔镜外科杂志,2003,8(3):140-141.
[2] 蔡秀军,李立波,宋向阳,等.特殊类型腹腔镜胆囊切除术[J].中国实用外科杂志,1998,18(5):265-266.
[3] 王清茂,顾思平,蔡晓东,等.腹腔镜下困难胆囊切除的类型与手术技巧[J].中华腔镜外科杂志,2011,4(6):24-26.

第三节　腹腔镜胆总管探查术

【适应证】

1. 术前超声、CT、MRI等影像学检查提示胆总管结石。

2. 胆总管直径 >8mm，伴 ERCP 取石不成功或无法取净。

3. 有梗阻性黄疸、胆总管增宽，但未发现明显肿瘤且有 ERCP 禁忌者。

4. 术中胆管造影证实有结石。

5. 术中触及胆管结石。

【禁忌证】

1. 有严重心肺疾病无法耐受全身麻醉及手术者。

2. 中、后期妊娠。

3. 伴有出血性疾病，凝血功能障碍。

4. 有腹腔镜禁忌者。

【病例介绍】

患者，女性，61 岁，因"右上腹痛伴小便颜色发黄 3 天"入院。体格检查：巩膜轻度黄染，右上腹压痛明显，无反跳痛，墨菲征（+）。血常规：白细胞计数 $1.34 \times 10^9/L$，谷丙转氨酶 84U/L，总胆红素 45.3μmol/L、乙肝三系阴性、凝血功能等未见明显异常。超声提示胆囊多发结石，较大者约 1.5cm×1.5cm，胆总管结石，胆总管增宽。诊断考虑胆囊结石、胆总管结石。检查未发现明显手术禁忌，拟行腹腔镜胆囊切除+胆总管探查+T管引流术（laparoscopic common bile duct exploration，LCBDE）。

【术前检查】

MRCP 提示胆囊结石、胆总管结石伴近端胆管扩张，胆总管最宽直径（图 2-8）。

【体位及操作孔布局】

患者通常采用平卧位，头抬高 30°，右侧抬高 30°。主刀医师位于患者左侧，扶镜者根据习惯一般也站于患者左侧。观察孔 1.0cm 位于脐部，主操作孔 1.2cm 位于剑突下，锁骨中线、腋前线与右侧肋缘下 4cm 交界处为 2 个 0.5cm 副操作孔（图 2-9）。

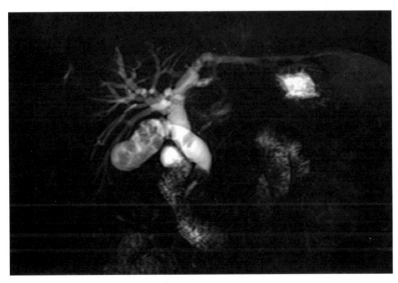

图 2-8　术前 MRCP 检查示胆囊结石、胆总管结石伴近端胆管扩张

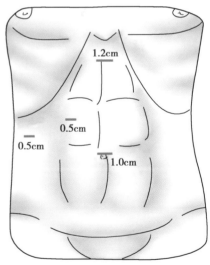

图 2-9　胆总管探查常用操作孔布局

【手术步骤】

1. **腹腔镜探查**　腹腔内无腹水，胆囊壁水肿增厚，与周围组织部分粘连，胆囊内多发结石，胆囊三角解剖清晰，胆总管明显扩张。

2. 游离胆囊三角，分离出胆囊动脉，近端上 hem-o-lok 夹后离断；解剖胆囊管，距胆囊管与胆总管汇入处 0.5cm 上 hem-o-lok 夹，同时远端上夹后剪断胆囊管，电刀分离胆囊床，完整剥离胆囊。胆囊床彻底止血。

3. 解剖肝十二指肠韧带右侧，显露胆总管，于胆囊管汇入胆总管处下方电刀切开胆总管，见胆汁涌出。置入胆道镜，用取石网篮取尽结石，胆道镜探查胆总管下端至十二指肠乳头，上端至肝内胆管，确认胆总管及肝左管、肝右管内无明显结石残留。

4. 胆总管放置 22 号 T 管（常见胆总管开口及 T 管放置见图 2-10），4-0 薇乔线间断缝合胆总管开口，注水试验明确 T 管周围无明显渗出。

5. 反复冲洗术野至干净，于胆囊窝放置腹腔引流管。

【技术要点与难点】

1. **胆管的解剖与良好显露**　术中应常规全程显露十二指肠上缘的胆总管、肝总管。最常见是胆管损伤而造成灾难性后果，分析其原因有以下几种可能：①胆囊管极短，肝总管被胆囊颈部或壶腹部包裹，提起胆囊，肝总管即轻易被提起而被误认为胆囊管而离断；②术中出血，解剖不清的情况下盲目上夹或缝扎，造成胆管壁部分损伤；③电刀损伤或迟发性损伤胆管；④ Mirizzi 综合征等。对于多次胆管手术患者，可以采用 ICG 荧光导航显影。遇显露困难需仔细解剖，可借助胆管造影，必要时中转开腹。

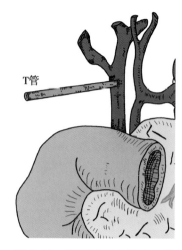

图 2-10　胆管开口位置及 T 管放置示意图

2. **取石困难**　根据实际情况选择合适的取石方法，如胆管狭窄部位可经球囊扩张胆管后取石，对于充满型结石，网篮难以进入时可使用活检钳作为探条插入管道内搅动，使得结石松动，然后用网篮分次取石，并配合加压冲洗，彻底将结石碎末冲出，保证结石清除干净。若术前合并黄疸，结石较大且嵌顿，常规方法无法取出结石，可使用钬激光碎石后取出，必要时中转开腹。

3. **缝合困难**　对于较细的胆总管，切开后 T 管放置及缝合会比较棘手，选择 T 管时可选择 16 号或者更小。管壁可修剪得更为细小，起支撑部分胆管作用即可，缝合时建议可吸收线间断缝合，避免发生胆管狭窄。

【推荐方法和笔者经验】

笔者认为，腹腔镜胆总管切开取石术操作复杂，手术时间较长，严格掌握手术适应证非常重要。首先要明确胆总管结石的来源，多数胆总管结石为继发性胆总管结石，合并胆囊结石需联合胆囊切除，合并肝内胆管结石必要时需联合部分肝脏切除。开展此手术的初期，建议选择胆总管直径≥1cm，身体素质较好，非急性炎症期，无其他脏器合并症，既往无手术史及急性化脓性梗阻性胆管炎，相对简单的单发或少发的肝左管、肝右管以下的无须切除肝脏的胆管结石病例。

LCBDE 通常与腹腔镜胆囊切除术同时进行，笔者经验是如果遇显露不佳的情况，将胆囊三角解剖清楚后，离断胆囊动脉，可将胆囊管夹闭暂不离断以作牵引，更好地显露胆总管以便胆道镜取石及缝合 T 管。T 管缝合建议使用与胆总管内径适合大小的 T 管，可吸收线间断缝合避免胆道狭窄。缝合后均应用生理盐水冲洗试漏，如发现胆汁渗出应及时加针修补。试漏时不建议冲水压力过大，因为胆管本身压力较小，较小压力下试漏，T 管上端胆管饱满，无液体从 T 管管周渗出，T 管可见明显充盈即认为 T 管固定妥当。

适时中转开腹是术者明智的选择。术中发现胆囊萎缩、胆囊三角结构不清、脉管变异无法分清管道结构、大出血、可疑胆囊癌等情况需及时中转开腹。及时地中转手术，可以有效避免不必要的胆管损伤情况。

取石手段有很多，取石网篮的使用需要术者多加练习，多发的小结石可用导尿管置入胆管内加压冲洗，便于结石的取出。当胆管结石难以取出时，除了使用活检钳松动结石及加压冲洗外，还可使用钬激光碎石后取出。

T管是预防LCBDE术后并发症发生的重要环节。尽管腹腔镜胆总管探查、取石、胆管一期缝合术后胆管压力无显著升高，并能取得良好疗效，但仍有胆漏和胆管狭窄的风险。临床实践中采用胆总管切开探查后放置胆管支架一期缝合的方法可防止胆漏和胆管狭窄，但费用较高。胆总管的Ⅰ期缝合是多年来专家学者一直争议的焦点，笔者主张常规放置T管。由于胆管取石刺激胆管壁导致水肿，引起胆管压力升高，T管引流可减低胆管压力，水肿逐渐消退，同时有助于观察胆管及胆汁引流情况。通过T管可引出混浊胆汁及取石过程中的小结石碎片。即使有残余结石，亦可在术后6～8周用胆道镜经T管窦道取石或碎石。

若患者胆总管直径≥2cm，胆道镜探查见奥迪括约肌功能障碍（Oddi sphincter dysfunction），此种情况术后结石复发率较高，且容易因肠液反流发生胆管感染，建议行肝总管空肠Roux-en-Y吻合手术。

临床研究表明，胆囊炎、胆囊结石合并肝内外胆管结石的患者，多可在腹腔镜下施行胆囊切除、胆总管切开联合胆道镜取石术。此手术的适应证和治疗效果理论上基本与开腹手术相同，而且具备微创手术创伤小、康复快的优点。通过腹腔镜、胆道镜经验的积累，严格掌握手术适应证，选择合适的病例，精细的手术操作，开展腹腔镜联合胆道镜胆总管探查取石术治疗肝内外胆管结石安全、可行。

（江　恺）

参考文献

［1］巴明臣，崔书中，陈积圣．中国胆道外科的现状与发展思路［J］．中国微创外科杂志，2007，7（4）：329-330.
［2］吴阶平，裘法祖．黄家驷外科学［M］．北京：人民卫生出版社，2000.

第四节　腹腔镜肝左外叶切除术（结石）

【适应证】
1. 结石局限于肝左外叶，伴有胆管狭窄且结石难以取尽者。
2. 肝左外叶纤维性萎缩。
3. 结石局限于肝左外叶，合并该叶段肝脓肿或不能排除胆管癌者。

【禁忌证】
1. 不能耐受气腹。
2. 具有全身麻醉禁忌的心、肺、脑等脏器疾病。
3. 腹腔内粘连难以分离显露病灶。
4. 合并严重的胆汁性肝硬化及胆源性门静脉高压症，门静脉海绵样变，肝功能Child-Pugh分级C级或严重失代偿。

【病例介绍】
患者，女性，62岁，因"反复上腹痛2月余"入院。既往史无殊。辅助检查：入院血常规、生化、凝血功能和肿瘤标志物等检查未见异常。超声提示左半肝内多发胆管壁胆固醇结晶，肝囊肿，胆囊结石、胆囊内胆泥沉积可能。术前诊断：左半肝内胆管结石，胆囊结石。拟行腹腔镜肝左外叶切除＋胆囊切除术。

【术前检查】

腹部增强CT（图2-11）示左半肝内胆管扩张伴多发结石，肝左外叶萎缩，胆囊多发结石。MRCP（图2-12）示胆囊结石伴胆囊炎可能，肝左叶局限性胆管扩张，伴扩张胆管内结石。

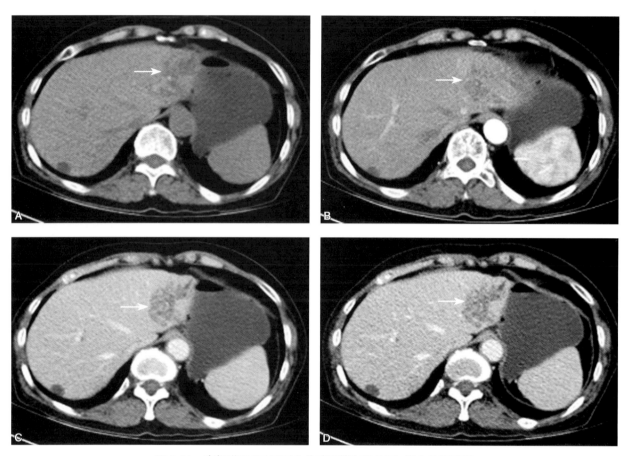

图2-11　腹部增强CT示肝左外叶胆管多发结石，肝左外叶萎缩

A.平扫期可见肝左外叶萎缩，肝内多发低密度灶及高密度阴影；B.动脉期可见病变无强化；C.静脉期可见病变强化减弱；D.平衡期可见病变强化减弱。

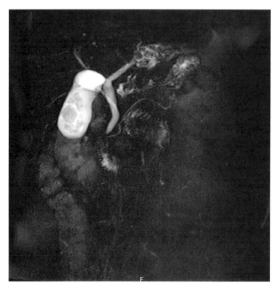

图2-12　MRCP考虑胆囊结石伴胆囊炎

肝左叶局限性胆管扩张，伴扩张胆管内结石。

【体位及操作孔布局】

详见第一章第四节。

【手术步骤】

1. 建立气腹、探查腹腔　腹腔内无明显腹水，肝左外叶萎缩，表面可见扩张的胆管，与网膜无明显粘连。胆囊壁稍增厚，胆囊内可及结石。余腹盆腔脏器未见明显肿瘤性病变。

2. 切除胆囊　该例患者存在胆囊结石，术中需同时切除胆囊，充分显露肝十二指肠韧带和胆囊三角，辨认肝外胆管及胆囊管走行，仔细解剖胆囊三角，钝锐性结合解剖胆囊管（图2-13），注意各种胆管变异情况，确认无误后上夹离断。在胆囊三角解剖出胆囊动脉（图2-14），仔细辨认，上夹离断前要明确无肝右动脉损伤。该患者具有胆囊动脉后支，需一并离断。仔细确认胆囊管和胆囊动脉的断端(图2-15)。沿胆囊系膜顺行或逆行切除胆囊,注意迷走胆管、副肝右管及胆囊床的肝静脉分支。

3. 超声刀离断肝圆韧带、镰状韧带(图2-16),如合并肝硬化、门静脉高压、侧支循环开放者,应注意在肝圆韧带起始部上夹,避免出血。解剖第二肝门,离断左冠状韧带、左三角韧带,应注意避免损伤左膈静脉,离断Arantius管(静脉韧带)。超声刀打开网膜孔,预置第一肝门阻断带,以备切肝用。常用阻断方法有手套边、8号导尿管、腔镜血管阻断夹、腔镜套管腹腔外阻断法等。通常选择在镰状韧带左侧1cm处作为断肝平面,不过术前要仔细阅读MRCP和腹部增强CT,保证肝切除断面须紧靠胆管的狭窄处,切除病变后必要时可经肝断面肝管取尽结石,再将此胆管缝闭。

4. **离断左半肝段Ⅲ肝蒂** 肝实质离断过程中,应用CUSA等工具精细离断肝组织或用超声刀"小口蚕食,薄层切割,逐层推进"的技巧,分离出重要的管道结构。可用切割闭合器直接离断段Ⅲ肝蒂或使用超声刀将肝脏打薄,游离出肝左动脉、左肝门静脉、肝左管的段Ⅲ支(图2-17、图2-18),分别上hem-o-lok夹直接离断,注意段Ⅲ肝蒂通常有2支。

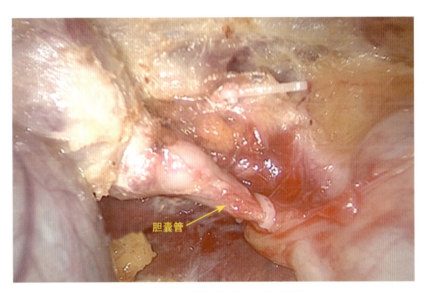

图2-13 解剖胆囊三角,显露胆囊管

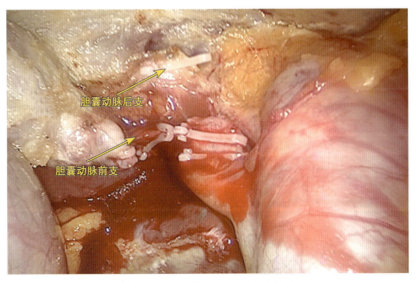

图2-14 显露胆囊动脉前支和后支

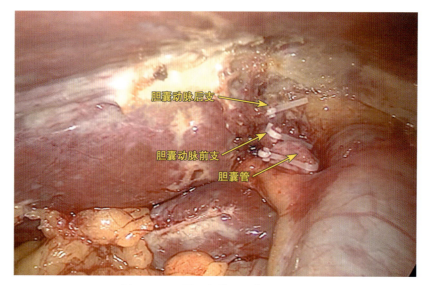

图 2-15　显露胆囊管和胆囊动脉断端

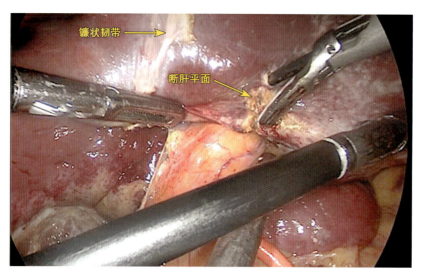

图 2-16　离断肝圆韧带、镰状韧带，确定断肝平面

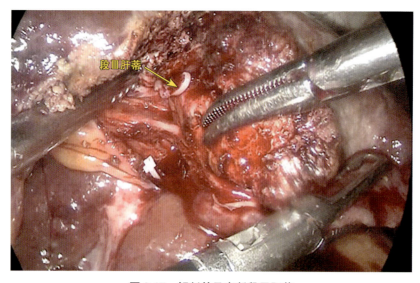

图 2-17　解剖并且离断段Ⅲ肝蒂

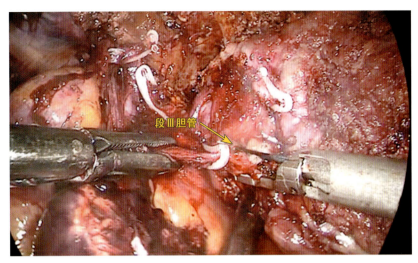

图 2-18　解剖并且离断肝左管段Ⅲ支

5. 离断段Ⅱ肝蒂　继续向头侧离断肝实质，离断段Ⅱ肝蒂（通常为 1 支，图 2-19），使用 hem-o-lok 夹直接离断。

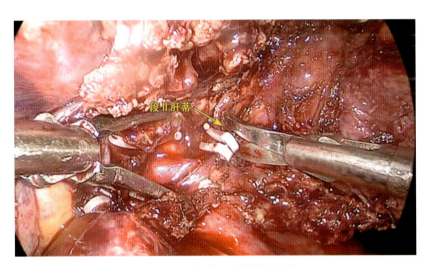

图 2-19　解剖并且离断段Ⅱ肝蒂

6. 离断肝左静脉　继续向头侧离断肝实质，此时所剩肝实质已很薄，助手保持左半肝挑起，以便离断。直至显露肝左静脉根部。肝左静脉的离断可采用切割闭合器或将肝左静脉打薄后 hem-o-lok 夹直接离断（图 2-20）。

7. 冲洗肝创面，彻底止血，用纱布擦拭断面，以确认有无胆漏。将游离的肝左外叶放入标本袋，扩大脐部观察孔，取出标本，肝断面放置引流管，常规关腹。

【技术要点和难点】

1. 术中超声定位　术中超声可确定肝内重要管道结构的位置，有效避免损伤，防止术中大出血、空气栓塞，并确认有无结石残留及余肝血液供应情况，因此，建议常规使用术中超声探查。

2. 入肝血流阻断技术　控制入肝血流的方法很多，术者应根据手术方式及术中具体情况，选择不同的血流阻断方式，目前采用更多的是区域血流阻断技术。第一肝门解剖后，可行 Pringle 法全肝血流阻断或用血管夹行选择性左半肝血流阻断。由于大部分情况下肝左静脉与肝中静脉存在共干（85%～97%），

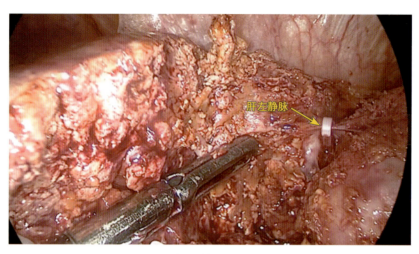

图 2-20　解剖并且离断肝左静脉

在肝外常规解剖肝左静脉有难度,行肝左静脉阻断通常会导致肝中静脉回流受阻,故一般不阻断肝静脉血流。

3. **肝脏断面的处理**　肝切除断面必须包含病变的狭窄胆管,以避免结石残留或复发。离断肝左外叶后可经肝断面的胆管进胆道镜探查取石,再将此胆管缝合。若合并肝外胆管结石,可自胆总管切开处与肝断面处双向联合取石,确保取尽结石。

【必须掌握的解剖】

1. **门静脉左支变异**　最常见的变异是门静脉右前支从门静脉左支发出,而门静脉右后支单独从主干发出(见图1-63A)。另一种少见的变异是门静脉右前支、右后支与门静脉左支呈三叉形分别从主干发出(见图1-63B)。还有一种情况是门静脉左支肝外段阙如(见图1-63C)。

2. **第二肝门肝左静脉的正常解剖及变异**　肝中静脉和肝左静脉常有共干,常见分布为共干朝向右方(见图1-65A),可见的变异为共干朝向左侧(见图1-65B)和共干阙如(见图1-65C)。

3. **胆管变异**　肝左管较肝右管细长,由段Ⅱ和段Ⅲ汇合成肝左外胆管,再与段Ⅳ汇合成左半肝胆管。正常的肝左管走行并不多见,仅出现在30%的个体中;大部分患者存在肝左管变异。肝左管的常见变异类型见图1-64。

【推荐方法和笔者经验】

1. 用超声刀依次离断左三角韧带和左冠状韧带,左三角韧带内较大的血管需用hem-o-lok夹夹闭后再离断。尽管肝脏血供丰富,肝切过程中极易出血,但由于肝左外叶的自然解剖结构的特殊性,在离断段Ⅱ、段Ⅲ肝蒂的情况下,切肝过程中可不行血流阻断。

2. **断肝过程**　笔者中心最常用的断肝器械为超声刀或CUSA,术者可根据个人习惯及医院的实际情况采用不同器械。采用超声刀于镰状韧带左侧1cm处的由浅入深、由足侧向头侧、由腹侧向背侧逐步离断肝实质。本例患者结石距离肝左内叶存在一定距离,考虑行肝左外叶切除后不存在结石残留,未行胆道镜进一步探查,由于距肝脏表面2cm范围内的肝实质内无大的脉管结构,可一次性离断较多肝实质。而离断至肝脏深部后则需谨慎,一次性离断肝实质不宜过多。对于直径<3mm的脉管结构可以直接用超声刀离断;而对于直径>3mm的脉管,则需采用hem-o-lok夹夹闭后再予超声刀离断。当接近肝段Ⅱ、段Ⅲ Glisson鞘时,需将其前方及上下肝组织稍加分离后,直接采用血管切割闭合器离断即可。继续向肝实质深部分离,当接近肝左静脉时,沿肝脏膈面切开肝实质1~2cm,采用血管切割闭合器离断肝左静脉及肝实质。

3. 为避免 POLF 的发生,术前应充分评估残肝功能,有条件的医疗机构及单位建议常规进行 ICG 排泄试验。此外,为保持腹腔镜下操作视野清晰,对于腹腔或肝创面的出血应尽早止血,避免贻误时机,造成大出血而增加中转开腹的风险。

4. 肝内胆管结石的治疗原则是"清除病灶、取尽结石、解除梗阻、通畅引流、预防复发"。如前所述,肝切除断面同时离断狭窄的胆管,切除病变后可经肝断面肝管取尽结石,再将此胆管缝闭;若合并肝外胆管结石,可自胆总管切开处与肝断面处双向联合取石。

【术后处理和注意事项】

1. 术后密切观察患者生命体征、引流物的性质和量。
2. 维持水、电解质酸碱代谢平衡。
3. **胆漏**　如胆漏量少且局限,则保持引流管通畅;如胆漏量大,根据具体情况选择穿刺引流、ERCP 鼻胆管引流或再次手术。
4. **腹腔积液或积脓**　应及时引流及对症处理。

（张军港）

参考文献

[1] 黄志强,黄晓强. 黄志强肝脏外科手术学[M]. 北京:人民军医出版社,2007.

第五节　腹腔镜左半肝切除术（结石）

【适应证】

1. 结石沿肝内胆管树局限分布于左半肝内,伴病变区域的肝管狭窄、扩张,受累肝段萎缩、纤维化等。
2. 肝功能 Child-Pugh 分级 A 级和 ICG R15<10%,且 FLR＞30%（不伴有肝硬化）或 FLR＞40%（伴有肝硬化）。
3. 其他脏器无严重器质性病变,营养情况可,ECOG 评分＜2 分。
4. 患者无腹腔镜手术及麻醉禁忌。

【禁忌证】

1. 不能耐受气腹。
2. 腹腔内粘连致密难以分离和显露。
3. 合并严重胆汁性肝硬化及胆源性门静脉高压症。肝门区静脉重度曲张,肝功能 Child-Pugh 分级 C 级或严重失代偿者。
4. 合并重度肝萎缩-肥大复合征,肝门严重转位或肝门区胆管纤维化、狭窄。
5. 术前检查或术中证实合并胆管癌变且已累及重要管道结构,腹腔镜下无法切除重建者。

【病例介绍】

患者,女性,59 岁,因"反复右上腹隐痛伴间断低热 3 月"入院。既往无基础疾病及手术史。入院体格检查未见明显异常。术前检查未见明显手术禁忌,ICG R15 为 6.6%,拟行腹腔镜左半肝切除术。

【术前检查】

肝胆增强 CT 及 MRCP（图 2-21）示左半肝萎缩、左半肝内肝管多发结石伴胆管扩张,诊断考虑左半肝内胆管结石。

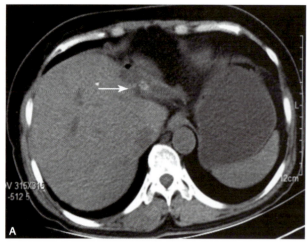 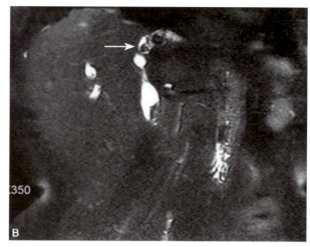

图 2-21 CT 及 MRCP 提示左半肝萎缩、左半肝内肝管多发结石伴胆管扩张（箭头所示）
A. CT；B. MRCP。

【体位及操作孔布局】

1. **体位** 患者多采用平卧或左侧抬高 30°，头高足低位。
2. **操作孔布局** 如图 2-22。

【手术步骤】

1. 探查腹腔内无腹水，左半肝萎缩，表面可见扩张胆管，未见肿瘤性病灶，余腹盆腔脏器未见明显异常。

2. 挑起肝脏，超声刀打开肝十二指肠韧带，依次解剖出肝左动脉及门静脉左支，近端丝线结扎，远端 hem-o-lok 夹夹闭后离断（图 2-23、图 2-24）；继续游离出肝左管，此时可先不离断（图 2-25）；肝十二指肠韧带预置 8 号导尿管作为肝门阻断带（图 2-26）。

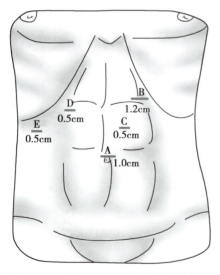

图 2-22 腹腔镜左半肝切除操作孔布局
（主刀医师位于患者左侧）
A. 观察孔；B. 主操作孔；C、D、E. 辅助操作孔。

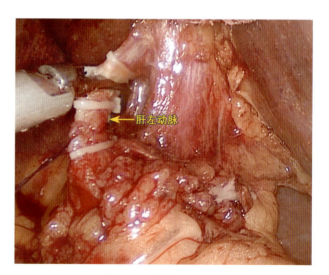

图 2-23 离断肝左动脉

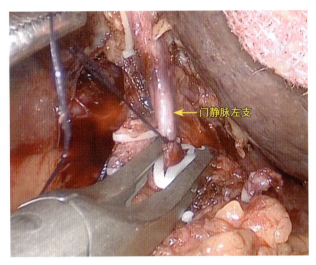

图 2-24 离断门静脉左支

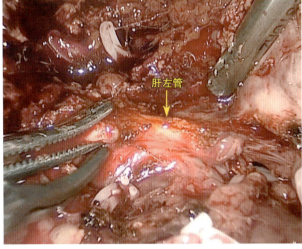

图 2-25 解剖并显露肝左管

3. 利用超声刀离断肝圆韧带、镰状韧带直至第二肝门，继续向左离断左冠状韧带、左三角韧带（图 2-27、图 2-28）；再次挑起左半肝，解剖离断静脉韧带（Arantius 管，图 2-29），仔细辨认肝左静脉的肝外段（图 2-30），不强求于肝外阻断肝左静脉。

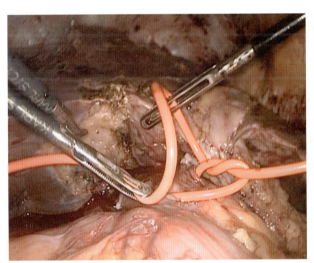

图 2-26 预置肝门阻断带

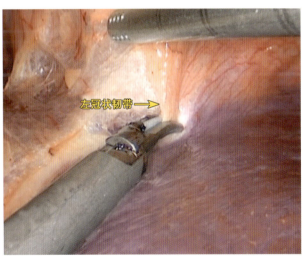

图 2-27 离断左冠状韧带

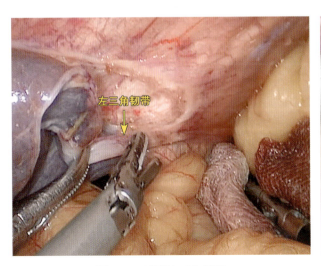

图 2-28 离断左三角韧带

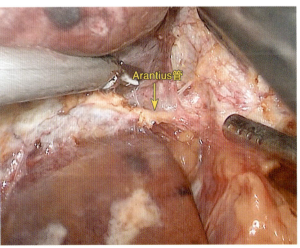

图 2-29 解剖静脉韧带（Arantius 管）

4. 参照肝脏表面缺血线(图2-31)及术中超声探查肝中静脉及其主要分支走行(图2-32),以电凝钩在肝脏表面勾勒预切线,超声刀沿切线逐步切入肝实质,往往距肝表面2cm以内的肝实质无大血管经过,以超声刀切开即可;肝实质内离断推荐使用超声刀联合CUSA,自足侧向头侧逐步离断,遇直径>2mm的血管或胆管分支,以hem-o-lok夹夹闭后离断,直径≤2mm的管道可予以电凝或超声刀离断;分离至肝左管时,确认无结石残留后可采用Endo-GIA(白钉)或双重hem-o-lok夹夹闭后离断(若需经肝左管断端取石,可予以直接剪断)。肝切除过程中,应结合腹腔镜超声探查肝中静脉全程走行,沿肝中静脉左缘走行完全离断肝实质至第二肝门,用Endo-GIA(白钉)或双重hem-o-lok夹夹闭后离断肝左静脉(图2-33),移除标本。

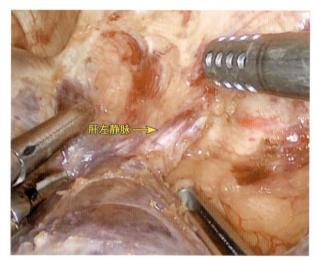

图 2-30　解剖肝左静脉肝外段

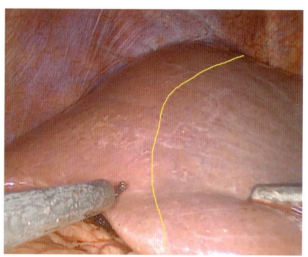

图 2-31　肝脏表面缺血线

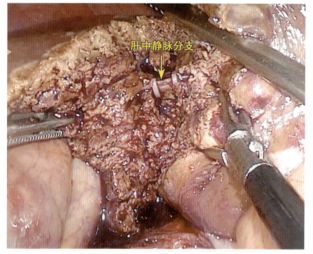

图 2-32　离断肝中静脉分支

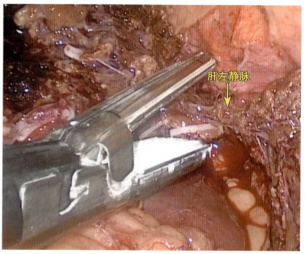

图 2-33　离断肝左静脉

5. 彻底检查创面有无出血及胆漏,肝断面放置腹腔引流管,并经腹壁戳孔引出妥善固定,逐层关腹。

【技术要点和难点】

1. **左半肝蒂的处理**　行左半肝切除时,左半肝蒂的处理有两种方式。①鞘外法(蒂横断式):打开肝门板及少许肝脏组织,于Glisson鞘外以"金手指"或直角钳直接游离出左半肝蒂,丝线结扎后,以Endo-GIA(白钉)离断左半肝蒂。采用该方法时往往要稍远离肝左管、肝右管汇合处离断左半肝蒂,故残余肝左管相对较长,要注意避免肝左管内结石残留。②鞘内法:解剖肝十二指肠韧带,打开 Glisson 鞘,依次游离并离断肝左动脉、门静脉左支及肝左管。采用该方法时往往要仔细辨认门静脉及肝管的左右分叉处,术前需仔细阅读影像学资料,了解有无管道的变异。

2. 术中出血的处理 遇肝静脉筛孔出血,可用可吸收止血纱布压迫止血;肝静脉断端出血用 hem-o-lok 夹夹闭困难时,建议采用 5-0 Prolene 线缝合止血。若血管残端显露差,可由助手先压迫止血,主刀医师向近端游离部分肝实质后再尝试缝合;当出血量大、出血凶猛难以控制时,应迅速中转开腹。

【必须掌握的解剖】

左半肝 Glisson 系统解剖:由肝左动脉、肝中动脉、门静脉左支和肝左管构成,有时会存在解剖学变异情况。肝左动脉一般在肝十二指肠韧带左缘走行,但有时在距肝门非常近的地方分出肝右动脉(图 2-34A);门静脉系统有时会出现先从门静脉主干分出右后支,再从门静脉左支分出右前支(图 2-34B);至于胆管变异,右后支胆管汇入肝左管的类型比较常见(图 2-34C),术前需仔细阅读影像学资料,术中仔细操作,避免损伤。

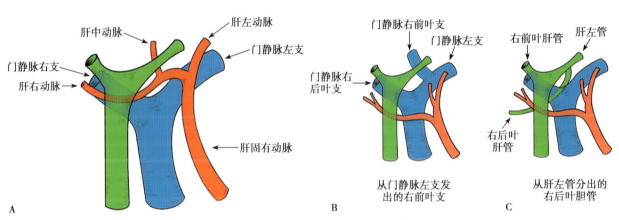

图 2-34 左半肝 Glisson 系统解剖变异
A. 动脉变异情况;B. 门静脉变异情况;C. 胆管变异情况。

【推荐方法和笔者经验】

1. 游离第二肝门时,若肝左静脉解剖清晰,可于肝外进行解剖,但不做强求。

2. 切肝时,若创面出血明显,可以 Pringle 法进行间歇肝门阻断。笔者往往采用阻断 15 分钟,间隔 5 分钟;肝硬化者则阻断 10 分钟,间隔 5 分钟。

3. 断肝器械有多种选择,如超声刀、CUSA、水刀、微波刀、双极电凝等。笔者单位往往采用超声刀联合 CUSA,采用"小口钳夹、逐步推进"的精细无血切肝法。

4. 切肝过程中,建议适当降低中心静脉压,减少肝静脉出血概率,往往推荐控制在 2~4mmHg。

5. 腹腔镜肝切除术中腹腔内存在二氧化碳气腹压力,当血管有较大破口时,气体可大量进入血管形成空气栓塞。故术中气腹压力不可过高,笔者往往采用 12~14mmHg,同时切肝过程中,麻醉医师需严密监测并给予适当正压通气维持一定中心静脉压,降低空气栓塞发生风险。

6. 确定断肝平面时,除了参照缺血线方法外,还可以采用术中超声循肝中静脉走行标记预切线,亦可采用 ICG 负染法,但要严格掌握用药量,否则影响负染效果。

7. 合并胆总管结石需行胆总管探查取石时,若肝左管相对扩张且起始段无狭窄,可经肝左管断端置入胆道镜,取毕后缝合关闭肝左管断端,可避免留置 T 管。

【术后处理和注意事项】

1. **出血** 术后出血往往是因为创面焦痂或 hem-o-lok 夹脱落所致,故关腹前,应反复冲洗断面仔细观察，如有出血应予确切止血。术后一过性出血发生时，应密切关注患者生命体征、腹部体征及腹腔引流的量和性状，动态监测血红蛋白、腹部超声及 CT 变化情况；若出血量比较大、出血迅速或患者出现失血性休克表现时，应在抗休克治疗的同时立即行急诊剖腹探查止血术。

2. **胆漏** 术后创面胆漏是肝切除术后常见并发症之一，同样在关腹前，应反复冲洗，以干净白纱布擦拭创面，观察纱布有无黄染，发现胆漏应予以确切缝合，且引流管摆放要有效、到位。患者术后出现发热、白细胞升高或有腹胀、腹痛等临床症状时，要警惕胆漏发生，可行腹部 CT 检查予以明确，必要时行超声引导下穿刺置管引流，引流液应送检细菌培养及药敏。

3. **肝功能异常** 往往术后会有一过性肝功能异常出现，与术中多次肝门阻断、手术时间长、出血量较多等因素有关，经护肝等对症处理后基本均可恢复正常；而术前合并慢性乙型病毒性肝炎、肝硬化等因素的患者，其肝脏储备功能往往较差，容易发生 POLF，若需行大范围肝切除术时，术前应结合 ICG、残肝体积测量等手段仔细评估手术可行性。

4. **胃排空障碍** 笔者行腹腔镜左半肝切除术后发生数例胃排空障碍，完善腹部 CT 检查均发现左半肝断面近胃小弯侧存在腹水，影响胃蠕动，行超声引导下穿刺置管引流后，患者逐步食欲好转。

5. **切口感染** 腹腔镜肝切除术后切口较小，故往往发生积液、切口感染的概率较低，但若有少量结石碎片残留于切口中，术后易发生切口感染。标本建议先装袋，后取出，取标本过程中避免暴力拉拽，降低标本袋破裂、结石残留于切口中的风险。

（王 强）

参考文献

[1] 张宇华, 张成武, 胡智明, 等. 腹腔镜下区域性出入肝血流阻断行左肝部分切除治疗肝内胆管结石[J]. 中华普通外科杂志, 2014, 29(3): 219-220.
[2] 中国研究型医院学会微创外科学专业委员会. 腹腔镜肝切除术操作指南[J]. 中华腔镜外科杂志(电子版), 2016, 9(6): 321-324.
[3] 上西纪夫. 肝脾外科常规手术操作要领与技巧[M]. 戴朝六, 译. 北京: 人民卫生出版社, 2011.

第六节　腹腔镜肝右后叶切除术（结石）

【适应证】

1. 结石沿肝内胆管树局限分布于肝右后叶内，伴病变区域的肝管狭窄、扩张，受累肝段萎缩、纤维化等。
2. 肝功能 Child-Pugh 分级 A 级和 ICG R15<10%，且 FLR＞50%（伴有肝硬化）或 FLR＞40%（不伴有肝硬化）。
3. 其他脏器无严重器质性病变，营养情况可，ECOG 评分<2 分。
4. 患者无腹腔镜手术及麻醉禁忌。

【禁忌证】

1. 不能耐受气腹。
2. 腹腔内粘连致密难以分离和显露。
3. 合并严重胆汁性肝硬化及胆源性门静脉高压症。肝门区静脉重度曲张，肝功能 Child-Pugh 分级 C 级或严重失代偿者。
4. 合并重度肝萎缩-肥大复合征，肝门严重转位或肝门区胆管纤维化、狭窄。
5. 术前检查或术中证实合并病变胆管癌变且已累及重要管道结构，腹腔镜下无法切除重建者。

【病例介绍】

患者，女性，40 岁，因"上腹部间歇性隐痛 8 天"入院。既往无基础疾病及手术史。入院体格检查未见明显异常。入院查血常规、生化、凝血功能、肿瘤标志物等未见明显异常。ICG R15 为 3.4%。术前相关检查未见明显手术禁忌，拟行腹腔镜肝右后叶切除术。

【术前检查】

肝脏增强 MRI（图 2-35）示右后叶肝内胆管扩张伴结石，诊断考虑右后叶肝内胆管结石。

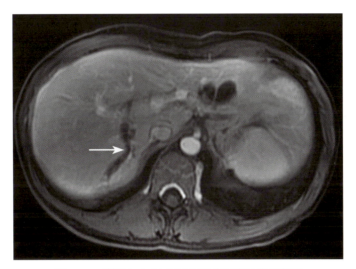

图 2-35　增强 MRI 示右后叶肝内胆管扩张伴结石

【体位及操作孔布局】

1. **体位**　仰卧位，右侧抬高 45°，头高足低位。
2. **操作孔布局**　如图 2-36。

【手术步骤】

1. 探查并切除胆囊，腹腔内无腹水，肝右后叶稍萎缩，表面可见扩张胆管，余腹盆腔脏器未见肿瘤性病变；显露胆囊三角，游离胆囊管及胆囊动脉，分别以 hem-o-lok 夹夹闭后离断，顺行切除胆囊（图 2-37）。

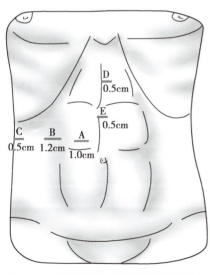

图 2-36　腹腔镜肝右后叶切除操作孔布局（主刀医师位于患者右侧）
A. 观察孔；B、C. 主操作孔；D、E. 辅助操作孔。

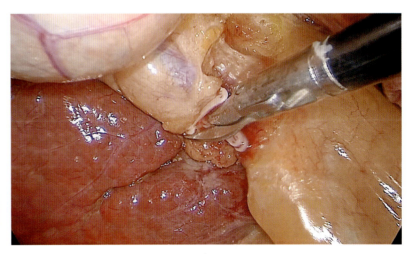

图 2-37　离断胆囊管

2. 离断肝肾韧带,挑起右半肝,以 Rouviere 沟为解剖标志,打开 Glisson 鞘,依次解剖出肝动脉右后支(图 2-38)及门静脉右后支(图 2-39),丝线结扎,远近端分别以 hem-o-lok 夹夹闭后离断。

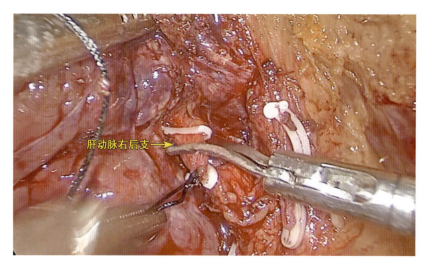

图 2-38 离断肝动脉右后支

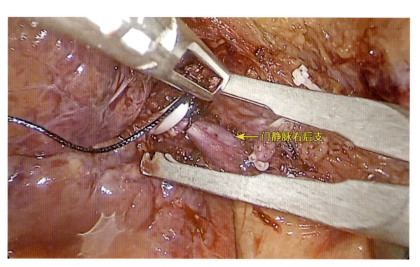

图 2-39 离断门静脉右后支

3. 利用超声刀离断肝圆韧带、镰状韧带直至第二肝门,解剖第二肝门,显露肝上、下腔静脉;超声刀继续向右打开部分右侧冠状韧带(图 2-40)。

4. 将右半肝向左侧翻起,逐步显露第三肝门,离断下腔静脉右侧 3~4 支肝短静脉(图 2-41),完全游离右半肝至下腔静脉腹侧,显露右半肝后下腔间隙(图 2-42)。肝十二指肠韧带置 8 号导尿管作为肝门阻断带(图 2-43)。

5. 根据肝表面缺血线及术中超声探查肝右静脉走行,以电凝在肝脏脏面和膈面划定肝切除线,脏面和膈面连线平面即为肝切除平面(图 2-44)。超声刀沿切线逐步切入肝实质,通常距肝表面 2cm 以内的肝实质无大血管,以超声刀切除即可;肝实质内离断推荐使用超声刀联合 CUSA,自足侧向头侧逐步离断,遇直径>2mm 的血管或胆管分支,以 hem-o-lok 夹夹闭后离断,直径≤2mm 管道可予超声刀直接离断;分离至肝右后叶胆管时,确认无结石残留后可采用 Endo-GIA(白钉)或双重 hem-o-lok 夹夹闭后离断。肝切除过程中,应结合术中超声探查肝右静脉全程走行,沿肝右静脉右缘走行完全离断肝实质至第二肝门(图 2-45),如有肝右静脉分支予以离断,完成肝切除(图 2-46)。

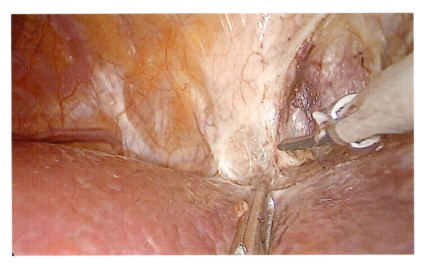

图 2-40　解剖第二肝门

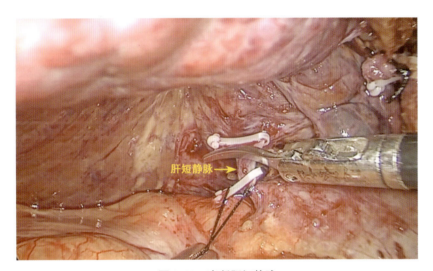

图 2-41　离断肝短静脉

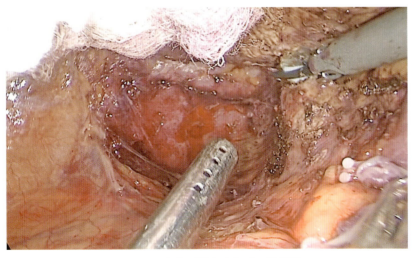

图 2-42　完全显露右半肝后下腔间隙

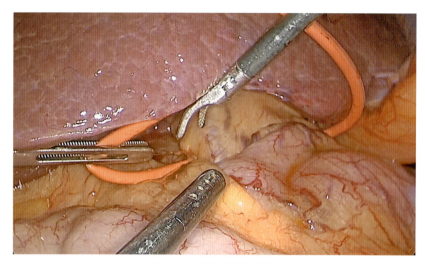

图 2-43　预置肝门阻断带

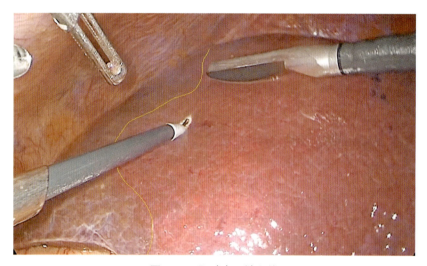

图 2-44　肝脏表面缺血线

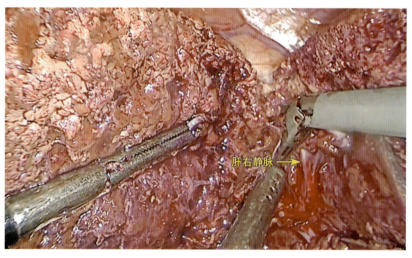

图 2-45　显露肝右静脉

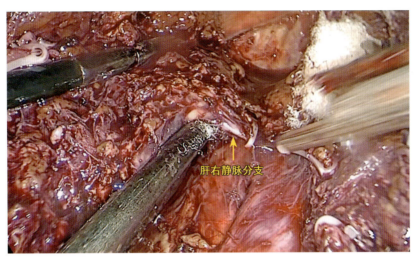

图 2-46 离断肝右静脉分支

6. 彻底检查创面有无出血及胆漏，肝断面放置腹腔引流管，逐层关腹。

【技术要点和难点】

1. 断肝平面的把握　肝右后叶切除术断面平面较大，加之腔镜下角度、空间的限制及肝萎缩-肥大复合征引起的肝脏旋位，导致在切肝过程中容易出现切肝平面的偏离，因此在切肝过程中应反复校正切肝平面。肝脏表面确定断肝切线时，可参照缺血线；肝实质内如确定切肝平面困难，可以采用术中超声循肝右静脉走行离断肝实质，或偏健侧肝组织 0.5cm。若切线太靠近患侧肝脏，断肝过程中会碰到大量的管道及结石。近年来，随着 ICG 荧光导航技术在肝切除术中的应用，肝实质内的断肝平面确定更加精准，但要严格掌握用药量，否则影响负染效果。

2. 术中出血的处理　遇肝静脉筛孔出血，可用可吸收止血纱布压迫止血；肝静脉断端出血用 hem-o-lok 夹夹闭困难时，建议采用 5-0 Prolene 线缝合止血。如出血量大、出血凶猛，术野显露困难，甚至患者循环不稳定，应果断中转开腹。

【必须掌握的解剖】

出肝血流在肝后下腔静脉段分为上、下两组，上组为肝左静脉、肝中静脉、肝右静脉；下组为三支肝静脉之外的肝短静脉汇入下腔静脉，该组静脉数量多，至少 3~4 条，多者有 7~8 条，这些肝短静脉所在部构成第三肝门。术中每支肝短静脉须妥善处理，不可电凝或超声刀直接切断，均须结扎，用钛夹或 hem-o-lok 夹夹闭后离断；另外常有大支，如右后下静脉收集右半肝后下段静脉血回流，该静脉出现率很高，术前需仔细阅读影像学资料，术中仔细处理，避免大出血造成中转开腹。

【推荐方法和笔者经验】

1. 如果鞘内解剖肝动脉及门静脉右后支困难，可以 Rouviere 沟为标志行鞘外解剖，再以直线型切割闭合器离断处理右后叶 Glisson 鞘内动静脉及胆管。

2. 切肝时，若创面出血明显，可以 Pringle 法进行间歇肝门阻断。笔者往往采用阻断 15 分钟，间隔 5 分钟；肝硬化者则阻断 10 分钟，间隔 5 分钟。

3. 切肝过程中，适当降低中心静脉压，可以降低肝静脉出血概率，推荐中心静脉压控制在 2~4mmHg。

【术后处理和注意事项】

术后行常规补液、护肝、预防感染等支持对症处理。关注患者术后生命体征、腹部体征及引流管情况。定期监测血常规、肝功能等。如无明显出血，早期预防深静脉血栓。如发现出血征象，及时予止血、输血浆处理,动态监测血红蛋白。术后3~7天查腹部CT,了解局部有无积液,如合并胆漏、发热、腹痛等情况,及时穿刺引流。

(王 强)

参考文献

[1] 刘杰,张成武,胡智明,等.超声吸引刀联合术中超声在腹腔镜右肝困难部位肝切除术中的应用[J].中华肝胆外科杂志,2015,21(10):703-705.
[2] 中国研究型医院学会微创外科学专业委员会.腹腔镜肝切除术操作指南[J].中华腔镜外科杂志(电子版),2016,9(6):321-324.
[3] COELHO F F, KRUGER J A, FONSECA G M, et al. Laparoscopic liver resection: Experience based guidelines[J]. World J Gastrointest Surg, 2016, 8(1): 5-26.
[4] 刁竞芳,叶青,莫嘉强,等.腹腔镜半肝切除术治疗肝内胆管结石53例[J].中华普通外科学文献(电子版),2017,11(4):265-268.

第七节 腹腔镜胆总管囊肿切除术

【适应证】

1. 临床诊断胆总管囊肿或胆管扩张症。
2. 曾行胆总管囊肿侧壁与十二指肠或空肠吻合者。
3. 囊肿疑似恶变但尚能手术切除。

【禁忌证】

1. 胆管感染未控制,肝功能严重受损。
2. 囊肿恶变不能手术切除。
3. 合并门静脉海绵样变性。
4. 存在全身麻醉禁忌或腹腔镜气腹禁忌。

【病例介绍】

患者,女性,36岁,因"反复右上腹痛4年"入院。入院体格检查未见明显异常。入院查血常规、生化、凝血功能等未见明显异常。诊断胆总管囊肿,Todani分型Ⅰ型。查无明显禁忌,拟行腹腔镜胆总管囊肿切除+胆肠吻合术。

【术前检查】

CT和MRCP均提示胆总管囊状扩张(4.0cm×5.0cm),未见明显实质性占位,肝内胆管未见明显扩张(图2-47)。

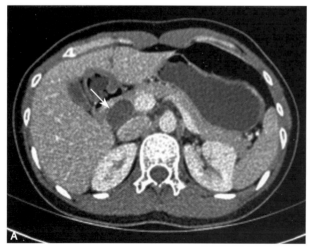
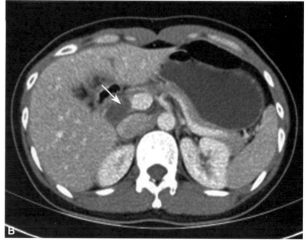

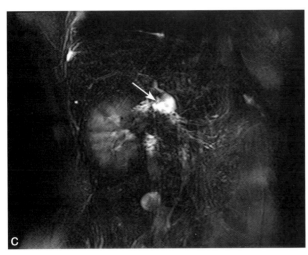 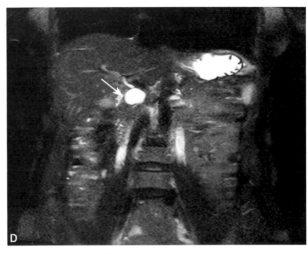

图 2-47 影像学提示胆总管囊状扩张，考虑胆总管囊肿

A. CT 动脉期囊肿壁未见强化；B. CT 静脉期囊肿与门静脉关系密切；C. MRCP 胆道显像；D. MRCP 冠状位，箭头所示胆总管囊状扩张。

【体位及操作孔布局】

患者采用头高 30° 平卧位，操作孔布局详见图 2-48。

【手术步骤】（视频 5）

1. 腹腔镜探查　腹腔内无腹水，肝脏质地正常，胆囊明显肿大，约 10cm×8cm×6cm；胆总管囊状扩张约 4cm×5cm，与肝固有动脉和门静脉明显粘连，与胃十二指肠无明显粘连，囊肿上至肝左、右管汇合部以下，下至胰腺上缘，未见明显实质性占位。

2. 处理胆囊　胆总管囊肿常联合胆囊一起切除。解剖胆囊三角，钝锐结合游离胆囊动脉和胆囊管，近端以 hem-o-lok 夹夹闭离断胆囊动脉（图 2-49），一般不离断胆囊管（图 2-50），注意保护肝右动脉和辨识胆管变异情况。部分患者存在胆囊动脉后支，需一并夹闭离断。用超声刀或电凝钩逆行离断胆囊系膜（图 2-51），游离胆囊，注意迷走胆管、副右肝管以及胆囊床的肝静脉分支。

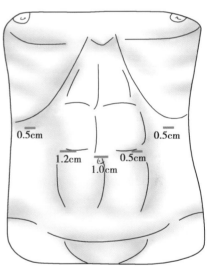

图 2-48　操作孔布局

| 视频 5 | 腹腔镜胆总管囊肿切除术 |

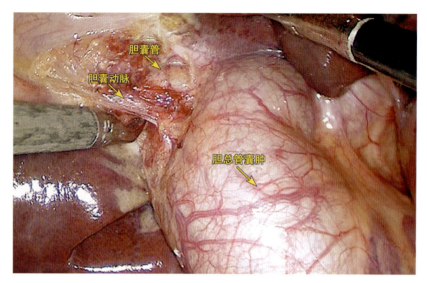

图 2-49 解剖胆囊三角,显露胆囊动脉和胆囊管

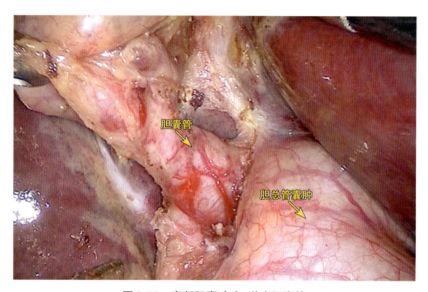

图 2-50 离断胆囊动脉,游离胆囊管

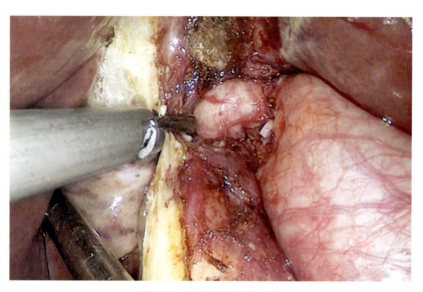

图 2-51 逆行切除胆囊系膜

3. 游离胆总管囊肿 打开肝十二指肠韧带,充分显露囊肿的上下极及其与周围的关系,入路遵循由易到难,紧贴囊肿壁分离,注意保护肝固有动脉和门静脉(图2-52),环周贯通游离囊肿(图2-53),可放置套带牵引,便于向上和向下完整游离囊肿。一般不切开囊肿,如术前检查未提示囊肿恶变,可纵向切开囊肿壁,胆道镜检查囊肿内包括胆总管下段和肝内胆管有无结石、寄生虫等并予以取尽,探查胆总管下端、肝总管和肝内胆管有无狭窄,检查囊壁有无结节、增厚等可疑恶变,必要时取活检送术中快速病理检查。

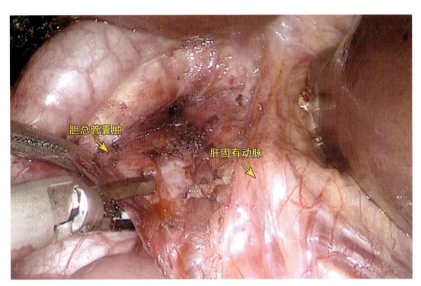

图2-52 紧贴囊肿壁游离胆总管囊肿

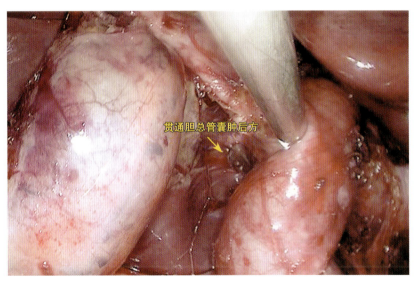

图2-53 贯通胆总管囊肿后方

4. 处理囊肿上极 紧贴囊肿壁从囊肿贯通之处向头侧分离囊肿与左侧肝固有动脉和后方门静脉之间粘连,至正常内径肝总管,完整切除囊肿(图2-54)。游离肝总管断端约0.5cm,勿紧贴肝总管游离,以保证胆管血运良好。如正常胆管内径过小,为便于胆肠吻合可保留0.5cm左右扩张胆管或行肝左管、肝右管整形。

5. 处理囊肿下极并完整切除 沿囊肿前壁向下分离囊肿与十二指肠粘连,将囊肿向下牵拉,分离与后方门静脉粘连,至胰腺段正常内径胆管,注意保护十二指肠壁。在胆总管远端变细处确认胰管位置在胆总管断面以下,用hem-o-lok夹夹闭或不可吸收线缝合远端胆管并离断(图2-55)。完整移除胆总管囊肿和胆囊标本,胆总管囊肿常规行术中快速病理检查排除恶变。

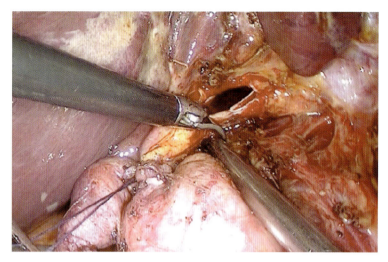

图 2-54 组织剪离断肝总管

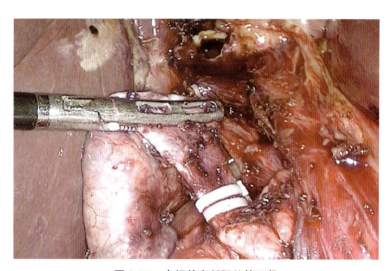

图 2-55 夹闭并离断胆总管下段

6. **空肠袢准备** 距离十二指肠悬韧带（又称屈氏韧带，ligament of Treitz）15～20cm 选空肠系膜血管弓供应良好的部位，直线切割闭合器离断空肠（图 2-56）。检查空肠断端血运良好，色泽正常。将远端空肠袢经结肠前或结肠后上提至肝门部。

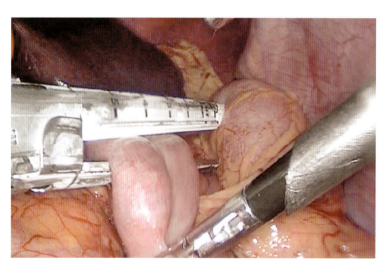

图 2-56 切割闭合器离断近段空肠

7. 肝总管空肠 Roux-en-Y 吻合 在远端空肠距末端 5cm 处的系膜对侧做切口（图 2-57），长度与胆管开口相当，根据胆管内径和胆管炎症情况选择吻合方式。建议采用 4-0 倒刺线连续缝合后壁（图 2-58），4-0 PDS 线间断缝合前壁（图 2-59），针间距 2~3mm，检查吻合口无渗漏。

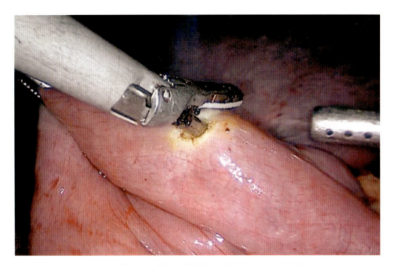

图 2-57 空肠系膜对侧做与肝总管开口相当的切口

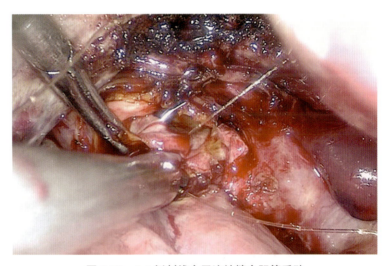

图 2-58 4-0 倒刺线全层连续缝合胆管后壁

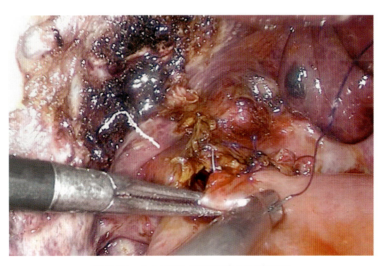

图 2-59 4-0 PDS 线间断缝合胆管前壁

8. **肠肠吻合** 胆肠吻合口远端50cm左右与近端空肠行侧侧吻合，采用3-0倒刺线全层连续缝合，3-0薇乔线浆肌层间断缝合加固，也可以用切割闭合器行侧侧吻合（图2-60），3-0倒刺线关闭共同开口（图2-61），关闭系膜裂孔。

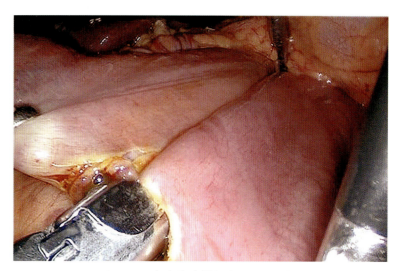

图2-60　切割闭合器行空肠侧侧吻合

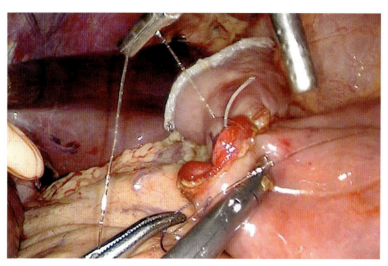

图2-61　3-0倒刺线缝合关闭空肠切口

9. 冲洗创面，充分止血，检查术区无出血，吻合口无渗漏，胆肠吻合口后方放置一根引流管，经右半肝下缘从右侧腹壁操作孔引出体外，清点器械无误并退出后关闭操作孔。

【技术要点和难点】

1. **游离胆总管囊肿** 成人的胆总管囊肿往往与周围结构如肝动脉和门静脉的关系密切，分界不清，尤其是曾行内引流手术者。可以从粘连相对轻处开始，先游离贯通囊肿一周，放置套带牵引便于游离。合并肝硬化和门静脉高压时，囊肿周围血管众多，分离易出血，完整切除囊肿困难较大。粘连严重的可保留囊肿后内侧的外层纤维性囊壁，行黏膜下分离以保护血管，减少出血。

2. **囊肿下极的处理** 囊肿不常规切开，如术前检查怀疑胆总管下段结石且未提示囊肿恶变，在离断囊肿下极前可纵向切开囊肿壁，胆道镜检查胆总管下段有无结石并予以取尽。此外，胆总管下段有胰管汇入，部分患者胰管和胆管汇合位置高，在分离胰腺段囊肿时，要避免损伤胰管。可借助胆道镜判断胰管开口位置，或将囊壁剪开，从囊内观察胰管开口。此外，部分囊肿下极位于胰腺实质深部，分离越深，术后发生胰瘘的风险越大，对于良性囊肿，应综合考虑囊肿切除的彻底性和胰瘘发生的风险性，可以考虑保留少量囊肿组织。

3. 囊肿上极的处理 尽可能完整切除扩张的胆管，但也不要过于追求高位离断胆管，如肝总管内径很小，可保留上极 0.5cm 左右扩张的胆管便于吻合，也可选择斜形切口或肝管整形，离断胆管尽量使用精细剪，而不是能量器械。尽可能去除炎症、瘢痕的胆管组织，游离合适长度的正常胆管，一般 0.5cm，保证缝合的确切性，避免组织被缝线撕裂。但也不要过多游离，保证胆管断端血运良好，胆管血供位于两侧 3 点钟和 9 点钟处，不能游离得过于光秃，否则会影响胆肠吻合口愈合，易导致吻合口瘘或瘢痕增生引起吻合口狭窄。此外，肝右管与肝左管的汇合在解剖上会有变异，常见的如肝右管低位开口，在离断囊肿上极前可纵向切开囊肿壁，或胆道镜探查明确各肝管开口位置，避免高位胆管损伤。

4. 异位前置肝右动脉的处理 异位前置的肝右动脉横跨肝总管，压迫肝总管前壁，应在横跨的动脉下缘离断肝总管，然后将动脉与肝总管前壁完全分离，再将动脉移至肝总管后方，肝总管与空肠在动脉前方吻合。如压迫已致肝总管狭窄，纵向切开狭窄段前壁扩大成形再做胆肠吻合。

5. 合并肝内胆管囊肿的处理 如单纯做肝外囊肿切除和胆肠内引流，术后容易发生肝内胆管感染，需行再次手术。合并一侧肝内胆管囊肿，可考虑同期肝叶切除。而肝内广泛性胆管囊肿手术切除困难，容易残留病灶，术后肝内感染概率高，可考虑肝移植手术彻底清除病灶。

6. 胆肠吻合 基本要求是黏膜对合，浆膜贴合，适当内翻，单层吻合，避免张力。常见吻合方式主要包括连续缝合、间断缝合、后壁连续前壁间断缝合等，术中可根据胆管内径、胆管质量和主刀医师经验综合选择。缝合时浆膜面组织多于黏膜面，达到完整对合和适当内翻，针间距视胆管内径而定，一般 2～3mm，胆管内径大，针间距可适当增大。单层缝合确切时，不必加固缝合浆肌层，避免内翻阻隔和吻合口狭窄。充分游离肠袢，保证吻合口无张力，避免组织在受力情况下被缝线切割造成胆管壁损伤和胆汁漏。

【必须掌握的解剖】

1. **肝外胆管的正常解剖及变异** 肝左管、肝右管汇合形成肝总管，再与胆囊管汇合成胆总管，胆总管在壶腹段与胰管汇合并开口于十二指肠乳头。该手术需掌握的变异包括：肝右管与肝左管的汇合异常，如肝右管低位开口；胆囊管的汇入异常，如汇入肝右管；胰管的汇入异常，如在胰腺段和十二指肠段就与胆总管汇合。

2. **肝固有动脉和肝右动脉的正常解剖和变异** 正常肝固有动脉自腹腔干发出，从胆总管左侧走行，在肝外分成左右两支分别支配左、右半肝。该手术需掌握的变异有：肝右动脉横跨胆总管前方，肝固有动脉和肝右动脉从肠系膜上动脉发出，在胆总管右侧上行入肝。

【推荐方法和笔者经验】

胆总管囊肿切除主要包括囊肿的游离、切线的定位和胆肠吻合。

1. **囊肿的游离** 紧贴囊肿壁进行分离，不刻意解剖游离肝动脉和门静脉。游离上极前先处理胆囊动脉，必要时可先切除胆囊或行胆囊减压。遇异位前置的肝右动脉将其移至肝总管后方。剥离囊肿后壁动作轻柔，推荐采用能量器械锐性分离，少用钝性分离，减少渗血。囊肿贯通后可放置套带牵引便于分离。分离过程中囊肿壁内小血管用超声刀或电凝均能有效止血，不必一出血就缝合，缩短手术时间。

2. **切线的定位** 囊肿尽可能完整切除，如遇肝总管内径过细，可保留上极 0.5cm 左右扩张胆管便于吻合，减少术后吻合口狭窄的发生。囊肿下极如在胰腺深部，在确认病理良性的前提下可适当保留少量囊肿组织，降低术中分离出血和术后胰瘘风险。纵向剪开囊肿壁，可发现异位的肝管和胰管汇合，避免高位胆管和胰管损伤。

3. **胆肠吻合** 目前首选方式为肝总管空肠 Roux-en-Y 吻合，效果确切，并发症发生率较低，应用广泛，誉为"金标准"术式。首选肝总管空肠端侧吻合，以 4-0 或更细的可吸收线单层缝合，线结均打在腔外，不做浆肌层加固。扩张胆管可采用全层连续缝合。细小胆管推荐全层间断缝合或后壁连续前壁间断缝合。缝线推荐使用人工合成的长效单股可吸收聚对二氧环己酮缝线（PDS-Ⅱ）和具有抗菌涂层的多股可吸收聚糖乳酸缝线（抗菌薇乔线），连续缝合时也可选择人工合成的螺旋倒刺可吸收线。缝合前充分游离肠袢，对于肥胖患者，推荐结肠系膜开孔，从结肠系膜孔将肠袢拉至肝门部，以保证吻合口无张力，缝合时进针边距适当宽一点，避免撕裂，同时采用"浆膜多，黏膜少"的内翻缝合方式。横结肠系膜裂孔做在中结肠动脉右外侧无血管区，使空肠袢不压迫胃十二指肠。不常规放置胆管支撑管。如遇到胆管过细、不健康胆管和吻合不满意等情况也可考虑放置胆管内支撑管或外引流管。

【术后处理和注意事项】

术后行常规补液、预防感染、预防应激性溃疡等支持对症处理，第 1 天可下床活动，第 2 天无腹胀和呕吐可以开始流质饮食，逐渐过渡到普食。如无禁忌，尽早预防深静脉血栓。关注引流液性质，检测淀粉酶，定期查腹部超声或 CT，如无胰瘘和胆漏，每日引流量<20ml 可拔管，如积液有穿刺指征，尽早穿刺引流。

（卢　毅）

参考文献

[1] DIAO M, LI L, LI Q, et al. Challenges and strategies for single-incision laparoscopic Roux-en-Y hepaticojejunostomy in managing giant choledochal cysts[J]. Int J surg, 2014, 12(5): 412-417.

[2] MEI D, LCMG L, WEI C. Recurrence of biliary tract obstructions after primary laparoscopic hepaticojejunostomy in children with choledochalcysts[J]. Surg Endosc, 2016, 30(9): 1-6.

[3] DIAO M, LI L, CHENG W. laparoscopic redohepaticojejunostomy for children with choledochalcysts[J]. Surg Endosc, 2016, 30(12): 5513-5519.

[4] 中华医学会外科学分会. 胆道重建技术专家共识[J]. 中国实用外科杂志, 2014, 34(3): 222-226.

[5] 中国研究型医院学会肝胆胰外科专业委员会. 肝胆管结石病胆肠吻合术应用专家共识（2019 版）[J]. 中华消化外科杂志, 2019, 18(5): 414-418.

第八节　腹腔镜胆囊癌根治术

【适应证】

1. Tis、T_{1a}、T_{1b}、T_{2a}、T_{2b} 期胆囊癌。

2. 对于中晚期胆囊癌患者，术前影像学未发现转移病灶，或发现可疑转移病灶但又不适合穿刺活检的患者，可行腹腔镜探查。

【禁忌证】

1. 心肺功能障碍及不能耐受长时间气腹的患者。

2. 上腹部手术史应作为腹腔镜胆囊癌根治术相对禁忌证，能否实行取决于腹腔粘连情况。

3. 合并门静脉高压症的胆囊癌患者，由于肝十二指肠韧带大量侧支循环的存在，术中极易引起难以控制的大出血，应作为腔镜手术的禁忌证。

4. 术前肝功能 Child-Pugh 分级 C 级。

5. T_2 期以上，或有远处转移患者。

【病例介绍】

患者，女性，65 岁，因"反复右上腹痛 1 月"入院。既往史无殊。我院超声提示胆囊壁偏高回声团，胆囊癌待排除，建议进一步检查。入院血常规、生化、凝血功能和肿瘤标志物等检查未见明显异常。MRI 提示侵犯胆囊肌层可能，术前其他检查未见远隔转移，无手术禁忌，拟行腹腔镜胆囊癌根治术。

【术前检查】

术前增强 MRI（图 2-62）示胆囊占位，肿瘤性病变，胆囊癌可能。

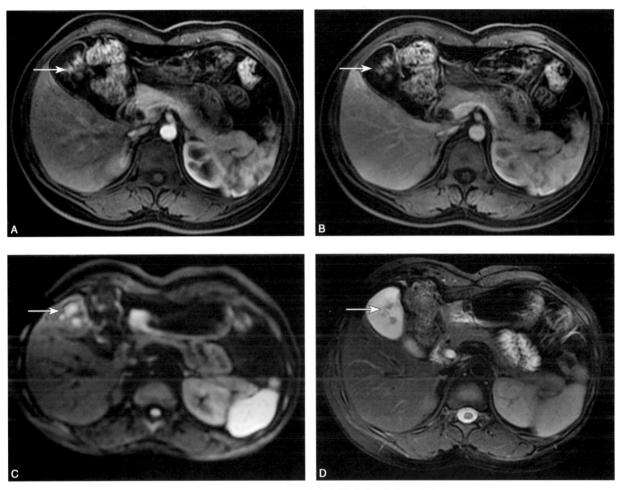

图 2-62　增强 MRI 示胆囊占位性病变，考虑胆囊癌

A. 动脉期可见胆囊内异常信号强化明显；B. 静脉期强化明显；C. DWI 显示弥散受限；D. T2WI 肿瘤表现为高信号。

【体位及操作孔布局】

患者采用仰卧位，头高足低 30° 卧位，脐缘小切口长约 10mm，主刀医师位于患者左侧，操作孔位置见图 2-63。

【手术步骤】（视频 6）

1. 探查　术中腹腔、盆腔、网膜、肝脏表面未见明显转移结节，腹腔无腹水，左半肝、脾、胃肠道、系膜外观未见明显异常。

2. 离断胆囊　无损伤钳分别夹持胆囊底部与壶腹部，将胆囊前三角展平，超声刀打开胆囊前三角表面浆膜；显露胆囊后三角，打开其浆膜。分离钳分离胆囊管及胆囊动脉，hem-o-lok 夹夹闭后离断胆囊动脉，靠近胆总管处以 hem-o-lok 夹夹闭后离断胆囊管，离体部分胆管剪取切缘送冰冻病理检查。

3. 断肝　根据解剖标志做段Ⅳb 和段Ⅴ预切割线，结合术中超声，预置第一肝门止血带，左、右半肝蒂前方下降肝门板，沿肝圆韧带右侧 1cm，超声刀切开，逐层推进，小口蚕食，向左

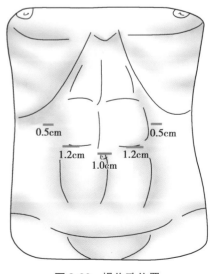

图 2-63　操作孔位置

视频6　腹腔镜胆囊癌根治术

侧肝门板和门静脉矢状部推进,在矢状部右侧确认段Ⅳb肝蒂,予以结扎切断(图2-64)。在段Ⅴ和段Ⅵ交界处切开肝实质,向右前肝蒂推进,结扎切断段Ⅴ分支,至右前叶肝蒂,结扎切断P5背侧支和腹侧支(图2-65),根据缺血带,确定与段Ⅷ、段Ⅳa边界(图2-66),结扎切断肝中静脉末段,完整离断肝脏,充分止血,标本自剑突下孔取出,完成联合胆囊床和段Ⅳb+段Ⅴ的切除。

4. 淋巴结清扫　打开Kocher切口,向左翻转显露胰头十二指肠后方,清扫第13a组淋巴结,送冰冻病理检查。显露肝十二指肠韧带,解剖胆总管、肝固有动脉及门静脉,分别套带保护后骨骼化,清扫第12组淋巴结,沿肝固有动脉继续向肝总动脉及腹腔干清扫,清扫第8、12组淋巴结(图2-67)。术中见肿瘤未累及后方下腔静脉,将胰头后方肿大淋巴结完整切除(图2-68)。

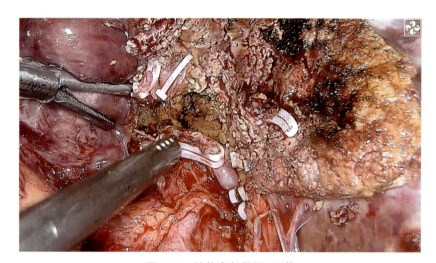

图2-64　结扎离断段Ⅳb肝蒂

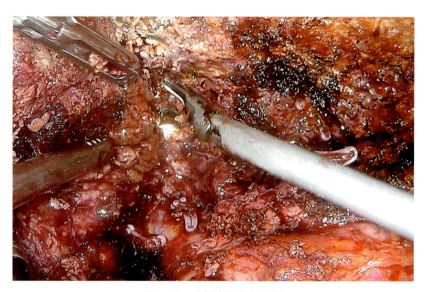

图2-65　结扎离断段Ⅴ肝蒂

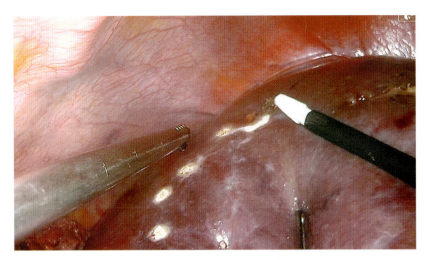

图 2-66　肝表面显示缺血带

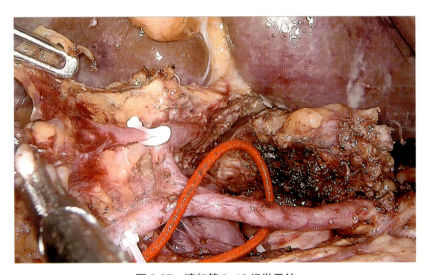

图 2-67　清扫第 8、12 组淋巴结

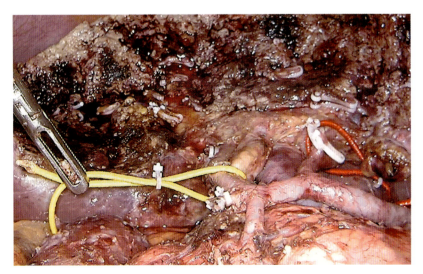

图 2-68　根治术后创面

5. 冲洗腹腔,放置肝下、胰头后方引流管各一根,逐层关腹。

【技术要点和难点】

1. **肿瘤可切除性的评估** 术前明确肿瘤的 TNM 分期,对于胆囊癌手术方式的选择以及判断是否适宜进行腹腔镜胆囊癌根治术十分重要。但术前要正确评估肿瘤侵犯胆囊壁的深度和淋巴转移情况,做出正确的胆囊癌 TNM 分期有时是困难的。对于 T 分期,可以采用超声内镜检查术(endoscopic ultrasonography,EUS)、CT、MRI 和腔镜下超声进行综合评估。EUS 能比较准确地判断肿瘤侵犯胆囊壁的组织学层次,通过细针穿刺可以对区域肿大淋巴结进行活检,明确有无淋巴转移。在肿瘤较大、突破浆膜或侵犯肝脏等周围脏器以及存在明显肿大淋巴结时,CT 与 MRI 能做出较准确的 T 分期和 N 分期。PET/CT 虽然昂贵,但有助于判断肿大淋巴结的性质、腹膜转移和远处脏器转移。肿瘤的可切除性主要取决于肿瘤是否侵犯门静脉、肝动脉以及肿瘤累及肝门的位置。随着手术技术的提高,对于肿瘤累及门静脉、肝动脉、肝左管和肝右管,只要能做到 R0 切除,仍可以行血管切除重建、半肝切除、围肝门切除等扩大根治术。但受目前腔镜技术水平的限制,此类情况应作为腔镜手术的相对禁忌证。因此,术前判断肿瘤与门静脉、肝动脉以及肝门胆管的关系是判断腔镜可切除性的重要依据。

2. **预防胆囊破裂,预防肿瘤播散转移** 术中高度怀疑胆囊癌者,需使用超声刀联合胆囊和胆囊床部分肝脏一起切除,术中精细操作,注意避免钳夹造成胆囊破裂、胆汁外漏,常规应用取物袋取出胆囊可减少胆汁及肿瘤细胞向壁外运动,保护胆囊和保护切口,相较开腹胆囊癌根治术,腹腔镜胆囊癌根治术不会增加术后切口肿瘤种植率及腹腔肿瘤转移率。

3. **淋巴结清扫范围** Tis 或 T_{1a} 期胆囊癌无须行区域淋巴结清扫。T_{1b} 期以上清扫范围包括肝十二指肠韧带(第 12 组淋巴结)、肝动脉(第 8 组淋巴结)和胰头周围(第 13 组淋巴结)。术中第 8 组或第 13 组淋巴结活检阳性,可扩大清扫腹腔干周围淋巴结清扫,胆囊癌淋巴结的清扫数量至少 6 个。廓清第 2 站淋巴结(第 8、12、13 组)。胆囊癌不仅伴有淋巴结转移,也时常浸润动脉的周围神经丛。因此,要全周性切除肝总动脉、肝固有动脉、肝左右动脉和胃十二指肠动脉周围的神经丛,显露出动脉外膜,整块廓清神经丛和淋巴结。分离显露动脉时,要轻柔操作,不能损伤动脉。正确的方法是用硅胶制血管吊带顺次将各动脉逐一悬吊,严禁用镊子或血管钳直接夹持动脉,还需悬吊门静脉和胆总管(保留肝外胆道时),以便骨骼化肝十二指肠韧带。廓清胰头后面的第 13 组淋巴结时,顺着显露出胰腺实质和胰十二指肠动脉弓的层面即可骨骼化肝十二指肠韧带,从根部结扎切断胆囊动脉。

【必须掌握的解剖】

1. 相关淋巴结解剖(表 2-1)

表 2-1 相关淋巴结解剖

分组	淋巴结名称	淋巴结转移
第一站	胆囊颈部(第 12c 组)、胆总管旁(第 12b 组)淋巴结	区域转移
第二站	门静脉后方(第 12p 组)、肝总动脉旁(第 8 组)、肝固有动脉(第 12a 组)、胰头后上方(第 13a 组)、肝门部(第 12b 组)淋巴结	区域转移
第三站	腹腔动脉(第 9 组)、胰头周围(第 13b、17、18 组)、肠系膜上动脉周围(第 14 组)、腹主动脉周围(第 16 组)淋巴结	远处转移

2. **第一肝门** 肝动脉、门静脉、肝胆管在肝脏面横沟各自分出左、右支进入肝实质内,称为第一肝门(图 2-69)。在腹腔镜胆囊癌根治术中,上提胆囊可显露第一肝门,第一肝门的解剖在腹腔镜肝脏切除中有重要意义。笔者中心在腹腔镜胆囊癌根治术中,常规行第一肝门解剖和肝十二指肠淋巴结清扫。在

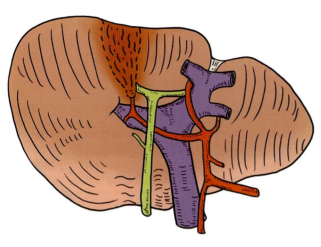

图 2-69 第一肝门示意图

肝门处,一般肝管在前,肝动脉居中,门静脉在后。此外,肝左管、肝右管的汇合点最高,门静脉左、右支的分叉点稍低,肝固有动脉分叉点最低。因此,在肝门部的解剖过程中,如果从肝十二指肠韧带的左侧入路,最先遇到肝动脉左支;而从右侧入路则最先遇到的是肝胆管,在悬吊动脉和胆管后,则能顺利地在其后方解剖出门静脉。肝门部相应动脉、门静脉和胆管组成的结构称为门静脉三联或肝蒂。右侧的门静脉三联在进入肝实质之前,有1.0~1.5cm走行在肝外,而左侧门静脉三联沿着小网膜囊的上缘走行,有3~4cm的肝外段。因此,肝外更易解剖出左侧门静脉三联。

【推荐方法和笔者经验】

1. 处理胆囊三角时应显露充分,在胆囊动脉近根部结扎胆囊动脉,肝切除时,仔细结扎段Ⅳb和段Ⅴ肝蒂,段Ⅴ肝蒂通常分腹侧支和背侧支,应分别结扎,还需注意在上切面结扎肝中静脉末梢支。

2. 胆囊癌根治术需要全程显露胰腺上方胆总管和肝总管,紧贴胆管清扫过程中电凝或超声刀使用不当,容易造成胆管壁电损伤,术后出现迟发性坏死导致胆管狭窄或胆漏。胆管由胰十二指肠上后动脉、肝右动脉或肝左动脉的分支供血,肝十二指肠韧带骨骼化过程中,胆管周围裸露太过彻底,将影响胆管血供,甚至造成术后缺血坏死、狭窄。

【术后处理和注意事项】

术后动态查血常规、凝血功能、血生化,术后第1天、第3天查腹水淀粉酶,必要时送细菌培养,术后3~5天查腹腔增强CT。无术后腹腔出血、胆漏,于术后1~3天拔除腹腔引流管;术后12小时拔除尿管;术后第1天进水和流质饮食,逐渐过渡到半流质饮食和普食,术后以目标导向液体治疗为基础,控制输液量。术后个体化、多模式镇痛治疗(镇痛泵联合静脉滴注COX-2抑制剂),鼓励早期活动。术后关注胆漏、腹腔出血和腹腔感染情况。

(张军港)

第九节 腹腔镜肝门部胆管癌根治术

【适应证】

1. Bismuth分型系统中Ⅰ型、Ⅱ型、部分Ⅲ型和部分Ⅳ型(无门静脉及肝动脉侵犯者)。
2. 肝功能、肝储备功能及肝体积可达手术要求。
3. 术前心、肺、肾、脑等重要脏器功能评估可耐受手术。

【禁忌证】

1. 肝门部胆管癌伴远隔脏器转移。
2. 腹腔动脉、腹主动脉旁、胰头后淋巴结及腹膜后多发淋巴结转移。
3. 不能耐受气腹或无法建立气腹者。
4. 腹腔广泛粘连或难以显露、分离病灶者。

5. 肿瘤侵犯门静脉或肝动脉主干者。

6. 肝门存在区域性门静脉高压等无法安全行肿瘤根治性切除者。

【病例介绍】

患者，女性，66岁，因"右上腹胀痛1月余"入院。既往史无殊。外院超声提示肝门部占位，肝内胆管扩张。入院查血常规、生化及凝血功能等检查未见特殊异常，肿瘤标志物糖类抗原19-9（CA19-9）231U/ml。术前其他检查未见远隔转移，无手术禁忌，拟行腹腔镜肝门部胆管癌根治术。

【术前检查】

术前增强CT（图2-70A）及MRCP（图2-70B）提示肝门部肿物，大小2.0cm×1.5cm×1.2cm，累及肝右管及肝总管，考虑为Ⅲa型肝门部胆管癌。

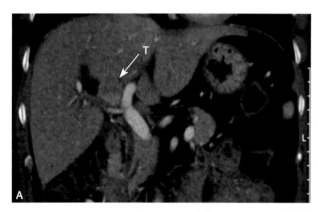
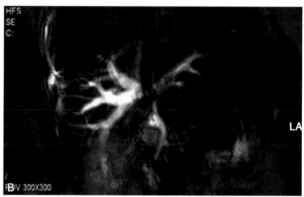

图2-70 术前CT及MRCP检查提示肝门部肿物，肝门部胆管癌考虑

A. 增强CT可见肝门部肿瘤（T），右半肝内胆管扩张，门静脉右支受累；B. MRCP提示肝门部胆管占位，右半肝内胆管扩张，左半肝内胆管未见明显扩张。

【体位及操作孔布局】

主刀医师和持镜者站于患者左侧，第一助手于右侧。患者取头高足低仰卧，右侧抬高30°体位。脐部1.0cm Trocar作为观察孔；剑突下1.2cm Trocar、右锁骨中线及腋前线肋缘下0.5cm Trocar，左锁骨中线0.5cm Trocar，左腋前线肋缘下1.0cm Trocar，其中1.0cm和1.2cm Trocar为主操作孔，其余为副操作孔（图2-71）。具体布孔位置可根据主刀医师站位、操作习惯及术中情况进行灵活调整，术中可据需要增加操作孔，以利于手术的操作和加快术中进程。

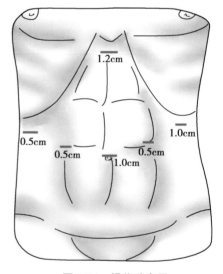

图2-71 操作孔布局

【手术步骤】

1. 布孔完成后，进行腹腔镜探查（图2-72），见腹腔内无腹水，肝门部可及质硬肿瘤，肝门部血管无明显侵犯等，联合术中超声等明确肝内无转移、余腹盆腔脏器无转移。

2. 逆行游离胆囊，降低肝门板（图2-73），探查显示肿瘤位于肝门部，侵犯肝右管；于十二指肠上缘解剖分离胆总管（图2-74），hem-o-lok夹夹闭后离断，切取下切缘胆管组织送术中冰冻检查。

3. 利用超声刀于胃左动脉右侧向右方清扫肝总动脉周围淋巴结及纤维脂肪组织，沿肝十二指肠韧带左缘解剖分离肝固有动脉并绕血管彩带牵引，先后显露胆总管、肝左动脉、肝右动脉及肝中动脉（图2-75），肝右动脉予4号丝线结扎后，用hem-o-lok夹夹闭后离断。清扫肝十二指肠韧带淋巴结至腹腔干。

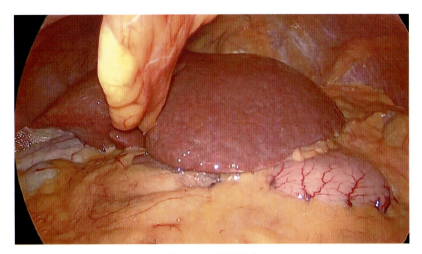

图 2-72 腹腔探查

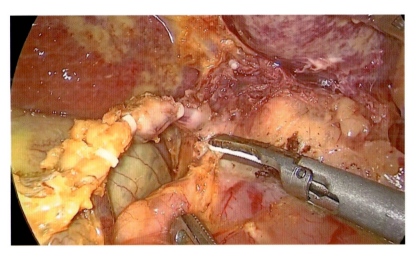

图 2-73 逆行游离胆囊，降低肝门板，探查肿瘤

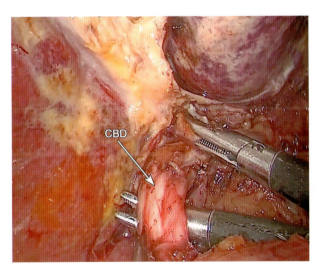

图 2-74 分离胆总管
CBD. 胆总管

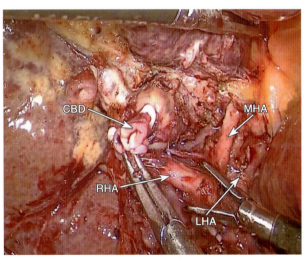

图 2-75 肝十二指肠韧带骨骼化
CBD. 胆总管；LHA. 肝左动脉；RHA. 肝右动脉；MHA. 肝中动脉。

4. 将肿物及胆管向上提起,解剖显露门静脉主干(图2-76)及左右分支,清扫门静脉周围纤维结缔组织,向肝门部分离,门静脉主干予血管彩带牵引,完成清扫肝十二指肠韧带淋巴结及周围结缔组织。Trocar切口向左下方翻起十二指肠,清扫胰头后方淋巴结。

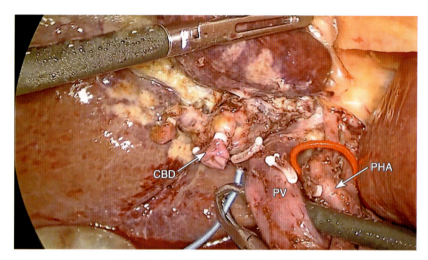

图2-76 解剖门静脉主干及淋巴结清扫
CBD.胆总管;PV.门静脉;PHA.肝固有动脉。

5. 门静脉右支予4号丝线结扎并可吸收夹夹闭后离断(图2-77),完成右半肝入肝血流阻断。距肝门部肿瘤1cm处离断肝左管,切取肝左管断端送术中快速病理诊断,确定切缘是否阴性;离断处理尾状叶肝蒂(图2-78)。

6. 离断肝圆韧带、镰状韧带及右侧肝周韧带,于第二肝门显露肝右静脉根部(图2-79);切开肝下下腔静脉前方腹膜,自下而上逐支解剖分离肝短静脉(图2-80)并予hem-o-lok夹夹闭或丝线结扎后超声刀离断,将肝脏与肝后下腔静脉分离;根据肝表面缺血带(图2-81)结合肝中静脉位置确定并标识肝切除线,超声刀联合CUSA沿切除线离断肝实质。肝内细小管道以超声刀或电凝离断,直径2~3mm以上管道均予hem-o-lok夹或可吸收夹夹闭(图2-82),肝右静脉根部以Endo-GIA离断(图2-83),完成右半肝联合全尾状叶切除术。

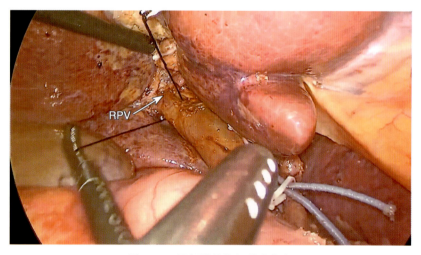

图2-77 解剖并结扎门静脉右支
RPV.门静脉右支。

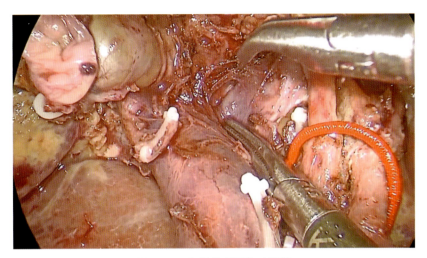

图 2-78　离断处理尾状叶肝蒂

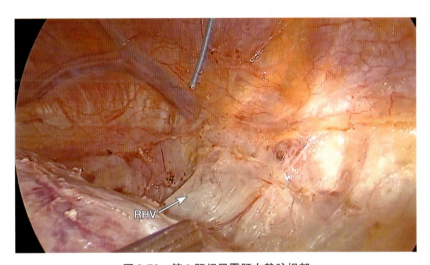

图 2-79　第 2 肝门显露肝右静脉根部
RHV. 肝右静脉。

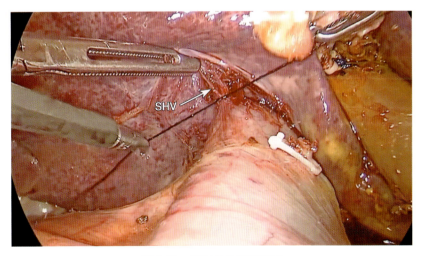

图 2-80　解剖结扎肝短静脉
SHV. 肝短静脉。

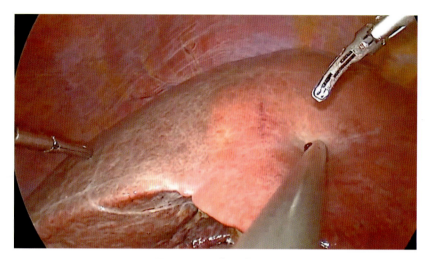

图 2-81　肝表面缺血带

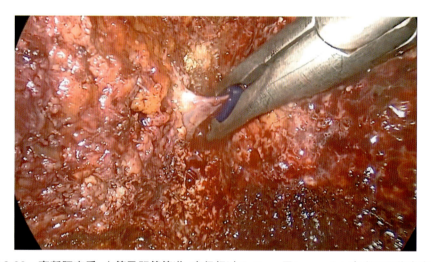

图 2-82　离断肝实质、血管及胆管管道，直径超过 2~3mm 予 hem-o-lok 夹或可吸收夹夹闭

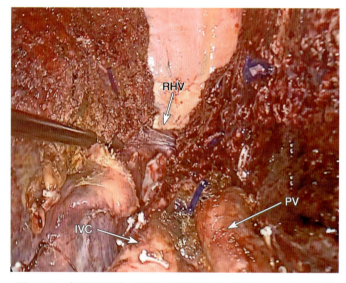

图 2-83　离断肝实质，显露肝右静脉根部，并用 Endo-GIA 离断

RHV. 肝右静脉；IVC. 下腔静脉；PV. 门静脉。

7. 距十二指肠悬韧带15cm处超声刀离断空肠系膜，Endo-GIA离断相应空肠，将远侧空肠袢经横结肠后提至肝门，与肝左管用4-0薇乔线行侧端全层间断缝合；距胆肠吻合口50cm处将近端空肠与肠袢用3-0倒刺线行侧侧全层连续缝合，完成胆肠Roux-en-Y吻合（图2-84）。

8. 肝创面予氩气刀喷凝止血，必要时予可吸收止血纱布局部填塞；肝创面周围置腹腔引流管1根负压引流。胆肠吻合口周围置腹腔引流管1根。切除标本置于标本袋，自右肋缘下连接两个副操作孔切口取出。

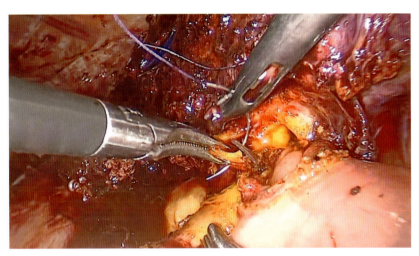

图2-84　4-0薇乔线行侧端全层间断缝合胆肠吻合

【技术要点和难点】

1. **术前胆管引流减黄**　肝门部胆管癌术前是否需要减黄治疗目前仍存争议。反对者认为术前减黄会延误肝门部胆管癌患者的最佳治疗时机，增加肿瘤进展转移失去最佳手术机会的可能性；同时，胆管引流减黄本身也存在潜在的并发症，会影响患者的手术效果；支持减黄治疗的学者认为，术前减黄可有效降低胆红素水平，改善患者的肝功能，提高患者对手术的耐受性，降低术后并发症发生率和死亡率。笔者单位对于合并梗阻性黄疸且拟行肝切除或存在经药物治疗无效的胆管感染的肝门部胆管癌患者，通常行术前胆管引流减黄；具体而言，对无合并肝硬化、活动性肝炎者如拟行大部肝切除，总胆红素超过85μmol/L，术前行胆管引流减黄，使总胆红素降至85μmol/L；对合并肝硬化、活动性肝炎或术前黄疸持续时间超过4周者，术前行胆管引流减黄，使总胆红素降至50μmol/L以下再进行手术。目前胆管引流减黄的方式主要包括经皮经肝胆道引流术（percutaneous transhepatic biliary drainage，PTBD）及内镜逆行胰胆管造影（endoscopic retrograde cholangiopancreatography，ERCP）。其中，PTBD常为首选的胆管引流减黄方式，首选术后保留侧肝脏进行单侧胆管引流，引流效果不佳者可考虑双侧胆管引流；如外引流胆汁量较多者，建议将外引流胆汁过滤后经口回输肠道，以恢复肝肠循环，促进肝功能恢复。ERCP胆管支架内引流在舒适性、肝肠循环方面具有优势，但存在胆管逆行感染、影响术前肿瘤范围评估等缺点，术前需慎重选择；而ERCP鼻胆管外引流，能够避免胆管逆行感染，建议导管头端置入术后保留侧肝脏的肝内二级胆管支，并联合胆汁回输。

2. **不同Bismuth分型肝门部胆管癌根治术切除范围**　根治性切除术是目前肝门部胆管癌最有效的治疗手段，切除范围包括肝门部及胰腺上肝外胆管、区域淋巴结及部分肝脏（包括尾状叶）。具体而言：对Bismuth分型系统中Ⅰ型肝门部胆管癌，切除范围为肝外胆管及区域淋巴结清扫；Ⅱ型肝门部胆管癌，切除范围为肝外胆管、肝尾状叶及区域淋巴结清扫；Ⅲ型及Ⅳ型肝门部胆管癌，切除范围为肝外胆管、左侧或右侧肝段切除、肝尾状叶及区域淋巴结清扫。对于合并严重肝硬化或其他严重伴发疾病，无法耐受大部肝切除手术的Ⅲ型、Ⅳ型患者，可酌情调整肝切除范围。根据日本胆道外科协会（Japanese Society

of Biliary Surgical, JSBS)分期,肝门部胆管癌的区域淋巴结清扫范围包括 N1 站及 N2 站淋巴结。N1 站淋巴结包括:肝十二指肠韧带淋巴结(第 12 组),包括胆管旁(第 12b 组)、胆囊管旁(第 12c 组)、门静脉后(第 12p 组)、肝固有动脉旁(第 12a 组)及肝门横沟内(第 12h 组);N2 站淋巴结包括:胰腺后上(第 13a 组)和肝总动脉旁(第 8a 组及第 8p 组)。

3. 术中判定 R0 切除的可行性 解剖肝门时,分离出胆总管后,于胰腺上缘将胆总管结扎后离断,胆管下切缘常规送术中快速病理检查;从足侧往头侧继续解剖胆管,悬吊裸化的肝动脉及门静脉以利于手术操作,同时肉眼判断肿瘤浸润胆管的范围,分离出肝动脉、门静脉及其分支,了解肿瘤有无血管侵犯;如拟保留侧肝的血管受侵犯,则建议中转开腹。如术中判定肿瘤上界已经远超过 U 点或 P 点,则可行姑息减黄手术。腹腔镜失去了术中的触觉判断肿瘤侵犯范围,如何判定 R0 切除尤为重要,术中需要充分下降肝门板进行判断。

4. 尾状叶及肝短静脉处理 在腹腔镜肝门部胆管癌根治性切除中,解剖性半肝或扩大半肝切除术中可清晰显露肝短静脉,较好完成尾状叶整块切除。优先处理左侧尾状叶,将左半肝及左侧尾状叶向右翻起后,可较好显露和处理肝短静脉,直达肝上、下腔静脉左侧。对显露差的肝短静脉应结合右侧入路从下往上依次游离肝短静脉。对于靠近肝静脉汇合处附近的肝短静脉,可劈开肝实质直到下腔静脉前面再逐一处理则更加安全。肝短静脉的较细回流支可使用超声刀离断,粗大支可结扎后离断,必要时可用血管缝线缝扎后离断,将门静脉到尾状叶分支血管离断后,显露整个尾状叶,可将尾状叶从肝动脉和门静脉后方牵拉至拟切除的肝叶侧,再沿肝下下腔静脉继续劈开肝脏,将肿瘤所在肝叶连同尾状叶整块切除。

5. 肝实质离断 腹腔镜肝门部胆管癌根治切除术中肝实质离断前应结合术前影像和术中的情况在术中再次判断切肝平面和切肝范围。切肝过程中钳夹肝组织宜少不宜多,精细解剖,时快时慢,切凝结合;肝断面细小管道(直径<3mm)可直接离断,遇较粗大支结扎后离断。肝静脉处理可用内镜切割闭合器。肝实质离断界线需结合缺血带、术中超声和荧光导航技术,对于是否循肝中静脉切除目前仍有争议。

6. 胆肠吻合 与开腹相比,腹腔镜下肝管空肠吻合技术难度大,技术要求高。如肝管断端开口相对少、位置浅,吻合则较为容易;反之则较为困难。剩余肝断面上肝管残端的数目取决于切肝的平面与范围,以及近端肝管的切离位点。应根据患者体形、术中具体情况决定于结肠前还是结肠后完成肝管空肠吻合,尽量避免吻合口存在张力。吻合前将肝管整形并适当悬吊肝管断端开口以利于后壁吻合,距十二指肠悬韧带下缘 15~20cm 处离断空肠后上提近端空肠,将小肠系膜对侧沿空肠长轴走行方向全层切开肠壁,长度与胆管开口直径大致相同,选择合适的可吸收缝线从空肠的浆膜侧进针黏膜侧出针,对应胆管开口从内向外出针,于腔外打结,后壁建议采取连续缝合,前壁可采取连续或间断缝合,具体缝合方式需根据胆管的大小、位置、角度决定。由于肝管断端开口多、不规则、角度不一致,缝合时应根据断端角度进针。由于肝右管位置较深,开口多,且角度不规则,Ⅲb 型肝门部胆管癌切除重建时吻合难度较大,术中显露欠满意时,可做上腹正中小切口辅助;Ⅲa 型肝门部胆管癌行右半肝+全尾状叶切除的难度较大,但肝管空肠重建较容易。肠肠侧侧吻合应距胆肠吻合 45~60cm 以上。可于肝肠吻合口附近放置外引流减压管,以保证胆肠吻合口安全。

7. 中转开腹常见原因 常见的中转开腹原因包括难以控制的大出血或患者难以耐受气腹;病灶显露或切除较为困难,或者术中发现血管主干或拟保留侧肝的血管受侵犯;术中胆管断端多,腔镜下胆管整形、胆肠吻合较困难者。

【必须掌握的解剖】

肝门部胆管癌根治术需要熟练掌握各种脉管常见的解剖及其变异,术前通过阅片、3D 脉管重建等分析不同解剖变异对手术操作的影响和注意点。

1. 第一肝门及肝门部的解剖 第一肝门是腹腔镜肝门部胆管癌根治术的手术基础,术者应熟练掌握第一肝门的正常解剖及常见变异(图2-85)。

2. 肝门部及肝内胆管的解剖 肝门部胆管及肝内胆管的位置及走行(图2-86)是处理第一肝门及肝实质离断面上管道识别的重要基础,术者应对胆管的解剖及走行心中有数。

3. 肝动脉系统的解剖 肝动脉走行变异较多,术前应通过增强CT等影像学检查评估是否存在肝动脉变异,同时术中应仔细解剖辨别,防止发生不必要的动脉损伤(图2-87)。

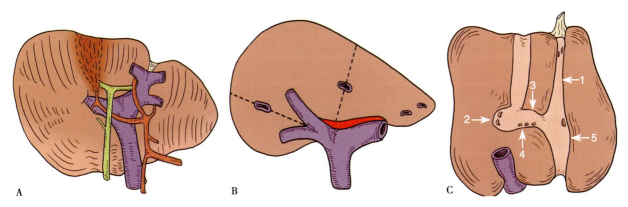

图2-85 肝门部的解剖
A. 肝门部胆管、门静脉及肝动脉解剖;B. 冠状切面上肝门板位置(红色部分);C. 肝门板及门静脉蒂相对位置(1.脐静脉板;2.右半肝门静脉蒂;3.肝门板;4.尾状叶门静脉蒂;5.Arantius管)。

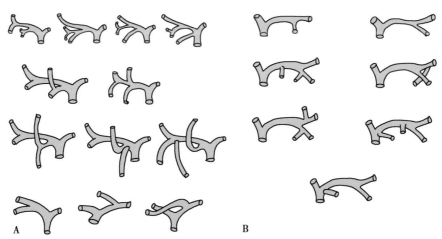

图2-86 肝内胆管的解剖及变异
A. 右半肝胆管的走行及变异;B. 左半肝胆管的走行及变异。

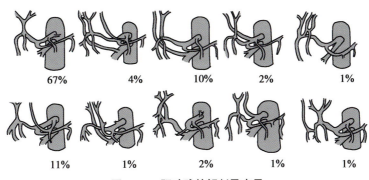

图2-87 肝动脉的解剖及变异

4. 门静脉及肝静脉的解剖 门静脉在肝门部的解剖相对固定，在肝门部常规分为左、右支；但在门静脉主干到左、右分叉处也存在变异。在处理第二肝门的过程中，需注意肝右静脉、肝中静脉及肝左静脉的常见汇合方式及类型。

【推荐方法和笔者经验】

虽然腹腔镜技术在国际及国内较大的肝胆外科中心已广泛用于消化道恶性肿瘤的根治性治疗，包括胃癌、肝癌、胰腺癌、结直肠癌；但是，在肝门部胆管癌根治性切除术中的应用极少。笔者认为，这主要是由于肝门部胆管癌位置深，常需联合半肝甚至超半肝切除＋尾状叶切除、肝管空肠的重建，腹腔镜手术复杂，难度极大。腹腔镜下肝门部胆管癌根治术的关键是保证 R0 切除、尾状叶切除和稳定可靠的胆肠重建。

根治性 R0 切除是该手术的关键。Bismuth Ⅰ型和Ⅱ型手术难度相对较易，Ⅲ型、Ⅳ型手术难度较大，手术风险及术后并发症发生率较高。为达到腹腔镜下 R0 切除，笔者的经验是：①术前仔细进行影像学评估，选择合适的患者。对于有门静脉或肝动脉主干侵犯、Ⅳ型肝门部胆管癌的患者不适合采用腹腔镜手术。虽然门静脉切除重建技术随着腹腔镜胰十二指肠技术的发展，在腹腔镜下已有较多开展，但对于肝门部的门静脉主干甚至门静脉左支侵犯患者，由于位置深，显露困难，血管控制难度高，尚不适合进行尝试。②上下切缘的冰冻病理检查是确保 R_0 切除的关键。术中降低肝门板，必要时可正中劈开部分肝实质，有助于显露肝左管。离断肝左管后，即切取部分断端送检。若切缘位置高，超过二级肝管，应及时中转开腹。③遵循无瘤原则，采取腹腔镜下自下而上清扫，最后连同肿瘤、淋巴结缔组织、右半肝和尾状叶，整块移除标本。④区域淋巴结清扫已成为肝门部胆管癌根治的一个重要内容。腹腔镜下以肝总动脉、肝固有动脉轴为导向，血管鞘内分离解剖，自下而上，清扫神经、脂肪和淋巴组织，达到肝门部骨骼化。

尾状叶紧贴肝门，易受肿瘤侵犯，因此，大范围肝切除术需要联合尾状叶切除。由于腹腔镜有独特的视野和显露条件，处理肝短静脉有很大的优势，可沿着下腔静脉前隧道，自下而上结扎切断肝短静脉，将左尾状叶牵至右侧，然后进行肝脏的离断，达到整块切除。术中保持较低的中心静脉压，采用超声刀、CUSA 等断肝器械，有助于控制术中出血。

可靠的胆肠重建是保证手术成功的另一关键。肝门部胆管癌肝切除术后出现多个胆管断端开口，为胆肠吻合带来一定的难度，并大大增加了术后胆管并发症的风险。腹腔镜下肝管空肠吻合是肝门部胆管癌根治术的操作难点。为保证可靠的吻合，空肠上提要求无张力，行结肠后吻合，吻合口旁进行适当减张。采用后壁连续缝合，前壁间断缝合，全部打结在外，4-0 倒刺线在后壁缝合时的应用增加了便利性，减少了吻合时间。若肝管管径较细，可放置胆管支撑管，既起到支撑引流作用，又可预防前壁缝合时缝针误缝后壁导致的吻合口狭窄。若肝管开口多个，可进行肝管拼缝成形。

【术后处理和注意事项】

术后查房观察要点包括：生命体征、腹部体征及切口愈合情况、是否排气排便、腹腔引流管引流量及颜色、尿量、中心静脉压、心肺体征等。术后第 1 天、第 3 天及第 5 天常规检查血常规、生化、凝血功能、降钙素原指标。术后第 3 天，常规复查腹部平扫 CT，如腹腔内存在明显积液且引流管位置不佳时，可考虑超声或 CT 引导下穿刺置管引流。术后第 3 天开始逐渐恢复流质或半流质饮食。腹腔引流液留样常规送细菌药敏试验，记录引流液颜色及量，根据具体情况做相应处理。

（窦常伟）

参考文献

[1] 汤朝晖, 张永杰, 李敬东. 腹腔镜肝门部胆管癌根治性切除操作流程专家建议[J]. 临床肝胆病杂志, 2019, 35(11): 2441-2446.

[2] ZHANG C W, LIU J, HONG D F, et al. Pure laparoscopic radical resection for type Ⅲa hilar cholangiocarcinoma[J]. Surg Endosc, 2018, 32(3): 1581-1582.

[3] ZHANG Y, DOU C, WU W, et al. Total laparoscopic versus open radical resection for hilar cholangiocarcinoma[J]. Surg Endosc, 2020, 34(10): 4382-4387.

第三章 腹腔镜胰腺外科手术

第一节 腹腔镜胰腺外科手术应用解剖

一、胰腺的大体解剖

胰腺是位于上腹区和左季肋区腹膜后间隙的一条柔韧、长条的分叶状腺体，为人体内仅次于肝脏的第二大消化腺，也是重要的内分泌腺体。胰腺头部嵌于十二指肠的 C 形凹陷内，从十二指肠斜向左上，横跨第 1～2 腰椎前方达脾门，胰腺质地柔软，按位置可分三种类型：①斜位胰腺；②较水平位胰腺，即胰头、颈、体、尾几乎可在一个层面内显示；③未越过椎体的左位胰腺。胰腺的大小常因年龄（随年龄增加而萎缩）、性别、周围器官的状态等有很大变化，长 10～20cm，宽 3～5cm，厚 1.5～2.5cm，重 75～125g。正常胰腺以边缘整齐、轮廓光滑为特征，但又不像肝、肾有致密的包膜，故胰的边缘不像肝、肾那样有清晰的轮廓。

胰腺分为头、颈、体、尾四个部分，其间无明显界限，位于脊柱中线右侧为胰头和胰颈，两者以十二指肠上曲到肠系膜上动脉的连线为界，位于脊柱中线左侧为胰体和胰尾，胰体较固定，而胰尾各面有腹膜覆盖，均可翻动。

1. **胰头** 胰头嵌于十二指肠曲左侧，为十二指肠降部和下部所环抱，以致胰头右缘呈现相应的压迹，胰头前后形扁，其下份向左突出并包绕至肠系膜上动、静脉后方，称为钩突，钩突与胰颈之间为胰切迹，可作为胰头与胰颈的分界。胰头前面的中部接横结肠系膜根部右端而被分为结肠系膜上部和下部，上部由腹膜覆盖，组成胃网膜囊后壁的一部分，下部也由腹膜覆盖，但属腹膜腔的结肠下部而与横结肠起始部和空肠袢相邻。肝总动脉经胰头上缘进入肝十二指肠韧带，胰头后面与右肾静脉、右精索内血管、下腔静脉、左肾静脉及右膈肌脚毗邻，门静脉起点多位于胰头后方，胆总管胰内段沿胰头后面下降而开口于十二指肠降部，胆总管后面有舌状的或散在的胰腺组织覆盖者占 60.7%，无胰腺组织覆盖者占 38.7%，胰腺组织呈环状包围胆总管占 0.7%。

2. **胰颈** 胰颈向左上方接胰体，被网膜囊、幽门部的腹膜覆盖，胰颈上缘与胃幽门和十二指肠上部的起始段邻接，胆总管、肝门静脉及肝动脉经胰颈后方出入肝十二指肠韧带，胃十二指肠血管和胰十二指肠前上血管经胰颈的右前方下行，肠系膜上血管居胰颈的后方，胰颈与肠系膜上静脉前壁间仅以疏松结缔组织相连并无小静脉汇入，此处可作为胰腺探查入路，由肠系膜上动脉发出的变异肝动脉行经胰颈和门静脉后方出现率为 7%～12%，在该部手术易损伤此类动脉，导致肝缺血和坏死。

3. **胰体** 胰体较长，呈棱锥形，略向前弓凸，胰体自胰颈向左，经腹主动脉和脊柱前方，偏向左后，结肠系膜根附着于胰体前缘，并将胰体分为前上面和前下面，前上面由与横结肠系膜的上层连接的腹膜覆盖，组成网膜囊后壁的一部分，前下面由横结肠系膜的下层覆盖，自左向右与结肠左曲、十二指肠空肠曲和空肠祥毗邻。胰体后面凹向脊柱，自右向左依次与腹主动脉、肠系膜上动脉起始部及围绕此动脉的肠系膜上神经丛、膈肌左脚、左肾上腺及左肾上极毗邻。

4. 胰尾　胰尾自胰体向左逐渐变窄，居结肠左曲下方，深入脾肾韧带的两层腹膜之间，是胰腺唯一可移动的部分，但其伸入的程度不一，有些可抵及脾门，增加了保留脾脏胰体尾切除的难度，另一些与脾门相距数厘米。

二、背胰和腹胰

人胚胎发育至第4周时，胰原基有腹胰和背胰两个，胚胎发育过程中，胃及十二指肠旋转，腹胰随着胆总管旋转至十二指肠背侧；胚胎第7周时，腹胰和背胰接合，腹胰和背胰腺管连接成主胰管，背胰管的近侧部分常残留成为副胰管。背胰形成胰头腹侧、胰颈、胰体和胰尾，而腹胰则形成胰头背侧部和胰腺钩突。两者之间存在融合平面，可以通过对胰多肽进行免疫组化染色的方法识别该平面。背胰和腹胰源性胰头癌在局部侵袭、淋巴结转移和神经侵袭等方面存在差异。

三、胰腺的动脉血供

胰腺的血供、循环非常复杂，不典型。胰腺的血液供应主要来自胃十二指肠动脉、肠系膜上动脉及脾动脉。供应胰腺的动脉有胰十二指肠上动脉、胰十二指肠下动脉、胰背动脉、胰大动脉、胰尾动脉和脾动脉发出的其他胰腺支，胰腺的各条动脉间有丰富的微细吻合支，形成胰腺的动脉系统立体结构（动脉网），一般情况下以胰头部的动脉最为密集，其次是胰体和胰尾，胰颈的血液供应最少。

1. 胰头血供　胰头主要由胰十二指肠上动脉与胰十二指肠下动脉供血，两者于胰头前、后靠近十二指肠降部互相吻合，形成胰十二指肠前、后动脉弓，由弓上发出数条小分支供应胰头和胰颈前、后部及十二指肠（图3-1）。胰十二指肠上动脉的临床出现概率为5.33%～9.1%，并且长度很短。更多情况下，胰十二指肠上前动脉与胰十二指肠上后动脉分别独立发出供血。胰十二指肠上前动脉的起源恒定（93%～96.6%），是胰头部最重要的供血动脉，通常于距胃十二指肠动脉起始部2～6cm处发出，管径1～3mm，沿十二指肠降部内侧下行至十二指肠水平部与胰十二指肠下前动脉吻合成前弓，其他罕见起源有胰十二指肠上动脉、胰横动脉、肝总动脉、替代肝右动脉等，在保留十二指肠的胰头切除手术时，胰十二指肠上前动脉属于可牺牲的一支动脉，而胰十二指肠上后动脉必须得以保留，胰十二指肠上后动脉是胃十二指肠动脉的第一个分支，通常于距胃十二指肠动脉起始部1～2cm处发出，管径1～3mm，先走行于胰头和胆总管后方，后跨过胆总管，沿其右上方下降，在十二指肠乳头水平与胰十二指肠下后动脉吻合为后动脉弓。胰十二指肠上后动脉起源恒定（96%），另约有54%的病例胰十二指肠上后动脉会发出胆管支为胆总管供血，胰十二指肠上后动脉为胆总管下段和十二指肠乳头的主要供血动脉，保留十二指肠的胰头切除术中若损伤该动脉容易造成术后胆总管下段或十二指肠乳头缺血狭窄。胰十二指肠下动脉出现概率为60%～70%，其来源主要有两种类型：①由距肠系膜上动脉起点2～5cm处发出，作为肠系膜上动脉的第一个分支，其发出点常紧邻第一空肠动脉2～3mm。②与第一空肠动脉以共干形式自肠系膜上动脉后侧或左侧壁发出，该共干被称为胰十二指肠空肠干。胰十二指肠空肠干出现概率为20%～64.7%。胰十二指肠下动脉的其他少见来源还有替代肝右动脉、与胰背动脉共干从肠系膜上动脉发出，与第二空肠动脉共干。胰十二指肠下动脉通常为一支，有时有两支，甚至有三支，单支胰十二指肠下动脉往往管径较粗，多支胰十二指肠下动脉管径偏细。胰十二指肠下动脉在到达钩突下缘处分为下前与下后两支。胰十二指肠下后动脉是胰十二指肠下动脉较为固定的后支，出现率90%～100%，管径较胰十二指肠下前动脉粗大，是胰头的主要供血动脉。胰十二指肠下后

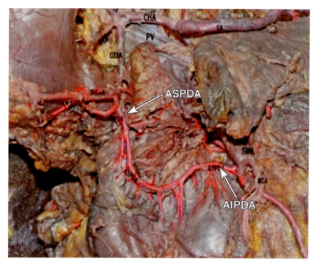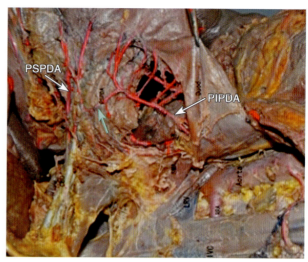

图 3-1 胰头部的动脉血供及其形成的动脉弓

ASPDA. 胰十二指肠上前动脉；AIPDA. 胰十二指肠下前动脉；PSPDA. 胰十二指肠上后动脉；PIPDA. 胰十二指肠下后动脉。

动脉的走行与下前动脉大致平行，最终与胰十二指肠上后动脉形成后动脉弓。胰十二指肠下前动脉是胰十二指肠下动脉较为固定的前分支，出现概率98%，走行于胰腺下缘，沿途很少发出侧支血管，长度1~5cm，最终与胰十二指肠上前动脉形成前动脉弓。由于胰十二指肠下动脉及其前后分支的起源及走行与动脉第一空肠支关系密切，因此在处理钩突，离断胰十二指肠下动脉时，应尤其重视保护动脉第一空肠支，避免误伤致空肠缺血，但钩突肿瘤经常会与第一支空肠动脉关系密切，术中需要离断第一空肠动脉，此时采取前方肠系膜上动脉入路或左后入路显露第一空肠动脉起始部，在根部处理更为安全有效。

2. 胰头钩突供血 胰头钩突部除由胰十二指肠前后动脉弓供血外，胰背动脉右侧支（钩突动脉）也是重要的供血动脉，胰背动脉大多起源于脾动脉根部（近端约2cm），是脾动脉的第一分支。其他起源还包括腹腔干、肠系膜上动脉、肝总动脉等。胰背动脉从胰颈部发出后于胰颈体交界处沿门静脉左侧垂直胰腺长轴下行，至脾静脉、肠系膜上静脉夹角处分为左右两支，形成倒T形结构。左支沿胰体、尾下缘横向走行，称为胰横动脉或胰下动脉供应胰体、尾部，右支即钩突动脉（又称胰头钩动脉），负责供应胰头钩突，因此胰背动脉是唯一同时供应胰头和胰体、尾血供的动脉。钩突动脉在右行过程中可从前方跨越肠系膜上静脉或分前后两支骑跨肠系膜上静脉，在胰十二指肠下动脉上方进入钩突后，再分成数支与胰十二指肠动脉弓相互吻合，并在钩突内形成动脉环状结构。认识胰背动脉的走行在胰十二指肠切除中有重要作用。

3. 变异肝动脉 肝动脉变异是胰头十二指肠区域手术中最常见的动脉变异类型，可分为替代肝动脉与副肝动脉两种类型。1994年hiatt分析了1000例肝移植患者肝动脉来源后，将肝动脉变异分为6型，在腹腔镜胰十二指肠切除术中最有代表性是Ⅲ型，即替代或副肝右动脉起源于肠系膜上动脉，占10.6%左右，部分变异肝右动脉甚至走行于胰头实质内，极高的变异率使术中误伤肝动脉的概率增加。一旦在术中误伤替代肝右动脉，重建困难，有可能造成肝脏的缺血坏死和脓肿形成，胆肠吻合口也较易发生吻合口狭窄或吻合口瘘。因此在行腹腔镜胰十二指肠切除术前应常规行CT血管造影（有条件者行血管重建更佳），对肝动脉变异的诊断准确率可达98.5%，术前预判对预防误伤起重要作用。

4. 胰体、尾的动脉血供 主要由胰背动脉、胰横动脉、胰大动脉、胰尾动脉和脾动脉胰支供应。胰背动脉是脾动脉的第一分支,平均直径 2.2mm,其左支血管又称胰下动脉或胰横动脉,是胰体、尾的主要供血动脉,包埋于胰腺实质中沿胰体下缘向左走行,与胰大动脉、胰尾动脉形成吻合。胰背动脉阙如的情况下,胰横动脉由胰十二指肠上前动脉的左侧分支延续而来。胰大动脉是脾动脉的第 3 条分支,多从脾动脉中 1/3 发出,在胰体、尾部交界处垂直向下伸入胰腺后,呈人字形分为左、右两支,分别与胰横动脉和胰尾动脉形成吻合。胰尾动脉多数是脾动脉的终末支血管,亦可来自胃网膜左动脉,进入胰尾后与胰大动脉、脾动脉胰支形成吻合。

四、胰腺的静脉回流

胰腺的静脉系统变异很大,均汇入肠系膜上静脉 - 门静脉系统。

1. 胰头的静脉回流 胰头部的静脉回流主要依赖胰十二指肠上前静脉、上后静脉、下前静脉及下后静脉形成的胰头前、后静脉弓,最终汇集到肠系膜上静脉 - 门静脉系统。胰十二指肠上前静脉是胰头恒定出现负责汇集胰头十二指肠腹侧血液的回流静脉,98% 的胰十二指肠上前静脉在 CT 片上可见,伴同名动脉走行至胰头中上 1/3 处,与胃网膜右静脉及来自结肠的副右结肠静脉合流后形成胃结肠干,于钩突水平注入肠系膜上静脉右侧壁,注入水平在脾静脉、门静脉汇合下方约 3cm 处。胃结肠干以胃胰结肠干形式出现最为多见,胃结肠共同干缺失的患者,其胰十二指肠上前静脉可直接汇入胃网膜右静脉,术中可见胃网膜右静脉较粗大,并可发现副右结肠静脉单独注入肠系膜上静脉。部分病例可看到胰十二指肠上前静脉直接汇入肠系膜上静脉。在行腹腔镜胰十二指肠切除术时,可于钩突表面发现胃结肠干,需结扎切断其主干,并结扎切断副右结肠静脉的远端,方能完全游离胰头十二指肠和结肠系膜之间的间隙,若未处理好静脉就牵拉,容易造成静脉出血,是开展腹腔镜胰十二指肠切除术早期造成中转开腹的一个主要原因。

胰十二指肠上后静脉是胰头最大的回流静脉,88% 在 CT 下可见,负责汇集胰头十二指肠背侧血液,伴同名动脉于胆总管与十二指肠降部间上行(即位于胆总管后方),于脾静脉、肠系膜上静脉汇合处上方 1.5~3.0cm 处汇入门静脉右后侧壁。它往往是腹腔镜胰十二指肠切除术中处理的最后一根静脉。胰十二指肠下前静脉与下后静脉分别沿胰头下缘前后走行,两者可共干形成胰十二指肠下静脉汇入肠系膜上静脉,或分别汇入肠系膜上静脉或第一空肠静脉。腹腔镜胰十二指肠切除处理钩突时,助手向左侧牵拉翻转肠系膜上静脉时常导致第一空肠静脉被翻转到右侧,因此在离断胰十二指肠下静脉时,容易造成第一空肠静脉牵拉撕裂出血,出血后视野不清,且静脉回缩造成止血困难,是导致中转开腹另一重要因素。

胃左静脉主要负责胃的血液回流,由于其直接汇入门静脉主干且细小隐匿,容易误伤,一旦误伤常导致致命的出血。胃左静脉的出现率为 93.1%,绝大多数胃左静脉沿肝总动脉的背侧走行汇入门静脉左侧壁,其他汇入门静脉的类型少见。腹腔镜胰十二指肠切除术中清扫第 8p 组淋巴结时,尤其要重视隐藏于肝总动脉后方的胃左静脉,一旦误伤,止血困难,常常被迫中转开腹。

2. 胰体、尾的静脉回流 胰体、尾部静脉由两条与同名动脉伴行的静脉组成。①胰背静脉:引流胰体、尾部静脉注入脾静脉;少部分也可注入肠系膜上静脉、肠系膜下静脉或胃网膜左静脉。②胰横静脉:在胰体后下缘与同名动脉伴行,也引流胰体、尾部静脉注入肠系膜上静脉或肠系膜下静脉,偶尔也注入脾静脉。

五、胰腺的淋巴回流

胰腺腺泡周围分布着丰富的毛细淋巴管,在小叶间汇合成较大的淋巴管,随着血管走行到胰腺表面。胰头部、颈部、体部和尾部的淋巴管以胰腺为中心,向四周呈放射状引流,汇入胰腺腺体周围及上腹部腹主动脉周围各组淋巴结。

胰头的淋巴引流分为胰头上方和下方：胰头前上方和后上方淋巴结经淋巴管引流到幽门下淋巴结，或直接引流到肝总动脉旁淋巴结群，最后引流入腹腔动脉周围淋巴结。

胰颈部上方淋巴结经淋巴管引流到肝总动脉旁淋巴结群，下方淋巴结经淋巴管引流到肠系膜根部淋巴结。

胰体、尾部淋巴回流途径有两条：一条沿着脾动、静脉周围淋巴结流向腹腔干周围，另一条沿着胰体尾下缘、胰横动脉周围经横结肠系膜注入中结肠动脉根部和肠系膜上动脉根部淋巴结。胰体尾癌时，肠系膜上动脉左侧淋巴结应该为第二站淋巴结，需要进行清扫，根治性顺行模块化胰脾切除术（radical antegrade modular pancreatosplenectomy，RAMPS）切除层面更深，理论上可以更好地清扫肠系膜上动脉左侧淋巴结。

六、胰腺的神经分布

胰腺癌有沿神经束膜侵袭扩散的特性，胰周神经丛的解剖学分类对胰腺癌根治手术有指导意义。胰周神经丛包括：①腹腔神经丛；②胰头神经丛，从右腹腔神经节到胰腺钩突部分和从肠系膜上动脉到胰腺钩突部分；③肠系膜上动脉神经丛；④肝总动脉神经丛；⑤肝十二指肠韧带内神经丛；⑥脾丛。

在胰腺癌根治术中，应将胰周神经丛和胰周腹膜后软组织整块清扫。

（吴伟顶　杨鸿国）

第二节　腹腔镜下消化道重建的缝线选择

肝胆胰外科消化道重建往往涉及胰肠吻合、胰胃吻合、胆肠吻合、胃肠吻合和肠肠吻合等。腹腔镜消化道重建有其自身特点，为了简化操作，缩短时间，较多使用机械吻合。但腹腔镜下肝胆胰外科又不同于胃肠外科，如胆肠吻合和胰肠吻合目前均无合适的机械吻合可用，需要进行手工缝合。选择合适的缝合材料与吻合技术一样对促进康复、减少术后并发症有重要意义。

一、胰肠吻合

胰肠吻合是最具有挑战性的消化道重建方式，技术难度大，并发症发生率高，常见的并发症为吻合口瘘，发生率高。如何进行安全可靠的胰腺消化道重建，以避免发生胰瘘或降低其发生率，一直是胰腺外科临床研究的热点课题。胰肠重建方式繁多，也决定了缝线选择多种多样，多以术者临床经验和个人习惯为导向。胰肠吻合方式的选择应根据胰腺质地、胰管大小、胰管位置、有无炎症、残胰口径与吻合端空肠是否匹配以及术者对各种胰肠吻合方式的熟练程度而定，基本术式有胰管-空肠黏膜对黏膜吻合、套入式胰肠端端吻合或胰肠端侧吻合。近年来，腹腔镜胰十二指肠切除如火如荼地开展，带来了对胰肠重建方式的重新审视。毫无疑问，腔镜下胰肠重建较开放术中难度更大，改良一种适合腔镜下操作的方便有效的胰肠重建方式对于腔镜胰十二指肠切除术的顺利开展有着重要的意义。

基于缝线的理化特性和对胰液、胆汁的耐受性，中华医学会外科学分会推荐以单股不可吸收聚丙烯缝线（如Prolene线）或单股可吸收聚对二氧环己酮缝线（如PDS-Ⅱ线）完成胰腺消化道的重建。单股不可吸收聚丙烯缝线可保持较高的抗张强度2年以上，具有一定弹性及延展性，且具有"记忆"及恢复为原始形状等优点。人工合成的单股可吸收缝线，耐碱性好，打结顺滑，抗张强度随时间推移衰减。

腹腔镜下胰肠重建方式以胰管-空肠黏膜对黏膜吻合为主。先行完成后壁外层即胰腺后切缘与空肠浆肌层的缝合，对于质地硬、有纤维化的胰腺，可用 4-0 单股不可吸收缝线（长 30～35cm）行后壁连续缝合，应缝合胰腺背侧 2/3 的胰腺组织，自上而下，完成整个后壁缝合后收紧缝线，保留缝针以待后续的前壁缝合。对于质地软、脆的胰腺，可以 4-0 单股不可吸收缝线行胰腺前后壁贯穿 U 形交锁缝合，由胰腺腹侧进针，进针位置距胰腺残端超过 1cm，贯穿至胰腺背侧，缝合空肠浆肌层后，再由胰腺背侧进针贯穿缝回至腹侧，缝线呈 U 形。视胰管距胰腺上下缘的距离可分别缝合上述 1～2 个 U 形，邻近胰管贯穿胰腺实质时注意勿缝合主胰管，自上而下，打结后保留最下方缝针（缝线长约 25cm）。对应胰管位置切开空肠壁全层，切口宁小勿大，胰管对黏膜吻合根据胰管的粗细选择，对于胰管直径超过 3mm，可以 5-0 单股可吸收缝线间断缝合胰管后壁与空肠后壁全层，缝合胰管后壁时宜包括其周围 1/3 的胰腺组织，后壁一般缝合 2～3 针，根据胰管直径选择合适的胰管支架置入，同理以 5-0 单股可吸收缝线间断缝合胰管前壁及其周围 1/3 胰腺组织与空肠前壁全层，针距 1mm，一并打结，根据胰管直径决定缝合针数，一般缝合 4～6 针；亦可行后壁"8"字缝合，前壁连续缝合。如胰管直径<3mm，可采用单层端侧吻合，主胰管和空肠置入合适直径的支撑管桥接，胰管端贯穿缝合固定，空肠端荷包缝合固定。最后以缝合后壁时的 4-0 单股不可吸收缝线自下而上，连续缝合胰腺前切缘与空肠前壁浆肌层，缓慢持续用力收紧缝线，保持适当张力打结，完成吻合。

二、胆肠吻合

胆肠吻合术是肝胆胰疾病外科治疗的基本手术方式之一，建立胆汁引流通畅、无张力、血供充足的黏膜对黏膜吻合是胆管重建的基本要求。胆肠吻合方式及缝线的合理选择、术后并发症的减少、远期效果的保证，至今仍是不容忽视的临床问题。

理想的胆肠吻合缝线应具备光滑、可吸收、维持张力时间长和炎性反应轻的特点，腹腔镜下进行连续缝合操作较多，缝线的选择也应顺合该特点，胆道手术缝合时一般建议使用单股可吸收聚对二氧环己酮缝线（如 PDS-Ⅱ线），根据胆管直径选择 4-0 或 5-0 缝线，单股线不仅不易沾染细菌，而且顺滑易拉动，更适用于连续缝合；若吻合口张力较大或间断缝合时，可选择具有抗菌涂层的多股可吸收聚糖乳酸（PGLA910）缝线（如抗菌薇乔线）。可吸收线中的螺旋倒刺线由于同时具有抗菌、可吸收性和抗张力强度大、塑形性好的特点，适合胆管手术的缝合，尤其是腹腔镜下的连续缝合。而人工合成的不可吸收线，如单股不可吸收聚丙烯缝线，容易引起吻合口挂线结石，不建议用于胆肠吻合。

在进行缝合前须妥善处理胆管断端，包括断端止血、确定胆管长度、修整边缘等，准备缝合的胆管断端应血供良好，保证组织活力，且与空肠端自然对拢，无明显张力。对于多个肝管开口，应尽可能将全部开口拼合成一个大开口，以利吻合，当无法拼合成一个大开口时，则应将左右侧的多个开口分别拼合成左右各一个大开口，进行拼缝选用的缝线首选单股可吸收聚对二氧环己酮缝线（如 PDS-Ⅱ线），根据肝管直径选择 5-0 或 6-0 缝线，外膜进针，打结在外。胆肠吻合主要方式有间断缝合、连续缝合和后壁连续前壁间断缝合 3 种。连续缝合的优点是操作省时，线结全部在管腔外，止血效果好，缺点是容易撕裂薄脆的胆管壁，抽线过紧容易导致细小胆管的吻合口狭窄，所以适用于胆管直径超过 1.0cm 的情况。后壁连续前壁间断的缝合方法既利用了间断缝合和连续缝合的优点，又避免了各自的缺点。先进行后壁连续缝合，降低了缝合难度、节省操作时间，选用可吸收螺旋倒刺线，自术者对侧开始，针距 0.3cm，边距 0.3cm，每一针拉紧缝线；前壁采用间断缝合，选用单股可吸收聚对二氧环己酮缝线（如 PDS-Ⅱ线），针距 0.3cm，边距 0.3cm，可以使线结打在管腔外，最后一针越过后壁最后一针，与倒刺线打结固定。

三、胃肠吻合

胃空肠吻合时,多采用直线切割闭合器,胃肠吻合的位置有两种选择:一种是胃空肠吻合于残胃后壁,距残胃残端3cm的部位,将残胃后壁与空肠行侧侧吻合,优点是快速简便;另一种方法是将胃空肠吻合于残胃大弯侧,优点是吻合口和残胃残端血供更好,缺点是需要游离残胃大弯侧网膜。具体操作是将待吻合的空肠对系膜缘与残胃做一牵引线使其靠拢,各开一小口,将直线切割闭合器两臂分别插入残胃和空肠,击发完成吻合后,注意检查吻合口大小及有无出血,吻合口头端浆肌层加固缝合,以利减张,共同开口采用手工缝合或直线切割闭合器关闭。笔者中心倾向于螺旋倒刺线连续缝合关闭共同开口,既减少患者费用,也有效训练了术者的腔镜下缝合技术。具体的操作步骤是首先使用3-0可吸收线缝合终点一针,作为牵引和标志,再从另一端开始,使用3-0螺旋倒刺线连续全层缝合,针距3~4mm,边距5mm,浆肌层进针略宽于黏膜层,每缝合一针助手拉紧缝线,直至超过终点预先标志针,与之打结固定。

(吴伟顶)

第三节　腹腔镜胰管空肠吻合术

【适应证】
1. 慢性胰腺炎伴胰管结石,腹痛频繁发作经内科治疗或经ERCP治疗无效。
2. 胰管狭窄或因慢性炎症致胰管扩张,直径>0.5cm,合并顽固性疼痛。
3. 胰管内结石直径>1.2cm;估计内镜治疗无法实施者。

【禁忌证】
1. 全身麻醉禁忌的心、脑、肺等脏器疾病。
2. 慢性胰腺炎,胰管无明显扩张。
3. 存在腹腔镜气腹禁忌,如腹茧症。

【病例介绍】
患者,男性,46岁,因"反复左腹痛6月余,加重1月"入院。既往有长期饮酒史。入院体格检查未见明显异常。入院查血常规、生化、凝血功能等未见明显异常。拟行腹腔镜胰管切开取石＋胰管空肠Roux-en-Y吻合术。

【术前检查】
胰腺增强CT示胰管内多发结石,慢性胰腺炎(图3-2)。

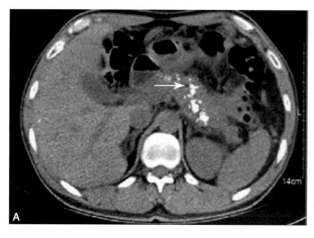
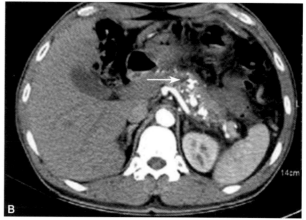

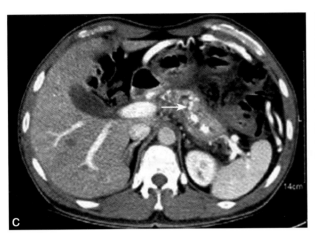
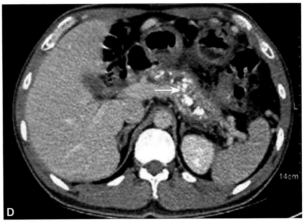

图 3-2 胰腺增强 CT
A、B. 胰管扩张（箭头）；C、D. 胰管内多发结石（箭头）。

【体位及操作孔布局】

患者采用头高足低 30°卧位，左侧抬高 30°，可根据具体手术需要更改操作孔布局（图 3-3）。

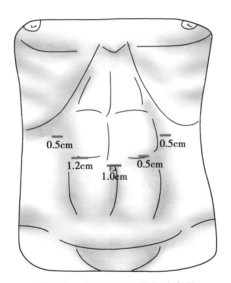

图 3-3 常规五孔法操作孔布局

【手术步骤】（视频 7）

 视频 7 腹腔镜胰管对黏膜吻合术

1. **探查** 腹腔内未见腹水，胃周胰腺周围稍有粘连，网膜可见较多曲张静脉，腹腔内未见明显肿瘤性病灶（图 3-4）。

2. **显露胰腺** 打开胃结肠韧带，将胃通过导尿管上提牵拉，显露胰腺（图 3-5～图 3-7），见胰腺质地硬，胰腺尾部周围粘连致密。

3. **取尽结石** 术中超声定位胰颈部及体部胰管扩张处（图 3-8），切开胰腺背侧实质（图 3-9），纵向切开扩张胰管 5cm 以上，可见多发白色小结石，结合胆道镜、输尿管软镜探查取石，必要时联合钬激光碎石，直至结石取尽（图 3-10、图 3-11）。

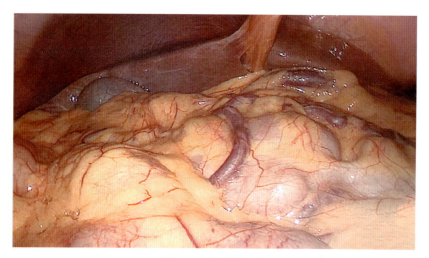

图 3-4　腹腔镜探查

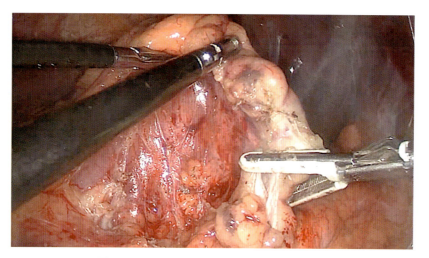

图 3-5　LigaSure 打开胃结肠韧带并分离粘连

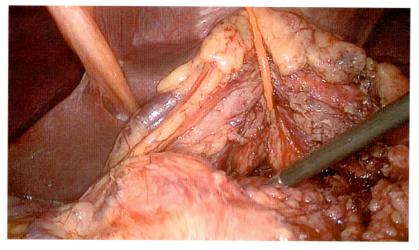

图 3-6　8 号导尿管绕过胃大、小弯，将胃提拉至左上腹，充分显露术野

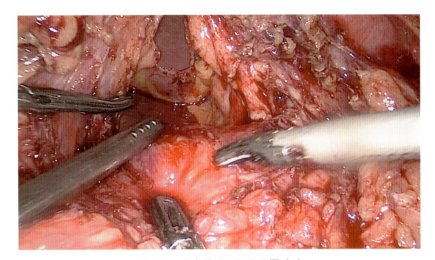

图 3-7　分离粘连,充分显露胰腺

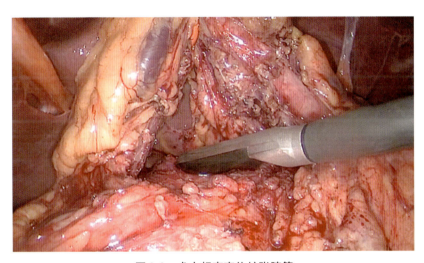

图 3-8　术中超声定位扩张胰管

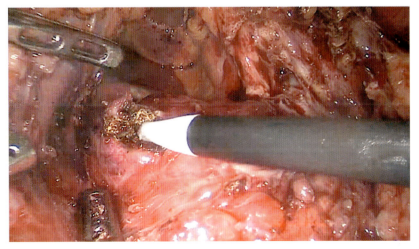

图 3-9　电凝切开胰腺实质及扩张的胰管

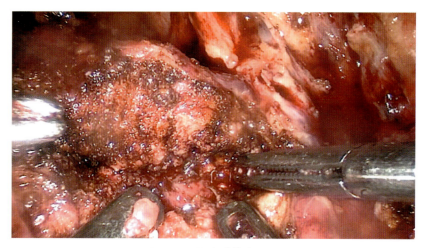

图 3-10　取出胰管内结石

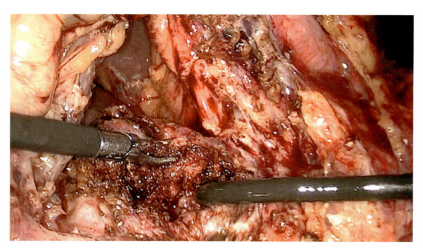

图 3-11　胆道镜、输尿管软镜探查

4. **胰管空肠吻合**　距十二指肠悬韧带远端 20cm 用 Endo-GIA 离断空肠（图 3-12），远端空肠上提至胰管开口处，距末端 5cm 处空肠系膜对侧做切口，长度与胰管开口相当（至少 5cm，图 3-13、图 3-14），以 3-0 倒刺线前后壁（上、下壁）全层连续缝合（图 3-15），检查吻合口血供良好，无张力，无胰液渗出。距胰肠吻合口远端 50cm 行空肠侧侧吻合（切割闭合器法），以 3-0 倒刺线关闭共同开口（图 3-16）。检查吻合口大小适宜，无张力，血供良好。

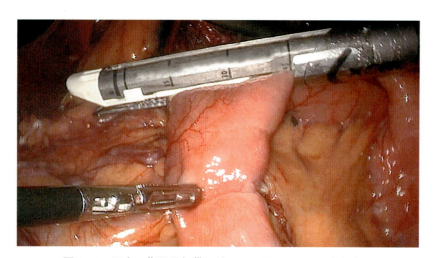

图 3-12　距十二指肠悬韧带远端 20cm 用 Endo-GIA 离断空肠

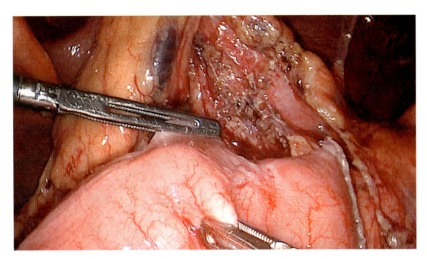

图 3-13 远端空肠上提至胰管开口处

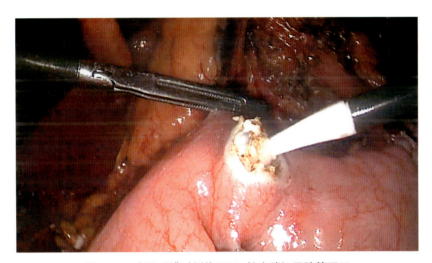

图 3-14 空肠系膜对侧缘开口,长度稍短于胰管开口

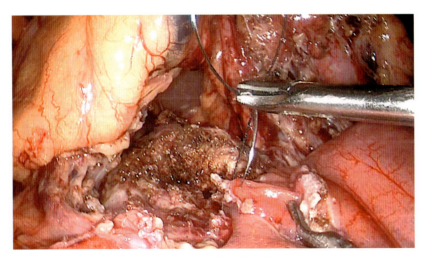

图 3-15 胰腺空肠吻合

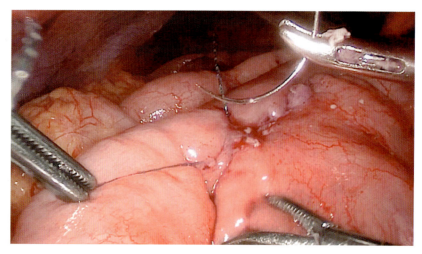

图 3-16　肠肠吻合

5. 术区处理　冲洗腹腔,确切无出血后,胰肠吻合口上方及后方各放置一根引流管(图 3-17),清点器械无误后关腹。

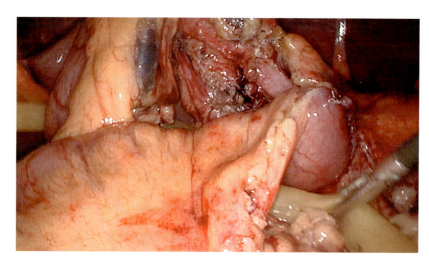

图 3-17　放置引流管

【技术要点和难点】

1. **胰腺的显露**　慢性胰腺炎患者,由于慢性炎症,局部粘连比较明显,术中要仔细分离胃后壁和胰腺之间的粘连。由于胰腺血供丰富,分离粘连时需要注意妥善处理局部小血管,以防出血,影响手术野和显露。

2. **胰管的寻找**　应熟知胰管的解剖位置,一般在胰颈背侧容易找到扩张的胰管,甚至可见扩张的胰管就在胰腺表面,可结合术中超声、胰管穿刺定位技术。

3. **胰肠吻合**　胰管结石的手术治疗中,通常采用 Roux-en-Y 吻合,以避免肠内容物反流进入胰管。胰管开口要足够长,通常要>5cm。慢性胰腺炎胰腺组织质地较硬,建议两侧胰腺实质、空肠壁采用 3-0 倒刺线连续缝合,以保证吻合口的牢固,不易出现术后胰瘘。

【必须掌握的解剖】

胰腺血供丰富,要熟悉胰腺常见的血供类型及位置,特别是要注意脾动脉胰支。脾动脉胰支为脾动脉发出 2~10 支分支到胰腺,有胰背动脉、胰下动脉、胰横动脉、分界动脉及胰尾动脉。在打开胰管的过程中,需注意部分血管,以免引起不必要的大出血。

【推荐方法和笔者经验】

在胰管结石的治疗中,常规采用胰管空肠侧侧吻合(图3-18),吻合时需考虑胰腺的质地、胰管直径、胃肠道的具体情况、术者技术经验等,确保吻合口足够大,血供良好、无张力,以降低术后出血、胰瘘及远期结石复发的风险。

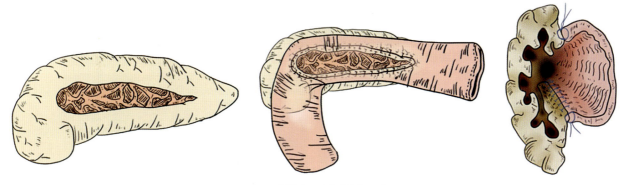

图3-18 胰管空肠侧侧吻合示意图

先缝合吻合口下缘:采用3-0倒刺线,从胰尾向胰头方向进行连续缝合。吻合口两端分别横向间断缝合2~3cm以降低张力,降低边缘胰瘘的风险。

【术后处理和注意事项】

术后行常规补液、预防感染等对症处理,如无禁忌,尽早预防深静脉血栓。胰瘘是常见的术后并发症,要及时发现、妥善处理。根据胰瘘的分级分别采取相应的治疗措施,包括禁食、营养支持、应用抗生素和生长抑素类似物、调整引流管或穿刺引流,以及再次手术等。

(魏芳强)

第四节 腹腔镜胰体尾癌根治术

【适应证】

胰体尾部恶性肿瘤,无远处转移,T3分期及以下,肿瘤未侵犯除脾脏、脾血管及左侧肾上腺以外器官。韩国延世大学Lee教授等提出腹腔镜顺行模块化胰脾切除术(laporoscopic radical antegrade modular pancreatosplenectomy,Lap-RAMPS)的延世标准为:①肿瘤局限于胰腺内;②在远端胰腺与左肾、肾上腺之间可见完整的筋膜层;③肿瘤与腹腔干的距离>2cm。

【禁忌证】

1. 侵犯腹腔干及分支、肠系膜上动脉而无法行根治手术者。
2. 远处转移者。
3. 心、肺、脑功能障碍无法耐受手术者。

【病例介绍】

患者,男性,66岁,因"体检发现胰腺占位3天"入院。大量饮酒50年,每天约200ml。实验室检查:癌胚抗原10.9μg/L、糖类抗原12 569.9U/ml,其他检查无特殊。

【术前检查】

入院查上腹部增强CT示胰体部占位伴远端胰管扩张,胰周可见肿大的淋巴结(图3-19)。胰腺增强MRI示胰颈部占位,考虑胰腺癌伴远端胰腺萎缩、胰管扩张,胰周脂肪间隙模糊,胰周及腹膜后多发淋巴结显示部分肿大。动脉期可见异位肝总动脉发自肠系膜上动脉(图3-20)。PET/CT示胰体部(近颈体交界部)结节影,FDG代谢增高,考虑胰腺癌,远端胰腺萎缩、胰管扩张,食管下段前方、肝门部、胰周及腹膜后显示多发小淋巴结,部分FDG代谢轻度增高,考虑部分转移可能(图3-21)。

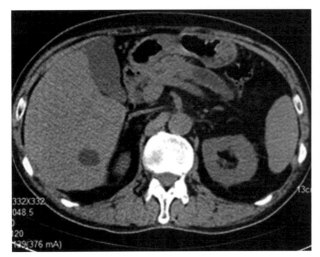
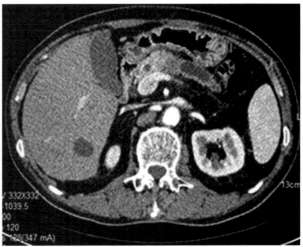
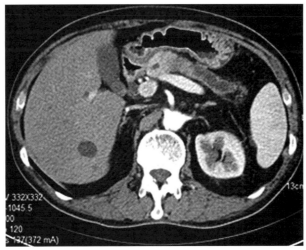

图3-19 腹部增强CT示胰体尾部占位伴胰管扩张,胰周可见肿大的淋巴结

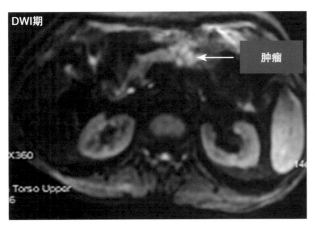
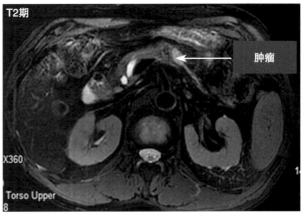

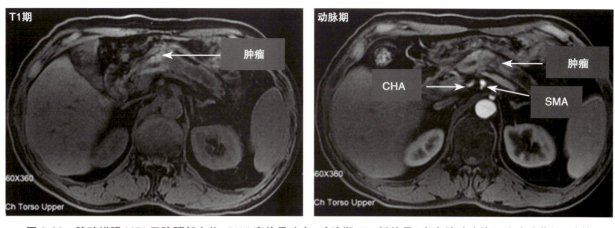

图 3-20　胰腺增强 MRI 示胰颈部占位，DWI 高信号改变，动脉期、T2 低信号，考虑胰腺癌伴远端胰腺萎缩、胰管扩张，动脉期可见异位肝总动脉发自肠系膜上动脉

CHA.肝总动脉；SMA.肠系膜上动脉。

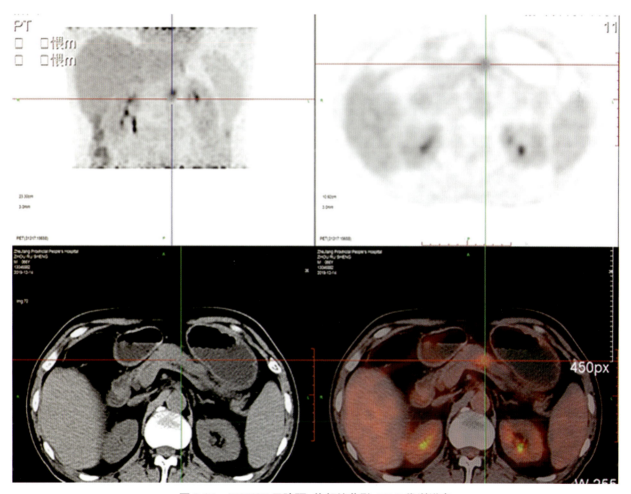

图 3-21　PET/CT 示胰颈、体部结节影，FDG 代谢增高

【体位及操作孔布局】

患者采用仰卧分腿位，左侧略抬高，主刀医师一般站于患者右侧。五孔法路径，套管分布呈 V 形，脐下置 1.0cm 操作孔作为腹腔镜观察孔，右侧腋前线肋缘下 2cm 及平脐腹直肌外缘分别置 0.5cm 和 1.2cm 操作孔供主刀医师操作，左侧腋前线肋缘下 2cm 及平脐腹直肌外缘置 0.5cm 和 0.5cm 操作孔，由第一助手操作（图 3-22）。

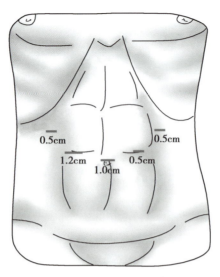

图 3-22　五孔法操作孔布局

【手术步骤】（视频 8）

视频 8　腹腔镜根治性顺行模块化胰脾切除术

1. **探查腹腔**　建立气腹后，探查腹腔，确定有无腹腔内转移。
2. 打开胃结肠韧带和小网膜囊（图 3-23A），8 号导尿管将胃悬吊于腹壁（图 3-23B），以利于显露胰腺及肿瘤组织，可初步判断肿瘤可切除性。

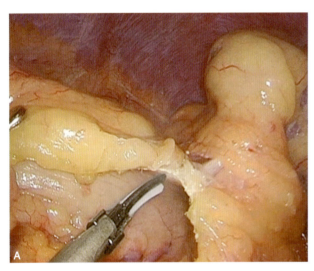
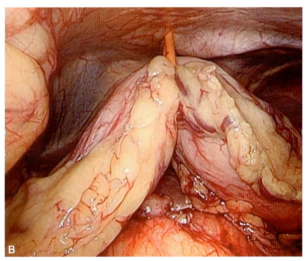

图 3-23　胰腺的显露
A. 打开胃结肠韧带；B. 8 号导尿管将胃悬吊于腹壁。

3. 超声刀游离胰腺上后缘，掀起网膜囊后壁即胰腺前筋膜进入 Treitz 筋膜（图 3-24），显露肝总动脉、脾动脉、腹腔干及分支，也可将肝总动脉悬吊以利于建立合适的后腹膜层面。
4. 从胰腺下缘开始，在肠系膜上静脉前方游离胰腺后方腹膜组织，在胰腺下缘可见胰腺下后静脉和肠系膜上静脉（图3-25），建立胰腺后隧道（图3-26）。7号丝线牵引下用Endo-GIA离断胰颈部（图3-27），在肠系膜上静脉正前方水平，或者确保切缘阴性的位置离断胰颈部，并送术中快速病理检查。注意Endo-GIA压榨的时间，至少10秒，以减少胰瘘和出血的风险。

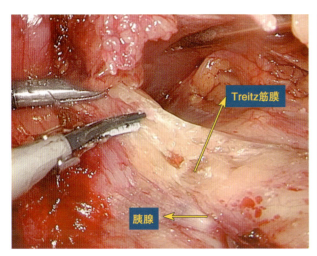

图3-24　胰前筋膜进入Treitz筋膜层面

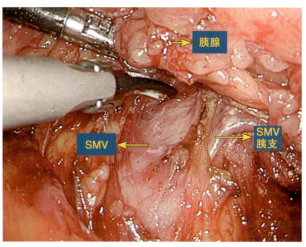

图3-25　游离解剖胰腺下缘，肠系膜上静脉前方和胰腺之间的间隙

SMV.肠系膜上静脉。

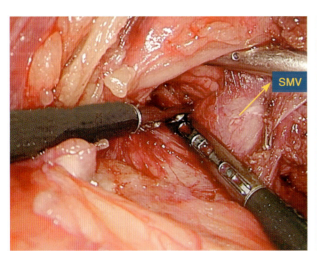

图3-26　建立胰腺后隧道
SMV.肠系膜上静脉。

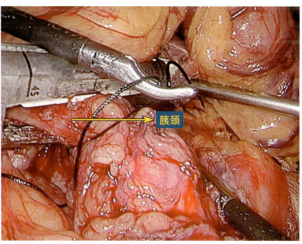

图3-27　Endo-GIA切割胰腺

5. 显露肠系膜上动脉入路，先将横结肠向头侧翻起，显露十二指肠悬韧带。于空肠起始部前缘游离，显露肠系膜上动脉左侧缘及游离十二指肠上缘（图3-28），沿肠系膜上动脉游离出其变异分支肝总动脉，顺势逐渐向上，将肠系膜上静脉/门静脉右侧的第12p组淋巴结一并和第7、8、9组淋巴结廓清，保留胃左动脉，游离腹腔干，脾动脉根部以AP402可吸收夹双道结扎离断（图3-29），于脾静脉、门静脉汇入处Endo-GIA夹闭离断（图3-30）。

6. 悬吊变异的肝总动脉，廓清海德堡三角周围淋巴结：显露肠系膜上动脉、腹腔干、脾动脉残端和替代肝总动脉（图3-31）。

7. 将胰腺标本翻向左侧，于左肾静脉前方肾筋膜（又称杰罗塔筋膜，Gerota fascia）层面为基准深度（图3-32），廓清前方腹膜后周围组织，离断左侧肾上腺动、静脉后，一并切除左侧肾上腺组织（图3-33），显露出肾动脉、肾静脉等肾蒂结构（图3-34、图3-35）。

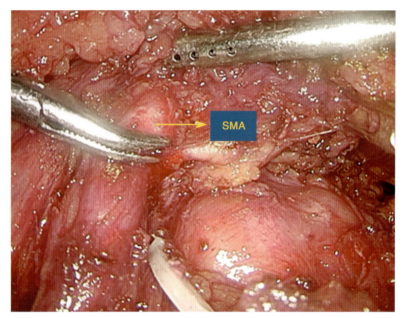

图 3-28　十二指肠和肠系膜上动脉间隙淋巴结清扫
SMA.肠系膜上动脉。

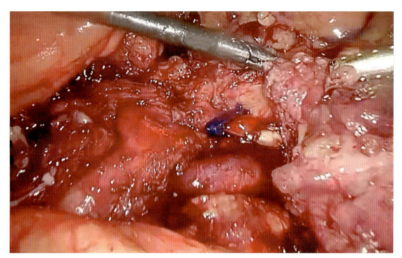

图 3-29　AP402 可吸收夹双道结扎离断

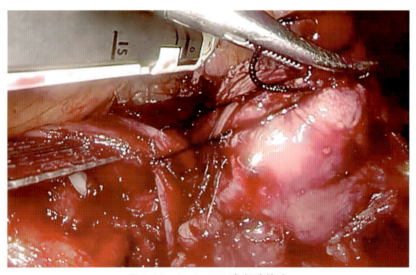

图 3-30　Endo-GIA 离断脾静脉

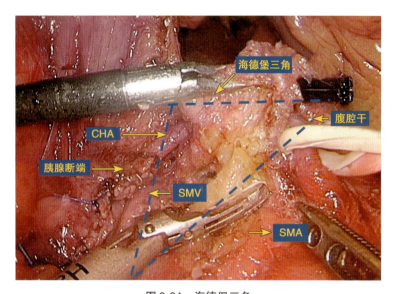

图 3-31　海德堡三角
SMA. 肠系膜上动脉；SMV. 肠系膜上静脉；CHA. 肝总动脉（为变异肝总动脉）。

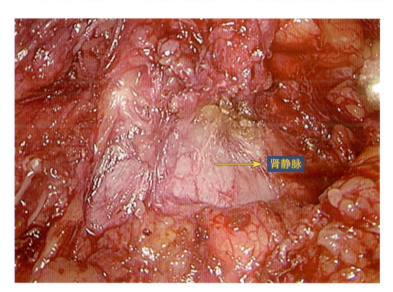

图 3-32　肾静脉深度层面的拓展

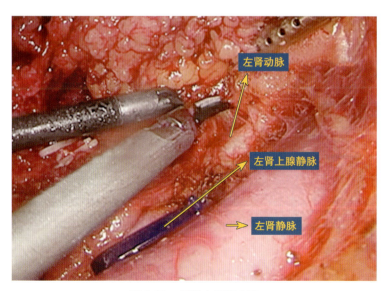

图 3-33　切除左侧肾上腺

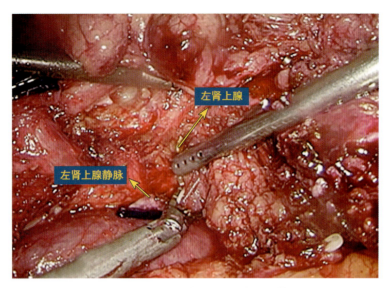

图 3-34　显露出左侧肾静脉、左肾上腺等结构

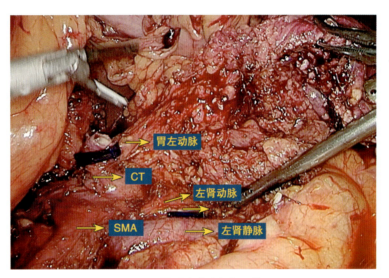

图 3-35　显露后腹膜清扫拓展的层面
SMA.肠系膜上动脉；CT.腹腔干。

8. 沿肾蒂前方肾筋膜层面继续向左侧推进，显露左肾前方表面纤维囊结构，再向左侧外上方向清扫肾脂肪囊、脾及区域淋巴结后腹膜组织（图 3-36），廓清的范围为肾筋膜后方左肾静脉前方，以肾静脉下缘为下界，左脂肪囊外侧缘为左侧界，膈肌脚及肾脂肪囊上缘为上界，整块切除标本。

9. 清扫完毕后，标本装袋并移除。手术区域全貌显示肾，肾静脉，肠系膜上动、静脉及变异的肝固有动脉、海德堡三角等结构（图 3-37）。

10. 胰腺残端用 4-0 Prolene 缝合加固，并可固定于网膜上（图 3-38）。彻底冲洗腹腔后，胰腺残端左、右侧交叉放置双套引流管（图 3-39），以便出现严重胰瘘时，进行冲洗引流之用。

【技术要点和难点】
RAMPS 手术的关键是确定准确的后腹膜切除层面和需要切除的后腹膜范围。

1. 离断胰腺后，首先在腹主动脉右侧开始分离解剖，以后腹膜 Treitz 筋膜深面肠系膜上动脉位置为突破入路，当解剖层面越过腹主动脉中轴后，在与 Treitz 筋膜相延续的左侧 Toldt 筋膜的深面进行，而并非 Treitz 筋膜层或 Toldt 筋膜层进行。显露下腔静脉，沿着左肾静脉表面，此时已进入肾筋膜，充分切除至肾包膜的表面（图 3-40）。

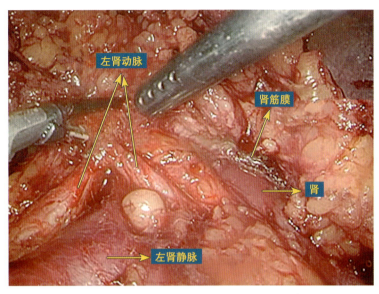

图 3-36　清扫肾脂肪囊、脾及区域淋巴结后腹膜组织

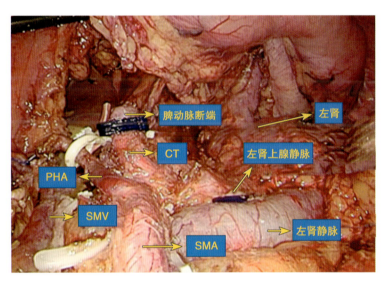

图 3-37　清扫后全貌

SMA. 肠系膜上动脉；SMV. 肠系膜上静脉；PHA. 肝固有动脉；CT. 腹腔干。

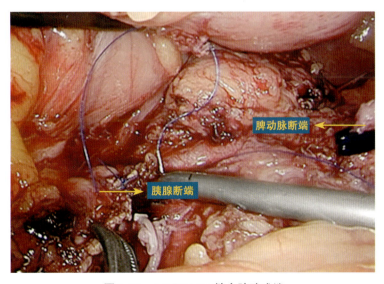

图 3-38　4-0 Prolene 缝合胰腺残端

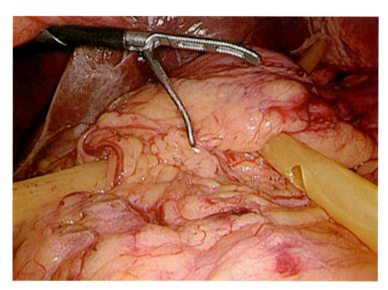

图 3-39　胰腺残端放置双套引流管

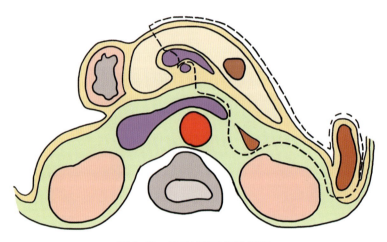

图 3-40　后 RAMPS 切除层面

2. 后腹膜的切除范围　头侧达腹腔干根部水平，足侧达左肾静脉下缘，左侧至脾外侧腹膜缘，右侧至肠系膜上动脉的左侧缘，笔者习惯至肠系膜上静脉的右侧为止，如此可以充分将海德堡三角（腹腔动脉根部、肠系膜上动脉和肠系膜上静脉右侧缘构成）内淋巴结缔组织廓清。

【必须掌握的解剖】

1. 由于后腹膜随着胚胎时期肠转位和下降运动而出现不同部位的融合，在胰腺胚胎期突起中发生愈合的腹膜中，正中偏右侧的胰头十二指肠侧称为 Treitz 筋膜，左侧胰体尾侧称为 Toldt 筋膜，而肾筋膜在该融合筋膜的深面。

2. 由前向后依次为小网膜囊后壁，胰前筋膜、胰腺、胰后筋膜、腹主动脉左侧 Toldt 筋膜（腹主动脉右侧称为 Treitz 筋膜）、后腹膜下筋膜，而此层在肾脏可分为肾筋膜前叶（肾筋膜，内含有脂肪）和肾筋膜后叶（Zuckerkandl 筋膜），将肾脏包绕其中。前层即肾筋膜前叶需手术切除，肾筋膜后叶无须切除。在此解剖学基础上，Trocar 切口即沿 Treitz 筋膜深面层次，显露下腔静脉和右肾静脉；离断胰腺后，先沿着 Treitz 筋膜深面游离一段路径后，在与其延伸的 Toldt 筋膜深面，进入左肾静脉层面，继而剔除肾筋膜，显露出左侧肾包膜、左侧肾上腺表面进行分离，实现胰体尾部、脾、淋巴、神经结缔组织的整块切除，保证更深的后腹膜层面，以达到 R_0 切除率。

【推荐方法和笔者经验】

自1882年Trendelemburg实施第一例胰体尾部切除术至今，胰腺癌的预后仍不尽如人意。胰体尾癌作为高度恶性肿瘤，有侵袭性强，易突破胰腺被膜，侵犯左肾上腺，甚至突破肾筋膜进入肾脂肪囊等特点，尤其对于已经出现胰腺被膜外侵犯的患者，采取传统的从左向右逐步切除脾脏、游离并离断胰腺、切除病灶的手术方式，可能存在手术不彻底性。①该术式可能存在挤压肿瘤的风险。②难以清扫该区域淋巴结组织，且不符合淋巴结引流的顺序，多项研究也表明，淋巴结的状况可能决定了患者是否能够长期存活。胰体尾部淋巴结可流向腹腔动脉、肠系膜上动脉，因而该区域被视作胰体尾部肿瘤的第一站淋巴结。③胰腺癌易浸润转移的特点，已经表明传统胰腺癌根治手术切除后腹膜平面较窄、深度较浅的不足，遗留切缘阳性率高达36%~90%。对于胰体尾部恶性肿瘤，笔者也主张施行RAMPS手术，对于部分浸润至胰腺包膜外的患者，可结合术前PET/CT等影像学判断以及术中淋巴结冰冻病理检查决定是否直接行更深层面的后RAMPS切除术，包括肾筋膜、肾前脂肪囊，甚至左侧肾上腺等，以期提高R0切除率并改善患者预后，但目前RAMPS虽然能提高R0切除率，却并没有展示出更好的总生存时间（overall survival, OS）和无进展生存（progress free survive, PFS）。

笔者认为，RAMPS遵循模块化手术切除理念，行自右向左的en-bloc整块切除，涵盖了第7、8、9、10、11p、11d、18组及部分14p/d、部分16a组淋巴结，完全符合肿瘤的根治原则和清扫范围，尤其整个手术过程中对胰腺肿瘤做到了"no touch（不接触）"的原则。目前国内外指南中的胰体尾癌标准淋巴结清扫范围包括脾门淋巴结（第10组淋巴结）、脾动脉近端及远端旁淋巴结（第11p、11d组淋巴结）、胰腺下缘淋巴结（第18组淋巴结）；对于病灶位于胰体部者，可清扫腹腔干周围淋巴结（第9组）。离断胰腺后，沿左肾静脉、肾纤维囊表面，在肾筋膜和肾脂肪囊的深面进行拓展分离，甚至联合切除左侧肾上腺，不仅实现胰体尾部、脾、淋巴结、神经结缔组织的整块切除，而且保证更深的后腹膜层面，保证R_0切缘。而对于腹腔镜技术而言，RAMPS已经完全不是手术禁区，并且多项研究显示，腹腔镜胰体尾癌手术清扫的淋巴结数量完全不亚于开腹手术。

对于入路的选择，笔者习惯以动脉优先入路的RAMPS为主，空肠头侧缘、胰腺下缘、肠系膜上动脉左侧缘、肠系膜下静脉右侧缘所组成的解剖区域是一个相对无血管区，利用腔镜的优势可以进行安全的解剖，直至肠系膜上动脉充分显露，再次判断肿瘤的可切除性。沿肠系膜上动脉的后方Toldt筋膜深面，寻找左肾静脉层面，进而显露左肾静脉、左肾动脉，一并将前方的肾筋膜切除，保证了切除平面的完整性，实现胰体尾癌后方组织整块切除，保证了后腹膜切缘的阴性。同样，对于后腹膜组织切除范围和深度的界定为头侧达腹腔干根部水平，足侧达左肾静脉，右侧至肠系膜上动脉的左侧缘，左侧至脾后缘的侧腹膜。对于右侧缘的问题，现在许多学者提倡切除至肠系膜上静脉的左侧为止，笔者也主张切除至肠系膜上静脉侧方，包括完整的海德堡三角的廓清。而切除深度至少在肾筋膜深面、肾纤维囊表面，是否需保留左侧肾上腺则取决于肿瘤浸润层次，若肿瘤未突破胰腺后背膜，行前RAMPS可以保留左肾上腺，而若肿瘤侵犯胰腺后被膜以上，则需行联合左肾上腺在内的后RAMPS手术。

【术后处理和注意事项】

术后行常规预防感染，抑制胰酶分泌，预防应激性溃疡，营养支持等对症治疗，根据是否存在低蛋白血症等给予相应的血浆和白蛋白输注补充。笔者常规放置小肠营养管，以便尽早建立肠内营养。

术后第1天、3天、5天和7天常规腹水计量并检测腹水淀粉酶和血清淀粉酶，必要时可以行腹腔双套引流管冲洗。术后引流管的拔除依据淀粉酶和引流量决定。

定期复查增强CT，如有腹水可行超声引导下穿刺引流，如有假性动脉瘤可能，需行血管介入栓塞治疗。术后如果出现胰岛素依赖型糖尿病（1型糖尿病），则需行胰岛素治疗。

（金丽明　张宇华）

参考文献

[1] LEE S H, KANG C M, HWANG H K, et al. Minimally invasive RAMPS in well-selected left-sided pancreatic cancer within Yonsei criteria: long-term(>median 3years)oncologic outcomes[J]. Surg Endosc, 2014, 28(10): 2848-2855.

[2] DUSCH N, WEISS C, STRÖBEL P, et al. Factors predicting long-term survival following pancreatic resection for ductal adenocarcinoma of the pancreas: 40 years of experience[J]. J Gastrointest Surg, 2014, 18(4): 674-681.

[3] 曹锋, 大庭蔦志, 萜浦明夫, 等. 胰体尾癌的根治性顺行模块化胰脾切除术[J]. 中华外科杂志, 2016, 54(11): 833-838.

[4] STRASBERG S M, DREBIN J A, LINEHAN D. Radical antegrade modular pancreatosplenectomy[J]. Surgery, 2003, 133(5): 521-527.

[5] STRASBERG S M, FIELDS R. Variants: radical antegrade modular pancreatosplenectomy and distal pancreatectomy with celiac axis resection[J]. Cancer J, 2012, 18(6): 562-570.

[6] MITCHEM J B, HAMILTON N, GAO F, et al. Long-term results of resection of adenocarcinoma of the body and tail of the pancreas using radical antegrade modularpancreatosplenectomy procedure[J]. J Am Coll Surg, 2012, 214(1): 46-52.

[7] 中华医学会外科分会胰腺外科学组. 胰腺癌诊治指南(2014)[J]. 中华外科杂志, 2014, 52(12): 881-887.

[8] TOL J A, GOUMA D J, BASSI C, et al. Definition of a standard lymphadenectomy in surgery for pancreatic ductal adenocarcinoma: a consensus statement by the International Study Group on Pancreatic Surgery(ISGPS)[J]. Surgery, 2014, 156(3): 591-600.

[9] 张宇华, 童伟民, 金丽明, 等. 腹腔镜左下入路动脉先行根治性顺行模块化胰脾切除[J]. 中华普通外科杂志, 2019, 34(5): 444-445.

[10] OME Y, HASHIDA K, YOKOTA M, et al. Laparoscopic radical antegrade modular pancreatosplenectomy for left-sided pancreatic cancer using the ligament of Treitz approach[J]. Surg Endosc, 2017, 31(11): 4836-4837.

[11] SHIN S H, KIM S C, SONG K B, et al. A comparative study of laparoscopic vs. open distal pancreatectomy for left-sided ductal adenocarcinoma: a propensity score-matched analysis[J]. J Am Coll Surg, 2015, 220(2): 177-185.

[12] STAUFFER J A, COPPOLA A, MODY K, et al. Laparoscopic versus open distal pancreatectomy for pancreatic adenocarcinoma[J]. World J Surg, 2016, 40(6): 1477-1484.

第五节　腹腔镜保留脾脏胰体尾切除术

【适应证】

位于正中偏左侧位置的胰体尾部良性或良恶性交界的肿瘤性病变、低度恶性病变及有手术指征的肿块性胰腺炎、伴有狭窄的节段性胰管结石。

【禁忌证】

1. 有严重心肺疾病无法耐受全身麻醉及手术者。
2. 术前疑似或已确诊为胰腺恶性肿瘤患者。
3. 术前CT提示脾脏血管与胰腺关系密切,分离难度极大者。

【病例介绍】

男性,70岁,以"反复上腹部隐痛2月"入院。既往体健,无特殊疾病史。入院查体未及明显阳性体征。实验室检查:血常规、生化及肿瘤标志物未见明显异常。

【术前检查】

胰腺增强MRI示胰体部异常信号,T1WI低信号,动脉期无明显强化,T2WI高信号,大小约48mm×20mm。术前诊断考虑胰腺占位性病变,胰腺导管内乳头状黏液性肿瘤可能(图3-41)。

【体位及操作孔布局】

患者通常采用分腿平卧位,头抬高30°,术中根据情况,必要时可左侧抬高15°～20°。术者站于患者右侧,助手站于患者左侧,扶镜者站于患者两腿之间。常规V字形5孔法布置操作孔Trocar,操作孔位置见图3-42。具体布孔位置需根据胰腺肿物位置进行微调,对于胰尾部位置偏左的病灶,布孔位置可适当左移。

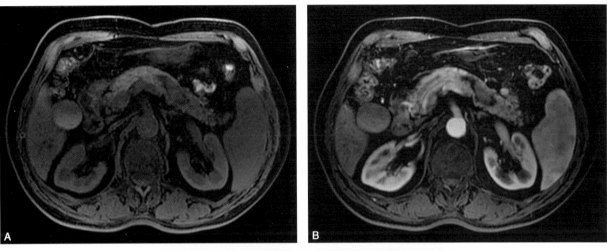

图 3-41　术前 MRI

A. T1WI 平扫；B. T1WI 动脉期；C. T2WI。

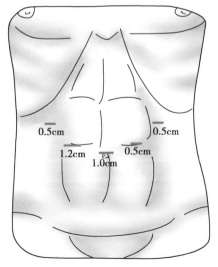

图 3-42　布孔位置示意图

【手术步骤】(视频9)

| 视频9 | 腹腔镜保留脾脏胰体尾切除术 |

1. **探查** 脐部建立气腹,常规V字形五孔法布置操作孔Trocar,探查腹腔排除其他部位病变及有无肿瘤转移情况存在。

2. 在胃大弯侧血管弓外的胃结肠韧带处打开,远端约至胃窦处,近端不超过胃网膜左血管(如脾血管无法分离时改行Warshaw法需保留此血管),在胃小弯侧肝胃韧带无血管区打开,8号导尿管绕行胃体部悬吊。

3. 显露胰腺,探查病灶所在部位,如病灶在胰腺外观无法看到,可考虑使用术中超声探查,便于更进一步判断肿瘤与胰腺血管的关系。

4. 在胰颈部上下缘打开后腹膜,其中上缘顺势向胰腺上缘远端打开后腹膜显露脾动脉起始部(图3-43),分离后套血管牵引带牵向头侧(避免横断胰颈部时损伤)(图3-44)。置入切割闭合器,经胰后隧道横断胰颈部,对于胰体尾切除,建议尽量采用切割闭合器离断胰颈,以免胰腺残端胰瘘(图3-45)。

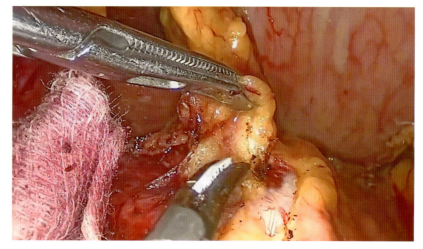

图3-43　胰腺上缘远端打开后腹膜显露脾动脉起始部

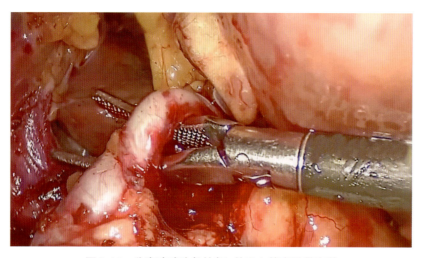

图3-44　分离脾动脉起始部,并用血管牵引带牵引

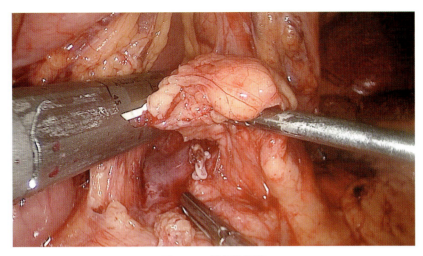

图 3-45　横断胰颈部

5. 牵拉已经离断的胰颈部,将胰腺向头侧、腹侧牵拉。打开胰腺下缘后腹膜组织,找到脾静脉主干,显露胰体尾部汇入脾静脉的主干(图 3-46)。与分离动脉相同,分离脾静脉的各个属支,脾静脉壁薄,分离时不一定要求贯通后再用 hem-o-lok 夹夹闭,脾静脉属支隐约可见时即可用 hem-o-lok 夹夹闭,夹闭前尽可能地使 hem-o-lok 夹出头(图 3-47)。部分属支较短,夹闭后容易导致夹子脱落出血。此

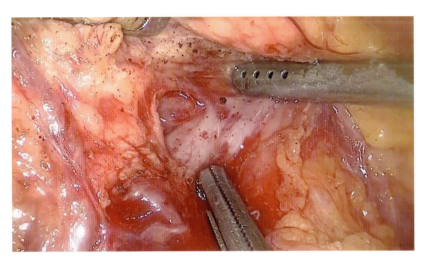

图 3-46　在胰腺下缘打开后腹膜,显露脾静脉及其引流胰腺的属支

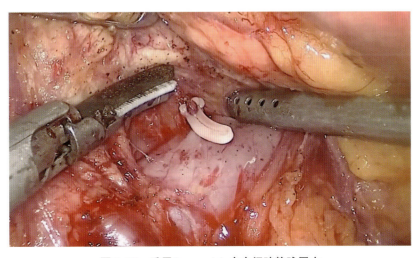

图 3-47　采用 hem-o-lok 夹夹闭脾静脉属支

时可以换用钛夹予以夹闭，钛夹相对较细小，夹闭时对组织牵拉较轻，待离断该属支后，采用4-0或5-0 Prolene线对该处进行缝扎，打结前移除钛夹；同样的，脾静脉与胰腺关系密切难以分离时，可在属支下方用钛夹夹闭脾静脉主干，超声刀在胰腺实质水平予以离断，同样采用Prolene线缝扎后移除钛夹。

6. 再次牵拉胰颈部，将远端胰腺向腹侧、尾侧牵拉，将胰腺上缘的后腹膜向左侧完全打开至脾门部的胰尾上缘。全程显露脾动脉，这时就能将脾动脉与胰体尾部之间的动脉分支予以显露，分离分支后近脾动脉侧采用hem-o-lok夹夹闭（图3-48），近胰腺端采用超声刀直接离断。由此可将脾动脉与胰体尾部分离。

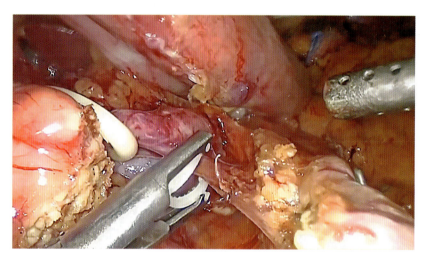

图3-48　胰体尾向腹侧、尾侧牵拉，其与脾动脉的分支便能清楚地显露、离断

7. 主刀医师在右侧操作，采用先静脉、后动脉的策略，完整切除胰体尾部。部分患者胰尾部深入脾门，需要细致解剖二级脾蒂后完整分离出胰尾，如难度较大强行分离容易导致大出血，此时应果断实施脾切除。

8. 分别经左右两侧操作孔交叉在胰腺上下缘放置多孔引流管各一根。标本经下腹或脐部切口扩大后取出。

【技术要点和难点】

1. 主刀医师站于患者右侧，适当张力显露胰体尾部与脾血管之间间隙，显露其分支，向尾侧牵拉便于显露脾动脉与胰体尾之间的分支；向头侧牵拉时便于显露脾静脉与胰体尾之间的分支。

2. 在脾动脉、脾静脉起始处预置阻断带在出血的情况下进行阻断不能完全减少脾血管出血，因为自胃大弯侧血管弓回流至胃网膜左血管及胃短血管的血流仍然能经过破口处流出。因此在分离胰腺和脾血管的过程中如发生出血，使用钛夹夹闭破损处，再用Prolene线缝合关闭。

3. 手术难点主要在于脾静脉与胰腺之间的分离，脾静脉来自胰腺的属支细小、壁薄，在分离时从后方予以贯通的过程中容易导致静脉撕裂、出血，此时往往急于使用hem-o-lok夹去夹闭，因hem-o-lok夹厚度相对较厚，容易导致静脉壁的进一步撕裂，甚至影响主干。因此建议直接使用钛夹夹闭后用超声刀离断血管，再用Prolene线缝扎加固，打结前移除钛夹。

【必须掌握的解剖】

术者需熟练掌握胰腺及脾脏局部解剖，特别是血管的解剖（图3-49）。

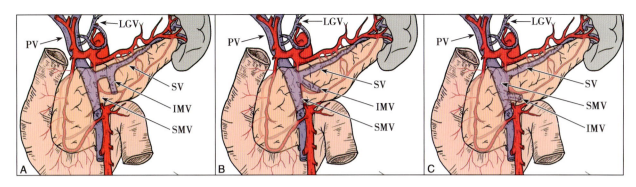

图 3-49　胰腺、脾静脉解剖及其相关变异
A. IMV 汇入 SV；B. IMV 汇入 SV 与 SMV 夹角；C. IMV 汇入 SMV。
SV. 脾静脉；SMV. 肠系膜上静脉；IMV. 肠系膜下静脉；PV. 门静脉；LGV. 胃左静脉。

【推荐方法和笔者经验】

腹腔镜保留脾脏血管及脾脏的胰体尾切除的关键在于脾静脉的保留，脾动脉发往胰腺的分支一般为 3~5 支，大多数位于胰尾部。而汇入脾静脉的属支较多，静脉壁薄，分离过程中极易损伤，因此手术的成功取决于脾静脉分支的处理，术中各种中转开腹及意外切除脾脏大多是由于静脉因素导致。

另外，部分患者胰尾部深入脾门给手术带来了极大的难度。不同于开放手术的是，胰尾部与脾门处脂肪组织无法清楚地识别，同时腹腔镜手术不能像开放手术一样离断脾肾韧带，将脾蒂向右侧翻转，便于更好地显露脾门部，进而更易于分离胰腺组织。如分离困难的情况下不可强行继续分离导致二级脾蒂撕裂，如遇此类情况应果断离断脾动、静脉起始部后连同脾脏一并切除。

在胰腺断端的处理问题方面，已有很多经验可循，包括切割闭合器横断，超声刀横断后以 Prolene 线缝扎等。笔者认为，无论任何方法都会造成胰腺上针（钉）眼的产生，从而出现胰瘘。除放置常规引流管，可以考虑把大网膜用 Prolene 线缝合到胰腺断端，可以最大限度地减少术后胰瘘的发生率及术后胰瘘所需引流的时间。另外，引流管口宜剪得相对细密，较粗大的引流管在拔除过程中可能会将 hem-o-lok 夹疝入管孔中而拔脱，导致术后大出血。

【术后处理和注意事项】

1. 出血　术后出血的原因主要为：hem-o-lok 夹或缝扎线脱落、电外科器械对血管损伤的迟发性破裂出血、胰瘘腐蚀血管壁引起出血等。一旦考虑出血应行急诊数字减影血管造影（digital subtraction angiography，DSA）或手术探查，避免延误最佳的手术处理时期。

2. 胰瘘　主要为胰腺残端瘘，亦有部分是在切除过程中遗留了脾门内的胰尾组织所致。胰腺残端瘘大多因针（钉）眼瘘，如不合并感染，大部分胰瘘属于生化瘘，在充分引流及大网膜包裹残端的情况下多能慢慢愈合，如引流液量较大，淀粉酶水平持续较高需考虑主胰管处的吻合钉爆钉或缝线脱落可能。根据胰腺组织的厚度、硬度来选择合适的成钉高度尤为重要，大多学者采用白钉或蓝钉，含 2~3 种不同成钉高度的"智能钉"或许是不错的选择。笔者所在单位多采用胰腺残端包裹缝合大网膜组织来减少术后胰瘘的发生，取得良好效果，术后胰瘘发生率较前明显减少。

3. 淋巴漏　后腹膜组织中含有大量淋巴组织，在分离过程中可能损伤到这些组织，但因为该手术不涉及淋巴组织清扫，故一般情况下损伤的均为细小的淋巴管。绝大多数通过引流均能短期内自愈。部分严重淋巴漏患者需使用奥曲肽、低脂饮食、加用低脂粉等治疗性饮食，大多数情况下淋巴漏均能自愈。

（吴　嘉）

参考文献

[1] CUSCHIERI A, JAKIMOWICZ J J, VAN SPREEUWEL J. Laparoscopic distal 70% pancreatectomy and splenectomy for chronic pancreatitis[J]. Ann Surg, 1996, 223(3): 280-285.

[2] FERNÁNDEZ-CRUZ L, MARTÍNEZ I, GILABERT R, et al. Laparoscopic distal pancreatectomy combined with preservation of the spleen for cystic neoplasms of the pancreas[J]. J Gastrointest Surg, 2004, 8(4): 493-501.

第六节　腹腔镜胰腺中段切除术

【适应证】

1. 胰颈、体部的良性或交界性肿瘤，远端至少可以保留5cm正常胰腺。
2. 单纯肿瘤剜除有损伤主胰管或肿瘤残留的风险。
3. 局灶性炎性肿块不能除外恶性者。

【禁忌证】

1. 胰腺恶性肿瘤，如导管腺癌。
2. 肿瘤体积较大，预计胰腺中段切除后无法保留至少5cm的远端胰腺。
3. **血管变异**　胰颈体尾部主要由胰横动脉供应，切除中段胰腺后，胰体尾有缺血坏死的可能。
4. 腹腔镜手术禁忌者。
5. 心、肺、肝、肾功能不全者。

【病例介绍】

患者，女性，54岁，因"上腹痛1周"入院。当地医院查腹部超声提示：胰体部低回声结节，性质待定。入院体格检查未见明显异常。入院查血常规、生化、凝血功能、肿瘤标志物等未见明显异常。检查未发现明显手术禁忌，拟行腹腔镜胰腺中段切除术。

【术前检查】

胰腺增强MRI示胰体部占位，考虑神经内分泌肿瘤（图3-50）。

【体位及操作孔布局】

患者取头高足低平卧位。脐下切口作为观察孔，左、右锁骨中线脐平面上2～3cm置入0.5cm和1.2cm Trocar作为主操作孔，双侧腋前线肋缘下置入1～2个0.5cm Trocar作为辅助操作孔（图3-51）。

【手术步骤】（视频10）

视频10　腹腔镜胰腺中段切除术

1. 建立气腹，探查盆腔、腹膜、膈肌、肝脏、肝十二指肠韧带、横结肠系膜无明显结节。
2. 超声刀于胃结肠韧带无血管区，逐渐打开胃结肠韧带，打开小网膜囊，将胃悬吊于左上腹壁（图3-52、图3-53），向胰头尾两侧延伸，充分显露胰腺，未见明显肿瘤，术中超声提示肿瘤位于胰颈部，大小约1.2cm，与主胰管紧贴，未见远端胰管扩张，脾动脉及脾静脉无明显侵犯，远端胰腺长度超过5cm（图3-54）。
3. 游离胰腺下缘，向胰腺头侧分离至肠系膜上静脉右侧，向尾侧沿脾静脉分离至肿瘤左侧2～3cm处正常胰腺组织。经肠系膜上静脉游离胰腺上缘，显露肠系膜上静脉和门静脉，在胰颈部上缘解剖肝动

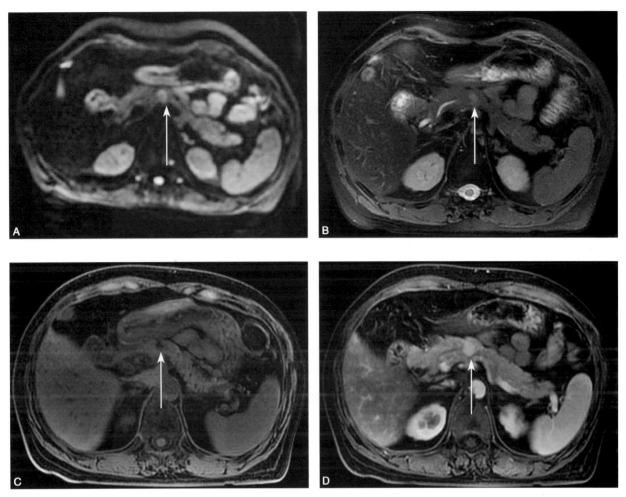

图 3-50　增强 MRI 提示胰体部占位，考虑神经内分泌肿瘤
A. DWI；B. T2WI；C. T1WI 平扫；D. T1WI 动脉期。

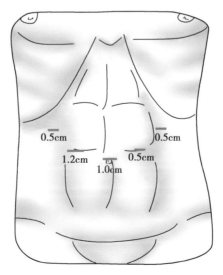

图 3-51　操作孔位置示意图

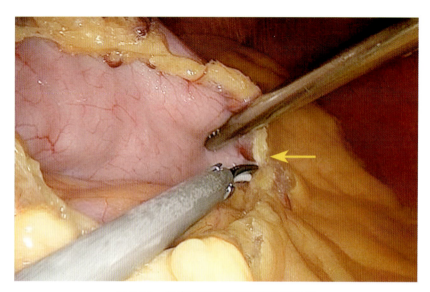

图 3-52 超声刀离断胃部分胃结肠韧带

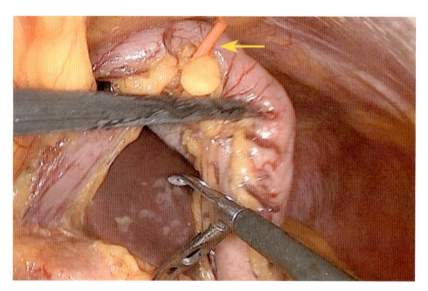

图 3-53 将胃悬吊至上腹壁

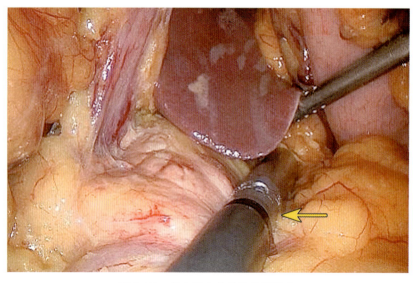

图 3-54 术中超声定位胰体部肿瘤

脉、门静脉，打通胰腺后方隧道（图 3-55）。

4. 于胰头侧距离肿瘤约 1cm 处离断胰腺（图 3-56），可使用腔镜下直线型切割闭合器，闭合速度尽可能放慢，每次击发间停顿 10～15 秒，防止快速离断导致胰腺组织撕裂，保证断端闭合良好。

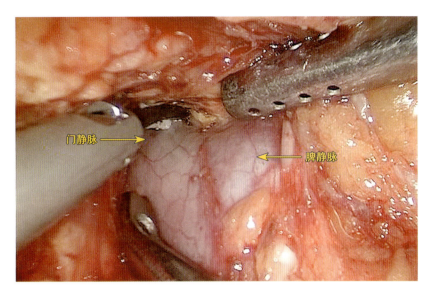

图 3-55　在胰腺下缘沿肠系膜上静脉建立胰后隧道

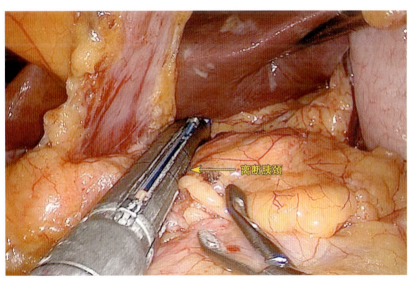

图 3-56　直线切割闭合器离断胰颈

5. 将远端胰腺向左侧翻起，沿脾动、静脉向胰尾方向游离，离断脾动脉与胰腺间的供应血管，注意保护胃冠状静脉（图 3-57）。于胰体尾部距肿瘤约 1cm 处使用超声刀或电钩离断远端胰腺。切除标本送术中快速病理检查，明确肿瘤性质并切缘定性。病理报告：非功能性胰腺内分泌肿瘤考虑，手术切缘阴性。

6. **消化道重建采用胰肠吻合**　距离十二指肠悬韧带 15cm 处离断空肠，远端空肠自横结肠后方上提。胰管内放置支撑管，胰腺断端与空肠行端侧吻合（详细吻合方法见第三章第八节）。距胰肠吻合口远端 45cm 处行 Roux-en-Y 吻合（图 3-58）。

7. 于胰腺断端及胰肠吻合旁放置腹腔引流管，引流管经相应操作孔引出体外。缝合手术切口，固定引流管。

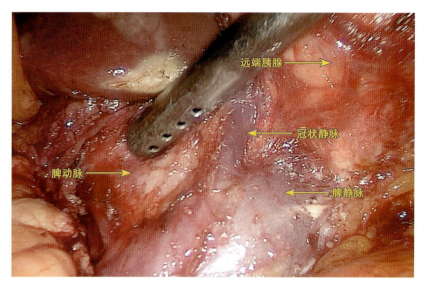

图 3-57　将远端胰腺向左侧翻起

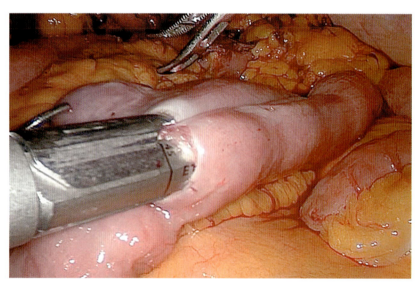

图 3-58　直线切割闭合器行空肠 Roux-en-Y 吻合

【技术要点和难点】

1. 对于胰腺实质内肿块，不突出胰腺包膜，术中需结合超声行定位，同时肿块左右边界（切缘）亦需要定位。因此，笔者中心对于胰腺中段切除术，常规使用术中超声检查。

2. 于胰腺下缘显露肠系膜上静脉时，应仔细解剖处理胰腺通往肠系膜上静脉的静脉属支，避免过度牵拉造成撕裂、出血。有学者建议使用 Prolene 线缝扎或双极电凝处理，避免使用 hem-o-lok 夹或钛夹而影响胰后隧道的建立。

3. 建立胰后隧道，有效悬吊胰腺是手术成功的关键之一。胰颈后方与肠系膜上静脉、门静脉之间为无血管区，且组织层次疏松，钝性分离即可贯穿胰后隧道，但应注意上缘可能的血管变异，有条件时可完善术前 CTA 检查。

4. 因胰头区域血管较多，建立胰后隧道后，不建议向胰腺头侧过度分离。

5. 脾静脉粗大、壁薄，与胰腺间的穿支血管较多，向左侧分离胰腺与脾动、静脉时，易撕裂出血。若发生胰动、静脉分支出血，可使用钛夹或丝线结扎止血。

6. 胰体尾处胰管较细，解剖分离不易。离断远端胰腺时，可用超声刀由外围逐渐向中央"蚕食"，显露胰管后,用剪刀离断,避免灼烧、闭塞主胰管使寻找胰管、放置胰管支撑管的难度增加。

【必须掌握的解剖】

1. 脾动脉及其胰体尾部分支(图3-59)。
2. 脾静脉及其主要属支(图3-60)。

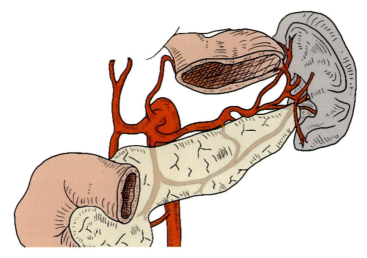

图3-59　常见脾动脉及其分支

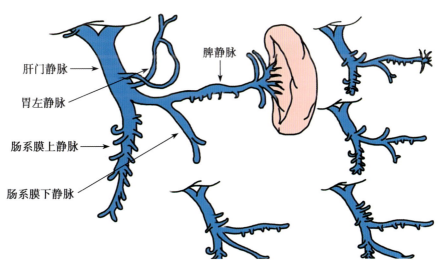

图3-60　常见脾静脉、肠系膜上静脉、肠系膜下静脉、胃冠状静脉汇入变异

【推荐方法和笔者经验】

1. 使用切割闭合器离断近端胰腺时,应避免损伤肝总动脉。可先于胰腺上缘解剖出肝总动脉,并予以悬吊(图3-61)。

2. **降低胰瘘风险**　近端胰腺离断可选用Endo-GIA,也可使用超声刀。使用Endo-GIA时应根据胰腺质地、厚度选用合适的钉仓,对于胰腺质地较软的正常胰腺组织,一般宜选择白钉,若反复胰腺炎所致胰腺质地较硬或者胰腺局部厚度超过5cm存在较大白钉切割挤压风险的宜选择蓝钉,闭合速度尽可能放慢,防止快速离断导致胰腺组织撕裂。若胰腺质地坚硬,切割闭合器难以良好闭合胰腺断端,可采用超声刀离断胰腺。选用超声刀离断时,应仔细寻找近端主胰管,予以缝扎。若无法明确近端主胰管,可用Prolene线缝合胰腺断面,但应避免过度缝合导致胰腺坏死。对于远端胰腺功能重建,笔者推荐使用胰肠吻合,吻合时胰管内置入支撑管,避免吻合过程中将远端胰管缝闭。一般导管对黏膜缝合6~8针,选择

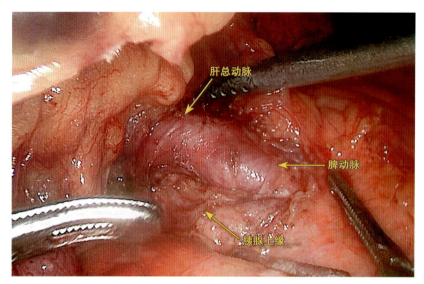

图3-61 胰腺上缘解剖出自腹腔干发出的肝总动脉、脾动脉，以免离断胰颈时损伤

后壁开始的间断缝合，外层胰腺对浆膜缝合采用前壁、后壁分别连续以4-0倒刺线缝合。胰肠吻合中需注意切勿缝闭主胰管，对于远端胰管不明确的建议采用胰胃吻合。胰胃吻合需要至少游离远端胰腺3cm，中段胰腺切除后过度游离胰尾部存在缺血增加的风险，导致吻合口缺血难愈合及远端胰腺功能丧失。

3. 胰背动脉的保护 脾动脉一般需在游离胰腺之前解剖显露，近端采用自肝总动脉向腹腔干起始部解剖，显露脾动脉，用血管彩带进行悬吊，防止切割离断胰腺时损伤，若分离此处动脉困难，也可先在胰体尾部上方游离出脾动脉远端，然后向腹腔干方向解剖显露，直至脾动脉被胰腺实质包裹处停止游离，用血管彩带悬吊脾动脉远端，待离断胰腺远端实质后在胰腺实质内精细解剖显露近端脾动脉，一般动脉在胰腺实质内也有薄膜，可紧贴血管鞘膜分离，需避免超声刀热损伤。若脾动脉近、远两端均无法分离，需先行处理胰腺实质，确实无法保留脾动脉需更改手术方式。脾静脉的处理一般先打开胰腺下缘的后腹膜，自肠系膜上静脉向上显露胰腺后方的脾静脉主干，适当分离后离断胰腺近端，然后沿脾静脉向远端分离，多数需要处理2～3根较小的胰腺回流静脉，然后离断胰腺实质远端切除肿瘤，若拟行胰胃吻合需要继续向远端游离3cm以上。

4. 引流管放置 一般放置两根引流管，一根位于胰肠吻合口上方，经右侧肝下、网膜孔放置到左侧肝下及胰肠吻合口上方后侧，此处血管游离后容易暴露于腹水中导致致死性并发症，同时平卧位时此处较低容易积聚腹水。另一根放置于胰肠吻合口下方。

5. 肿瘤切除后应送检术中快速病理诊断，明确切缘是否阴性，防止肿瘤残留。同时明确肿瘤性质，若为恶性肿瘤应改行胰腺癌根治术。

【术后处理和注意事项】

腹腔镜胰腺中段切除术后在胰腺形成2个断面，术后胰瘘发生率较高。术后除观察腹部体征外，还要注意腹腔引流液的量及性状，监测引流液淀粉酶指标，及时监测术后胰瘘。定期复查超声、CT，如有积液、残腔或脓肿形成，需及时穿刺引流。

（张远标 沈国樑）

参考文献

[1] BASSI C, MARCHEGIANI G, DERVENIS C, et al. The 2016 update of the International Study Group (ISGPS) definition

and grading of postoperative pancreatic fistula: 11years after[J]. Surgery, 2017, 161(3): 584-591.

[2] HACKERT T, HINZ U, PAUSCH T, et al. Postoperative pancreatic fistula: we need to redefine grades B and C[J]. Surgery, 2016, 159(3): 872-877.

第七节　腹腔镜保留十二指肠胰头切除术

【适应证】

胰头部良性或交界性病变、低度恶性病变及无法缓解的伴有疼痛的慢性肿块型胰腺炎。

【禁忌证】

1. 有严重心肺疾病无法耐受全身麻醉及手术者。
2. 术前高度怀疑为胰腺恶性肿瘤的患者。
3. 既往有梗阻性黄疸病史的患者。

【病例介绍】

患者，女性，68岁，因"体检发现胰腺囊性占位1周"入院。既往史无殊。术前血常规、生化及肿瘤标志物等检测未见异常。腹部增强CT示胰头部囊实性占位，与主胰管相通；胰管扩张，最大直径5.5mm（图3-62）。术前诊断为混合型胰腺导管内乳头状黏液性肿瘤。

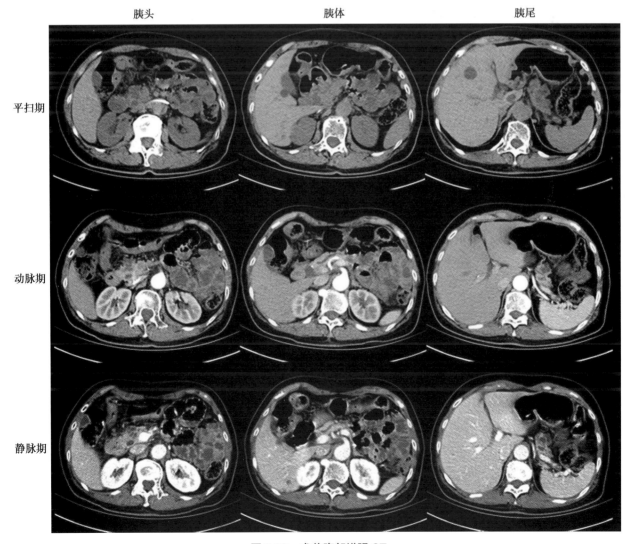

图3-62　术前腹部增强CT

【术前检查】

术前完善血、尿、粪三大常规,生化,凝血功能,肿瘤标志物(重点关注 CA19-9、癌胚抗原),传染病检测,胰腺增强 CT 或 MRI,MRCP 等检查,对一些性质不明的病例也可以采用超声内镜引导细针穿刺抽吸术(endoscopic ultrasound-guided fine needle aspiration,EUS-FNA)。高龄患者需加做心肺功能的检查。血管 CTA 三维重建技术有助于显示胰十二指肠上动脉、胰十二指肠下动脉。

【体位及操作孔布局】

患者通常采用分腿平卧位,头抬高 30°。术者站于患者右侧,助手站于患者左侧,扶镜者站于患者两腿之间。常规 V 字形 5 孔法布置操作孔 Trocar(图 3-63)。

图 3-63　布孔位置示意图

【手术步骤】(视频 11)

 视频 11　腹腔镜保留十二指肠胰头切除术

如果采用 Beger 法,需要保留十二指肠周围的胰腺组织,通常需要使用空肠与十二指肠周围的残胰进行吻合;Miyagawa 法要求完整保留胰头部血管的前后弓,技术难度极大,目前未见有文献报道在腹腔镜下采用此种方法;笔者中心通常采用 Takada 法进行切除,也就是保留十二指肠及胆管,但需切断胰十二指肠上前动脉,保留胰头部后弓及胰十二指肠上后动脉(PSPDA),但是不进行 Kocher 切口的游离以免影响后弓的血供。吻合方式使用远端的空肠进行 Roux-en-Y 导管对黏膜的端侧胰肠吻合术。具体手术步骤如下。

1. **探查**　打开胃结肠韧带及十二指肠结肠韧带,沿 Toldt 筋膜下降结肠肝曲,显露胰头部。

2. 在胰颈部下缘解剖并分离胃网膜右静脉,hem-o-lok 夹夹闭后离断。循胃网膜右静脉解剖胃结肠干,继而显露肠系膜上静脉,在胰腺下缘打开后腹膜,建立胰腺与门静脉 - 肠系膜上静脉之间的隧道(胰颈后隧道,图 3-64)。在胰颈部上缘打开后腹膜,显露肝总动脉及脾动脉根部,血管悬吊带牵

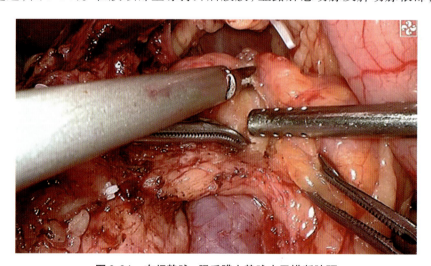

图 3-64　在门静脉 - 肠系膜上静脉水平横断胰颈

拉以免在离断胰腺时误伤。超声刀离断胰颈，在接近主胰管位置时（术前CT或MRI阅片），改用剪刀锐性离断胰腺组织，以免超声刀热损伤后主胰管闭合或退缩，这对于主胰管直径较细的患者尤为重要。

3. 在十二指肠左后方解剖胃十二指肠动脉，循胃十二指肠动脉可显露走行在胰腺表面的胰十二指肠上前动脉，以及转向腹侧、走行于十二指肠下缘的胃网膜右动脉，在胰十二指肠上前动脉的起始部离断。注意不要误伤向胰头背侧走行的胰十二指肠上后动脉（图3-65）。

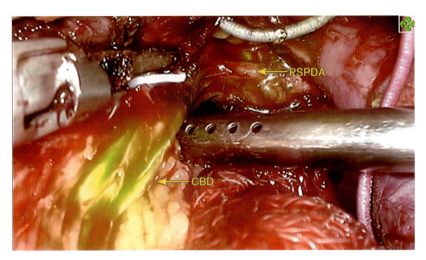

图3-65 避免损伤供应胆总管下端及乳头血供的胰十二指肠上后动脉
PSPDA.胰十二指肠上后动脉；CBD.胆总管。

4. 向下牵引胰头部的胰腺组织，自头侧向尾侧沿十二指肠壁内侧0.5cm剥离胰腺组织，直至胆总管前壁。胰十二指肠上后动脉一般走行于胆总管前方或右后缘，完整剥离此区域的胰腺组织可能导致胰十二指肠上后动脉的损伤，而胰十二指肠上后动脉是供应胆总管下端及十二指肠乳头括约肌的主要供血血管，损伤该血管可能导致胆总管坏死及乳头括约肌失去功能，远期并发胆总管缺血性狭窄甚至结石可能。因此，在剥离过程中见到胆总管下端右缘后可保留适当的胰腺组织以免损伤胰十二指肠上后动脉，造成对胆总管及十二指肠乳头的损伤。

5. 自尾侧向头侧，剥离至十二指肠水平部开始要特别注意十二指肠血供，十二指肠球部、降部的供应血管为十二指肠上动脉及胰十二指肠上前、上后动脉，切断胰十二指肠上前动脉后还有胰十二指肠上后动脉及十二指肠上动脉的代偿，但在水平部开始，主要供应血管为胰十二指肠下动脉和第一支空肠动脉的十二指肠分支。在分离过程中容易损伤这些血管，一旦损伤可能导致十二指肠壁的缺血挛缩或坏死，必须仔细辨认胰十二指肠下动脉及其分支，只能切断其发往胰腺的分支，绝不可伤及其主干及发往十二指肠的分支。

6. 分离胰头钩突部与门静脉-肠系膜上静脉及肠系膜上动脉的技术与胰十二指肠切除术中相同。

7. 从三个方向完成游离后，最后汇聚于乳头部附近，在离断胰腺实质前，注意寻找主胰管（Wirsung管）汇入壶腹部的区域，仔细辨认清楚后用hem-o-lok夹夹闭或缝合关闭，但不能损伤胆总管下端。至此，胰头完整切除（图3-66）。

8. 重建方法与腹腔镜胰十二指肠切除术Roux-en-Y胰管空肠端侧吻合方法相同，十二指肠悬韧带下方15cm处离断空肠，裁剪系膜后经结肠后上提远端空肠袢，与远端胰腺行导管对黏膜端侧吻合术，再行肠肠侧侧吻合。

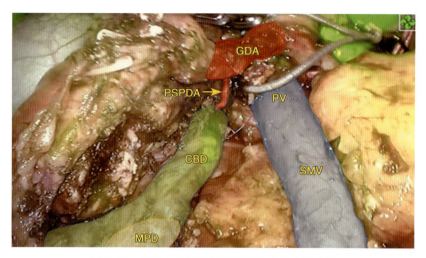

图 3-66　保留十二指肠的胰头切除术后术野全貌

GDA. 胃十二指肠动脉；PSPDA. 胰十二指肠上后动脉；PV. 门静脉；SMV. 肠系膜上静脉；CBD. 胆总管；MPD. 主胰管。

【技术要点和难点】

1. **胰十二指肠血管静脉弓的保留**　由胰十二指肠上静脉及胰十二指肠下静脉的分支在胰头前后方组成的静脉弓，相比动脉，管壁薄，不易识别，分离过程中在牵拉胰头的张力下分离容易导致撕裂损伤，引起术后十二指肠淤血，最终需改行腹腔镜胰十二指肠切除术。

2. 充分保证十二指肠血运，不能进行 Kocher 切口的游离，切断胰十二指肠上前动脉而保留胰十二指肠上后动脉，从而保证胆总管下端的血供及乳头的血供（胰十二指肠上后动脉可发出乳头动脉或乳头支供应十二指肠乳头）。

【必须掌握的解剖】

术者需熟悉壶腹部（胰头及十二指肠等）局部解剖关系（图 3-67、图 3-68）。

【推荐方法和笔者经验】

1. 横断胰颈部后，从上（十二指肠球部下缘）、中（从门静脉-肠系膜上静脉、肠系膜上动脉右缘分离钩突）、下（十二指肠水平部以上）向乳头为终点的方向分离，最后汇聚于乳头方向，完成切除过程。

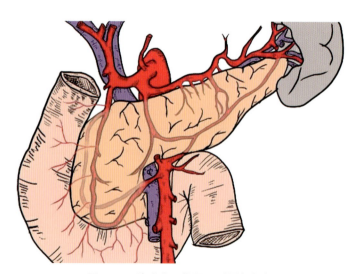

图 3-67　胰头十二指肠区域局部解剖

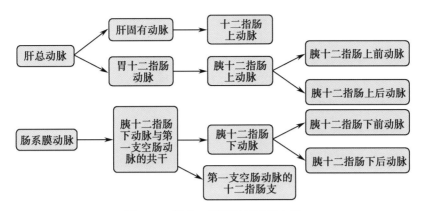

图 3-68　胰十二指肠区域动脉血供

2. 保留胆总管附近的胰腺组织可避免损伤胰十二指肠上后动脉，避免术后胆总管下端及十二指肠乳头缺血。在胆总管周围的残胰不需要吻合，因为该区域的胰腺组织引流至副胰管（Santorini 管），但局部可能会有创面胰瘘，需要妥当放置引流管。

3. 应最大程度保留十二指肠前后血管，至少要保留后弓血管，降低术后十二指肠缺血挛缩或坏死的可能。同时，后弓血管供应胆总管下端及乳头，保留后弓可以降低胆管狭窄或术后胆漏的风险。笔者曾收治一例合并慢性胰腺炎的患者，其胰腺组织严重包绕血管弓，术中前后弓均不同程度被损伤，术中判断十二指肠无明显缺血，术后观察亦无迟发性十二指肠缺血挛缩及坏死发生。对于这类患者，推测其有较多支或较粗大的十二指肠上动脉供应球部及降部，乳头部血供亦可通过十二指肠壁的血流代偿供应。

4. 胆总管周围胰腺组织的过多剥离可能会导致胆总管下段缺血坏死，在高度怀疑的情况下可以预防性放置 T 管避免术后出现胆漏。在没有放置 T 管的情况下，一旦发现胆漏，可通过 ERCP 放置胆管支架处理。

【术后处理和注意事项】

1. **出血**　术后出血的原因主要为：hem-o-lok 夹脱落、电外科器械对血管损伤的迟发性破裂出血、胰瘘腐蚀血管壁引起出血等。一旦考虑出血应行急诊 DSA 或手术探查，避免延误最佳的手术处理时期。

2. **胰瘘**　主要为胰肠吻合口瘘，总体发生率在 20% 左右，可通过放置双套冲洗引流管来处理（详见第三章第八节）。

3. **十二指肠迟发性坏死**　因动脉损伤缺血或静脉损伤淤血后导致十二指肠迟发性坏死，甚至穿孔可能。一旦证实需行胰十二指肠切除术。

4. **胆管狭窄**　因损伤胰十二指肠上后动脉导致胆管下端缺血继发狭窄，如引起反复黄疸，可行 ERCP 胆管支架置入，如保守治疗无效可行胆肠内引流。

（吴嘉　张远标）

参考文献

[1] BEGER H G, WITTE C, KRAUTZBERGER W, et al. Experiences with duodenum-sparing pancreas head resection in chronic pancreatitis[J]. Chirurg, 1980, 51(5): 303-307.

[2] TAKADA T, YASUDA H, UCHIYAMA K, et al. Duodenum-preserving pancreatoduodenostomy. A new technique for complete excision of the head of the pancreas with preservation of biliary and alimentary integrity[J]. Hepatogastroenterology, 1993, 40(4): 356-359.

[3] CAO J, LI G L, WEI J X, et al. Laparoscopic duodenum-preserving total pancreatic head resection: a novel surgical ap-

proach for benign or low-grade malignant tumors[J]. Surg Endosc, 2019, 33(2): 633-638.

[4] WU J, HU Q, JIN L, et al. Laparoscopic duodenum and spleen-preserving total pancreatectomy: a novel surgical technique for pancreatic intraductal papillary mucinous neoplasms[J]. Biosci Trends, 2019, 13(5): 456-460.

第八节　腹腔镜胰十二指肠切除术

【适应证】

1. 胰头部肿块性慢性胰腺炎，伴有严重疼痛或胆道、十二指肠梗阻症状；以及胰头部肿块，活检或冷冻病理切片未发现癌，但临床上难以除外癌，尤其是 CA19-9 升高者。

2. 胰头部恶性肿瘤。

3. 十二指肠肿瘤、壶腹部周围良性肿瘤，体积较大，不能局部切除，有恶变概率，或出现压迫、梗阻症状。

4. 十二指肠肿瘤、壶腹部周围恶性肿瘤，无腹腔广泛转移和淋巴结转移。

【禁忌证】

1. 除开腹胰十二指肠切除术的禁忌证外，还包括不能耐受气腹或无法建立气腹者，以及腹腔内广泛粘连和难以显露、分离病灶者。

2. 局部进展期胰腺癌经转化治疗后。

3. 病灶紧贴或直接侵犯胰头周围大血管需行大范围血管切除置换者。

4. 病变过大，影响器官和重要组织结构的显露，无法安全行腹腔镜下操作者。

5. 超大体质量指数（body mass index，BMI）影响腹腔镜操作者。

【病例介绍】

患者，男性，62 岁，因"尿黄伴乏力 3 月余"入院，既往史无殊。我院门诊行 MRCP 提示符合胆囊切除术后改变，肝内外胆管扩张，胆总管下端可疑低信号，需警惕肿瘤性病变（图 3-69）。入院后予以完善 ERCP 检查提示十二指肠乳头肿瘤伴胆管扩张。病理提示十二指肠乳头腺癌。诊断明确，检查未见远处转移，遂拟行腹腔镜胰十二指肠切除术。

【术前检查】

术前诊断：应用超声、增强 CT、CTA 和 MRI 等检查进行诊断，必要时行 PET/CT 检查以助定性和排除远处转移，若肿瘤仍然定性定位困难，或者对需要进行新辅助和转化治疗的患者，可行超声内镜穿刺

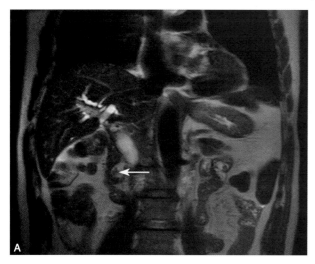
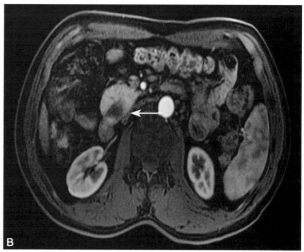

图 3-69　胰腺增强 MRCP 提示胆管下端占位
A. 磁共振增强 T2 期可见胆总管下端充盈缺损；B. 增强扫描可见胆管下端可疑强化结节。

活检明确诊断。

血管变异和侵犯的影像分析：血管变异尤其是肝总动脉及其分支变异发生率较高，其中最常见的是变异肝右动脉（包括副肝右动脉和替代肝右动脉），由于腹腔镜手术丧失了触觉，因此术前检查对于发现肝动脉变异尤为重要。笔者中心坚持外科医师独立连续动态阅片，并结合多排螺旋计算机体层摄（multi-detector spiral computer tomography，MDCT）血管成像和3D可视化技术，明确变异血管的起点和走行，制订个体化的手术方案。术前影像学检查可判断血管侵犯情况，门静脉-肠系膜上静脉被浸润部分宽度不超过周径的1/3且长度<2cm，能熟练完成传统开腹胰十二指肠切除联合血管切除重建术的术者可尝试腹腔镜下胰十二指肠切除联合血管切除重建术，腹腔镜下血管切除重建需要高超的手术技巧和相应的器械，不具备条件者，需选择开放手术。

图3-70 操作孔布局

【体位及操作孔布局】

患者采用平卧分腿位，传统五孔法（图3-70）。

【手术步骤】（视频12）

 视频12　腹腔镜胰十二指肠切除术

1. **探查**　笔者中心非常强调腹腔镜胰十二指肠切除术中探查的重要性。充分探查可有效避免对已出现肝脏转移或腹腔播散的Ⅳ期患者行腹腔镜胰十二指肠切除术，也可避免离断关键管道后才发现肿瘤无法根治而被迫仅行姑息性切除的尴尬局面。探查包括全腹腔探查、Trocar切口探查、建立胰后隧道等重要步骤。全腹腔探查应彻底，不仅要探查肝脏膈面、脏面、网膜表面和盆底，还应探查横结肠系膜根部和十二指肠悬韧带处。然后自左向右打开胃结肠韧带（图3-71），充分显露胰体尾，彻底下降结肠肝曲及横结肠系膜至十二指肠水平部，将右半横结肠与胰头十二指肠前方分离，并离断由胃结肠干（又称亨勒干，Henle trunk，

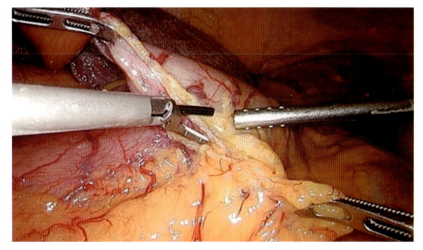

图3-71　离断胃结肠韧带，以便显露胰腺背侧，并向右侧显露Trocar切口

图3-72)或结肠中血管发出的右副结肠血管,充分显露胰头/十二指肠环。随后可切开Trocar切口(图3-73),显露下腔静脉、左肾静脉、腹主动脉、腹腔干、肠系膜上动脉。然后解剖胰腺下缘,顺势显露肠系膜上静脉并建立胰颈后方隧道。解剖胰腺上缘,显露肝总动脉、肝固有动脉、胃十二指肠动脉及门静脉,完成探查。

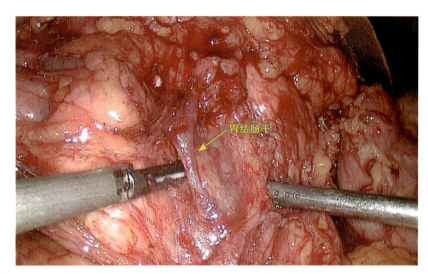

图3-72 胰腺下方显露肠系膜上静脉,结扎离断胃结肠干

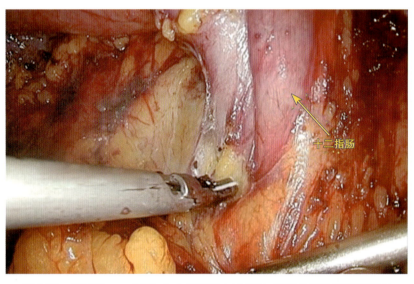

图3-73 打开Trocar切口,向左侧翻起十二指肠,行胰头及钩突背侧探查

2. 切除

(1)钩突系膜薄层化:Trocar切口完成探查后,助手将胰头十二指肠环向左侧翻起,在左肾静脉与下腔静脉夹角内找到肠系膜上动脉根部(图3-74),沿肠系膜上动脉右侧缘用超声刀骨骼化肠系膜上动脉2~3cm,使连接肠系膜上血管的钩突系膜薄层化。此安全的解剖分离依据是肠系膜上动脉起始段2~3cm内无重要血管分支。需注意的是术前CT阅片应注意此区域内有无变异肝动脉。

(2)离断胃:结扎离断胃远端小弯侧网膜血管,在适当位置以内镜下闭合器(蓝钉,钉仓高度3.5mm)离断胃远端,近端胃向左翻开,以便充分显露胰头上缘、肝十二指肠韧带区域,便于淋巴结清扫。

（3）解剖肝十二指肠韧带和三层次淋巴结清扫：胰腺上缘解剖悬吊肝总动脉（图3-75），显露胰上三角（肝总动脉、胃十二指肠动脉和胰腺上缘），清扫肝总动脉、肝固有动脉周围淋巴结至肝门板（第一层次淋巴结：第8a、12a组），于根部夹闭、离断胃十二指肠动脉和胃右动脉（图3-76）。逆行切除胆囊，哈巴狗钳阻断肝总管近端后离断肝总管（图3-77）。术中快速病理诊断明确胆管切缘状态。清扫门静脉前方、胆总管和肝总动脉后方淋巴结（第二层次淋巴结：第12b、8p组），在门静脉悬吊和充分显露下清扫其后方淋巴结（第三层次淋巴结：第12p组）。

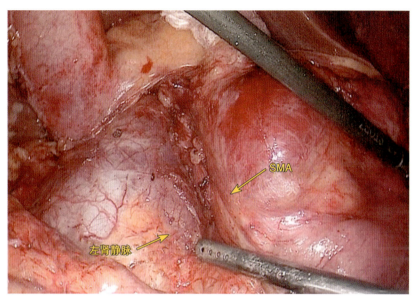

图3-74　Trocar切口打开后，继续向左翻开胰头，显露左肾静脉、肠系膜上动脉
SMA. 肠系膜上动脉。

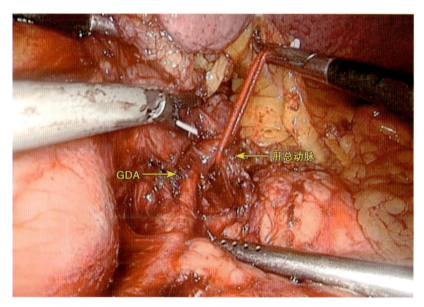

图3-75　解剖并悬吊肝总动脉，显露胰上三角解剖，清扫淋巴结
GDA. 胃十二指肠动脉。

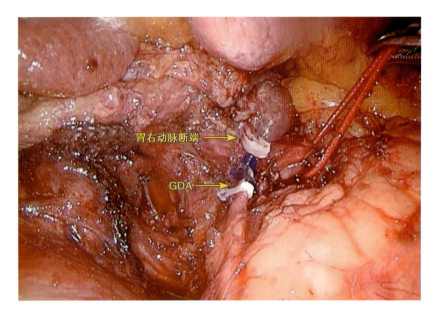

图 3-76　离断胃十二指肠动脉和胃右动脉
GDA. 胃十二指肠动脉。

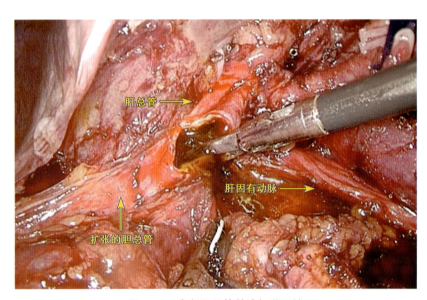

图 3-77　离断肝总管并清扫淋巴结

（4）离断胰腺：肠系膜上静脉左侧以超声刀离断胰颈。采用"小口蚕食、逐层推进"方法，自足侧向头侧离断胰颈，断面出血处可用双极电凝止血，离断过程中注意辨认主胰管，使用剪刀离断，有利于进行胰肠吻合（图 3-78）。常规行胰腺切缘术中快速病理检查，保证胰腺切缘的阴性。

（5）离断空肠：提起横结肠，确定空肠和十二指肠悬韧带位置，紧贴空肠游离至十二指肠悬韧带左侧缘，注意保护肠系膜下静脉和第一支空肠动脉（图 3-79、图 3-80）。距十二指肠悬韧带 10～15cm 处紧贴空肠超声刀离断系膜，置入腔镜下直线切割闭合器（白钉，钉仓高度 2.5mm）离断空肠（图 3-81），继续紧贴近端空肠向十二指肠方向离断系膜至胰腺钩突。将游离的空肠近端自小肠系膜根部后方置于胰头十二指肠后方。

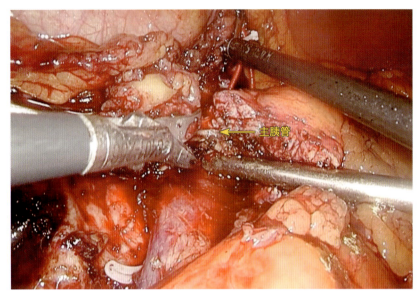

图 3-78　在肠系膜上静脉上方离断胰颈,并用剪刀锐性离断胰管

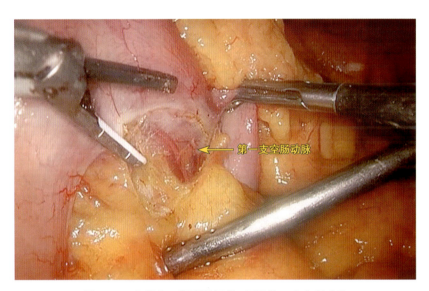

图 3-79　离断十二指肠悬韧带,显露第一支空肠动脉

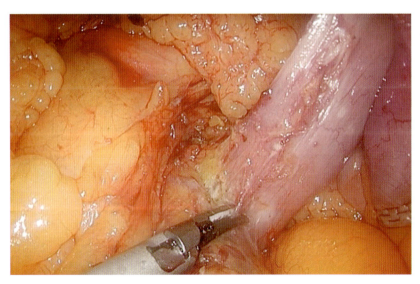

图 3-80　离断十二指肠悬韧带

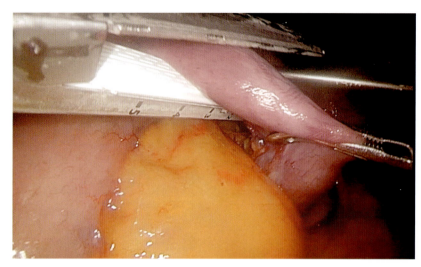

图 3-81　白钉离断空肠

（6）离断钩突：将游离的近端空肠牵至右侧，按腹腔镜"由足侧至头侧"的操作原则，由足侧开始沿钩突系膜向头侧分离，助手向左侧牵开肠系膜上静脉，即可显露肠系膜上动脉鞘，超声刀"小口薄层"推进，辨认胰十二指肠下静脉后结扎离断（图 3-82），紧邻胰十二指肠下静脉头侧的为胰十二指肠下动脉（图 3-83），辨认后结扎离断，继续向上结扎离断胰十二指肠上后静脉（图 3-84）。沿肠系膜上动脉鞘离断钩突的同时也清扫了第 14a、14b 组淋巴结，最后连同肝十二指肠韧带清扫的淋巴结，整块移除标本（图 3-85）。

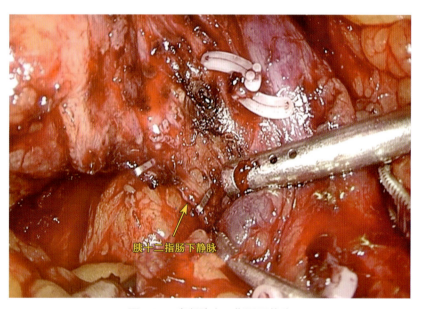

图 3-82　离断胰十二指肠下静脉

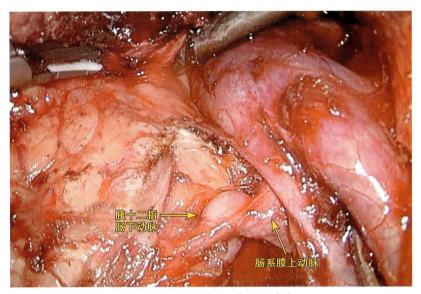

图 3-83　辨认胰十二指肠下动脉

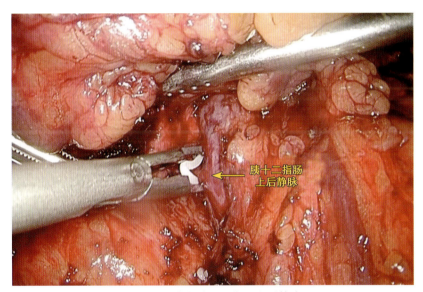

图 3-84　离断胰十二指肠上后静脉

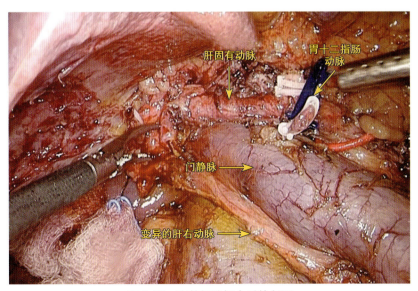

图 3-85　完整切除标本后的创面

3. 消化道重建

（1）胰肠吻合：胰肠吻合方式多样，主要分为导管对黏膜吻合、套入式吻合两大类，目前国内仍以导管对黏膜吻合为主。笔者中心常规采用导管对黏膜吻合，置入支撑引流管后（图3-86），按传统Blumgart法用4-0 Prolene线U形贯穿缝合胰腺全层及空肠黏膜后壁浆肌层（图3-87），胰管上下分别缝合两针（最上一针留针），在主胰管对应处超声刀空肠开孔，用5-0 PDS-Ⅱ缝线全层8字缝合主胰管后壁与空肠孔后壁（图3-88），用5-0 PDS-Ⅱ缝线连续缝合主胰管与空肠孔上壁、前壁、下壁；带针线反向缝合空肠黏膜前壁浆肌层和胰腺前壁完成吻合（图3-89、图3-90）。

（2）胆肠吻合：胆肠吻合可采用连续缝合、间断缝合及连续间断相结合的方法。使用4-0可吸收倒刺线进行胆肠连续吻合（图3-91），针对胆管细小患者合理使用吻合口支撑管以预防胆瘘和狭窄。

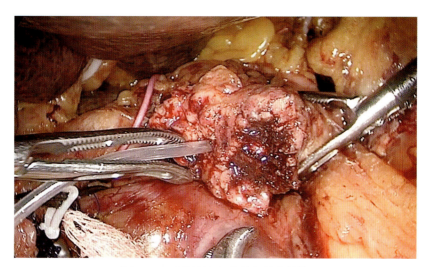

图3-86　胰管置入相应管径的支撑管

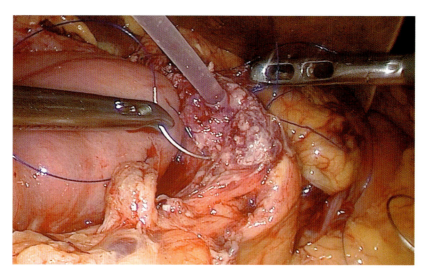

图3-87　U形贯穿缝合胰腺全层及空肠黏膜后壁浆肌层

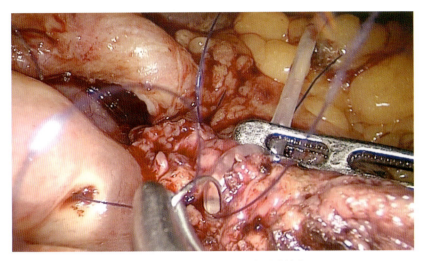

图 3-88　胰管后壁与空肠孔后壁缝合

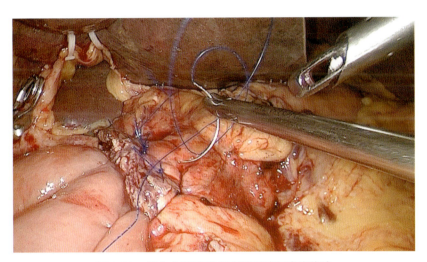

图 3-89　缝合空肠黏膜前壁浆肌层和胰腺前壁

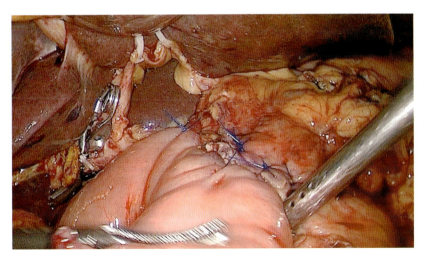

图 3-90　完成胰肠吻合口

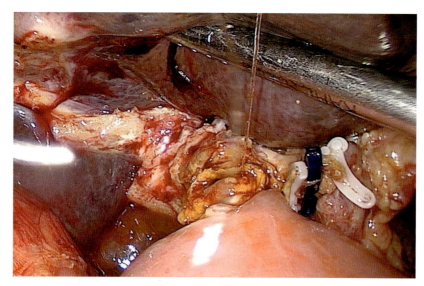

图 3-91　4-0 倒刺线行胆肠吻合

（3）胃肠吻合：胃肠吻合距胆肠吻合口 45cm 处，纵向切开空肠和胃大弯各 1cm。置入直线切割闭合器将胃断端与空肠行侧侧吻合（图 3-92）。共同开口用倒刺线缝闭。

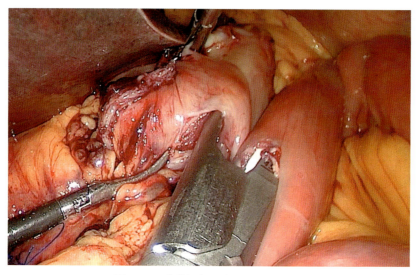

图 3-92　直线切割闭合器行胃肠吻合

4. 引流管的放置和标本取出　腹腔镜胰十二指肠切除术引流管的放置可参照开腹手术，充分合理利用操作孔放置引流管，标本切除后应及时取出，取出时勿过分挤压，注意预防肿瘤播散种植，可从上腹部、脐周和下腹部小切口取出。缝合该切口，重新建立气腹，冲洗腹腔，在胆肠、胰肠吻合口后方各妥当放置腹腔引流管一根后（图 3-93），常规关腹。

【技术要点和难点】

1. 术前患者的选择与术前准备　由于该手术复杂、难度大、手术时间长，故应选择耐受性较强的患者。患者一般情况较好，年龄不宜太大，肿瘤大小、位置易于切除，且无其他伴发病，尤其不应有严重心肺方面的疾病。选择胰头部癌患者要慎重，因为腹腔镜下常难以准确判断肿瘤位置，从而易导致胰腺切缘肿瘤残留。此类患者多伴有不同程度的黄疸，术前应静脉给予维生素 K 以改善凝血功能。肺功能的检查是术前检查中的重点，如有通气功能和弥散功能的障碍应请麻醉科医师共同评估，以防术中可能的高

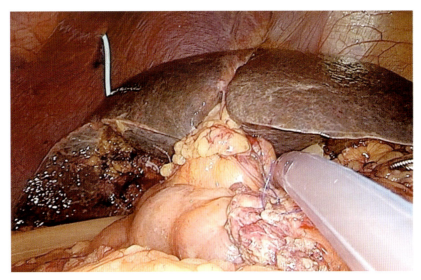

图 3-93 引流管的放置：通常在胆肠吻合口后方至肠系膜上静脉后方放置普通引流管，胰肠吻合口前方放置双套引流管

碳酸血症及其所带来的并发症，有肺部感染的患者应先控制感染。心脏功能的术前评估是另一重点，应尽量避免伴有器质性心脏病的患者接受该手术。术前还应备好超声刀 LigaSure 等各种腹腔镜器械，备充足的血源，并准备紧急开腹手术的器械。

2. 胰腺钩突部的离断　胰腺钩突的处理是腹腔镜胰十二指肠切除术中最关键的技术之一，钩突紧邻腹腔干和肠系膜上动脉，钩突系膜内包含上述血管发出的胰头和钩突营养血管，故在处理钩突时易发生难以控制的大出血，是腹腔镜手术失败中转开腹的常见原因。

熟悉钩突部解剖尤其是钩突血供分布特点具有重要的意义。钩突的动脉来自胰十二指肠上、下动脉和胰背动脉右支，形成"双环供血"动脉结构。以门静脉 - 肠系膜上静脉为轴心，胰头部主要静脉回流自下而上，右侧分别为胰十二指肠下静脉、胃结肠干和胰十二指肠上后静脉，左侧第一支空肠静脉和胃左静脉。手术开始即从左向右打开网膜囊，充分下降横结肠系膜（过程中常需离断副右结肠静脉，避免牵扯时撕裂出血）和横结肠肝曲，显露胰头十二指肠区域，扩大 Trocar 切口，将标本向左侧翻起，显露胰头十二指肠后方的下腔静脉、左肾静脉、腹主动脉，在左肾静脉与下腔静脉上方夹角内找到肠系膜上动脉根部，沿肠系膜上动脉右侧缘用超声刀骨骼化 2～3cm 肠系膜上动脉根部无血管区，使连接肠系膜上血管的钩突系膜薄层化。再按腹腔镜由下至上的操作原则，顺势显露肠系膜上静脉，结扎离断胃结肠干后由足侧开始沿钩突系膜向头侧分离，依次处理胰十二指肠下静脉、胰十二指肠下动脉、钩突动脉和胰十二指肠上后静脉后完整切除钩突。胰十二指肠下静脉可汇入肠系膜上静脉或第一支空肠静脉。在助手向左侧牵拉翻转肠系膜上静脉时常导致第一支空肠静脉同时被翻转至右侧，因此分离离断胰十二指肠下静脉时，应注意保护第一支空肠静脉；第一支空肠静脉损伤出血后容易回缩，造成止血困难，甚至中转开腹。

肿瘤位于胰腺钩突部会增加钩突切除的难度，钩突肿瘤会推挤钩突至肠系膜上动脉后方甚至左侧，由于其特殊的解剖位置，胰腺钩突癌易侵犯肠系膜上血管及腹膜后神经丛，慢性炎性反应也会使钩突增大、变硬，与肠系膜上动脉和肠系膜上静脉形成较致密的粘连，即使肿瘤未直接浸润，也会增加手术切除难度。此时，肠系膜上动脉优先入路尤为重要。①扩大的 Trocar 切口自右后方游离出肠系膜上动脉根部并进行薄层化；②离断胰颈显露门静脉 - 肠系膜上静脉，从腹侧打开肠系膜上动脉的前鞘，沿肠系膜上动脉右侧自足侧向头侧离断钩突系膜，直至腹腔干根部。对于胰腺癌患者，笔者单位要求清扫肠系膜上动脉、腹腔干动脉和肠系膜上静脉/门静脉围成的三角样结构内所有淋巴、神经和结缔组织，此三角样结构就是常说的海德堡三角。

3. **胰肠吻合、胆肠吻合** 胰肠吻合是最重要的吻合,也是本手术的难点之一。一般采用双层吻合法,因为腹腔镜下吻合较困难,空肠对系膜缘偏前壁开口,可方便吻合操作,空肠切口宜偏小,吻合前首先在主胰管内置入大小合适的引流管并予以固定,与开放手术一样,自上而下先吻合后壁,进针方式应垂直、顺针弧度缝合出针。上下角的吻合常较困难,应将缝针的角度调整好,避免上下角漏针或反复进针而引起术后胰瘘。吻合后壁时缝针易伤及后方的肠系膜上静脉,胰颈后方的充分游离可避免缝合时静脉损伤。后壁吻合完毕后用肠钳将主胰管引流管置入空肠内,如在空肠祥内置引流管则应在此时将该管调整好位置,前壁较后壁容易吻合,最后行前壁浆肌层加强。

胆肠吻合时,同样要注意空肠开口不宜过大,开口的位置也要在对系膜缘偏前壁,这样会给吻合带来方便。胆管不要做太多游离,更不要损伤肝右动脉。吻合采用可吸收线一层连续吻合,后壁可内翻或外翻。如吻合口有张力可将吻合口两侧空肠浆肌层各向肝门区缝合一针悬吊以减少张力。

【推荐方法和笔者经验】

1. **术中动脉处理及出血的预防与处理** 腹腔镜胰十二指肠手术切除范围大、操作复杂,涉及的血管多,加上常伴有凝血功能较差,术中易出血。出血应以预防为主,小的渗血应立即设法止住,以免影响手术视野,出血点不明确或止血困难时用一小纱布压迫止血多可奏效。较大的出血易发生在以下几步操作时:①胰腺下缘解剖肠系膜上静脉行第二探查时应注意胰腺下缘汇至该血管的静脉血管弓,一旦损伤会出现较大量的出血,纱布压迫不易成功,最好能在吸引器的帮助下以分离钳钳夹出血的血管后置锁扣夹止血;如血管回缩至胰腺实质内,可在吸引器帮助下尝试电凝止血,若电凝后出血反而更剧烈,应立即改缝扎止血,不宜强行以电凝处理,否则将引起术后胰瘘。②分离切除胆总管时要注意来自肝固有动脉及肝右动脉的营养血管,分离胆总管内侧时常易损伤出血,一般可用超声刀离断胆总管的营养动脉,并应注意保护肝固有动脉及肝右动脉。术中如遇出血应以分离钳钳夹并置锁扣夹止血,同时应注意保护胆总管后内的门静脉。分离胆总管时应紧贴其后壁,忌用暴力分离,若曾伴胆管炎发作或行内镜下乳头括约肌切开术和内镜下鼻胆管引流术后常伴较严重的管壁增厚,打开门静脉鞘彻底显露门静脉是避免损伤的重要措施。离断胃十二指肠动脉时同样要注意避免损伤其后方的门静脉,胃十二指肠动脉于根部结扎切断,必要时在其根部予以缝扎,以减少术后假性动脉瘤的发生。如遇门静脉损伤出血,应考虑中转开腹手术,没有绝对把握不应尝试在腹腔镜下止血,但在中转开腹前应保持冷静,设法将汹涌的出血控制住,纱布准确填压可起到应有的作用。③由于胰头及钩突部紧贴并包绕肠系膜上静脉,回流静脉短,分离时常难以置夹,用超声刀切除时由于静脉壁薄易引起出血,一般仍应将血管分离出并从位置合适的 Trocar 置锁扣夹后离断,如用超声刀切断血管应使血管处于完全松弛状态并保持周围有一定的组织。如遇出血一般多有血管的回缩,不应强行钳夹、置夹,缝扎处理常可收到好的效果。总之,腹腔镜下手术尤其是如此大范围的手术,对血管的解剖应非常熟悉,做到预防在先。另外,清晰的腹腔镜系统、良好的超声刀的使用习惯是预防出血的重要条件。

2. **消化道重建方式合理选择** 消化道重建是胰十二指肠切除术中最重要的手术操作环节。消化道重建方式及方法的选择是否合理、恰当,不仅涉及手术本身的完美实施,更与术后并发症尤其是胰瘘的发生密切相关。

笔者中心每年实施 100 多例胰十二指肠切除术,术中消化道重建的连续方式几乎全部采取 Child 方式,如胰管不扩张(直径<3mm),则采用胰空肠端侧套入式吻合;胰管扩张(直径≥3mm),则选择导管黏膜吻合,留置内引流支架管。

胆肠吻合:对于胆肠吻合,笔者科室采用 4-0 或 5-0 可吸收缝线连续缝合,该方法方便、快捷,且缝合后吻合口内没有线结,适用于任何口径的胆管吻合。胆管横断的位置应该尽可能靠近肝门部,以保证治疗的彻底性和良好的血运。如果胆管壁菲薄,吻合时可将肝门板组织和胆管壁一并与肠壁吻合以增加吻合强度,并封闭针眼减少针孔漏。不放置T管引流,因为放置T管须预留一段胆管,影响胆管切除长度。另外,缝合T管会影响其下方胆管血运。

【术后处理和注意事项】

术后应监测患者生命体征及进出量,保持水、电解质、酸碱平衡。保持胃肠减压、腹腔引流通畅。对术前有黄疸的患者,继续使用维生素K。可分次少量输注新鲜血浆。预防性应用广谱抗生素、抗酸药。术后3天内可应用肠外营养,术后24小时后可酌情下床活动,开始应用肠内营养,并逐渐增加肠内营养量,停止肠外营养。有效镇痛,督促患者深呼吸、咳嗽咳痰,有效预防肺部感染。及时行腹腔超声检查,对腹腔引流不畅者应调整引流。对有症状性局限性积液者,应及时引流。及时拔除胃管、腹腔引流管。

(胡智明 吴伟顶 尚敏杰)

第四章　腹腔镜脾脏外科手术

第一节　腹腔镜脾脏外科手术应用解剖

正常成年人脾脏体积大小约13cm×8cm×3cm,重100～200g,病理情况下可增大至正常的十倍到数十倍。正常体表投影是:脾上极平左侧第9肋上缘,距后正中线4～5cm;脾下极平左侧第11肋,达腋中线。脾脏有脏面和膈面,前后两端,上下两缘。中央处有脾门,为脾的血管和神经出入之处,脾门与胰尾关系密切,两者距离在1cm以内的比例接近于50%,行脾脏切除术需要注意不要误伤胰腺。

1. **脾周韧带**（图4-1）　脾脏借双层腹膜所形成的韧带与周围器官相连。在脾的前方,胃脾韧带中有胃短动脉和胃网膜左动脉;在脾的中央偏后方,脾肾韧带包含胰尾和脾的血管;其余韧带一般是无血管的。最长的韧带是膈结肠韧带,沿脾外侧连接膈肌与结肠脾曲,顶端称为脾膈韧带,脾下极的部分称为脾结肠韧带,脾借助这些韧带固定在左上腹的脾窝中。掌握了脾脏的解剖及其与周围脏器的毗邻关系,术中才能避免或减少胃、结肠、胰腺等邻近器官的损伤,保证腹腔镜脾切除的顺利完成。

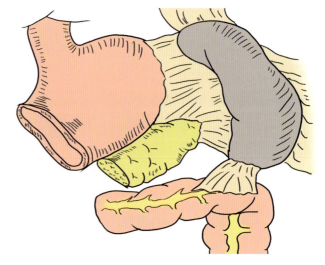

图4-1　脾周韧带示意图

2. **脾动脉**　脾动脉绝大多数起自腹腔干,一部分起自腹主动脉或肠系膜上动脉。沿胰腺背面的上缘向左走行,其远端进入脾肾韧带内并在韧带内发出各级分支,经脾门进入脾脏。根据脾动脉入脾门的不同部位和解剖排列,脾门处脾动脉可包括7个分支:终末上动脉、终末下动脉、中央动脉、上极动脉、下极动脉、胃网膜左动脉、胃短动脉(图4-2)。

3. **脾静脉**　脾脏的各段静脉最后在脾内形成数个脾支,出脾门后在脾门中点附近汇合成脾静脉,脾静脉干位于脾动脉后方,但在终末分支处则位于动脉前方或后方。脾静脉较直,走行于脾动脉下方和胰后面,沿途接受胃短静脉、胃网膜左静脉、胃后静脉、肠系膜下静脉和来自胰的静脉,成直角与肠系膜上静脉汇合成肝门静脉。脾静脉初始段位于脾肾韧带内,与脾动脉和胰尾伴行。脾静脉向右跨左肾及左肾门的前面。

4. **副脾**　副脾是生长于正常脾以外的脾组织块,颜色和质地与脾相似,直径0.2～10cm。大部分副脾位于脾门或脾周韧带附近,部分位于大网膜内。在施行腹腔镜脾切除时尤其是因血液系统疾病需要切除脾脏时,应尽可能地切除所有副脾,以避免术后副脾增大而导致血液病复发。

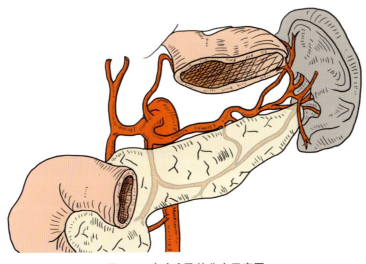

图 4-2 脾动脉及其分支示意图

（姚伟锋）

参考文献

[1] 刘树伟,杨晓飞,邓雪飞.临床解剖学丛书：腹盆部分册[M].2版.北京：人民卫生出版社,2014.
[2] 姜洪池.脾脏外科手术学[M].北京：人民军医出版社,2013.
[3] 吴孟超,吴在德.黄家驷外科学[M].7版.北京：人民卫生出版社,2008.
[4] RICHARD L D, VOGL A W, MITCHELL A W H, et al. Gthe's Atlas of anatomy[M]. Philadelphia：Chucli Livingtoe, 2008.

第二节　腹腔镜脾切除术

【适应证】

1. 血液系统疾病,如遗传性球形红细胞增多症、特发性血小板减少性紫癜、血栓性血小板减少性紫癜、溶血性贫血、遗传性椭圆形红细胞增多症等。
2. 脾脏良恶性肿瘤,如脾错构瘤、脾多发性囊肿、肉芽肿性脾炎等。
3. 生命体征平稳的外伤性脾破裂。
4. 重度脾功能亢进。

【禁忌证】

1. 心肺等重要器官功能不全,难以耐受麻醉。
2. 有难以纠正的凝血功能障碍。
3. 具有腹腔镜气腹禁忌,如腹茧症。

【病例介绍】

患者,女性,30岁,因"发现血小板减少2年余"入院。诊断考虑血栓性血小板减少性紫癜,内科治疗无效。入院检查血常规提示白细胞计数 5×10^9/L,血红蛋白110g/L,血小板 28×10^9/L；生化、凝血功能等未见明显异常。

【术前检查】

腹部增强CT示肝正常大小,脾大小形态正常,未见明显占位性病变（图4-3）。

【体位及操作孔布局】

患者取仰卧位,采用四孔法（图4-4）。脐上缘切口置入1.0cm Trocar作为观察孔,左侧锁骨中线平脐处置入1.2cm Trocar作为主操作孔,右锁骨中线肋下0.5cm处置入0.5cm Trocar为辅助孔；根据探查的脾脏下极位置于左腋前线下1cm置入0.5cm Trocar为助手孔。

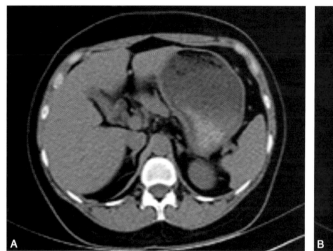
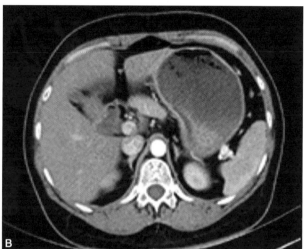
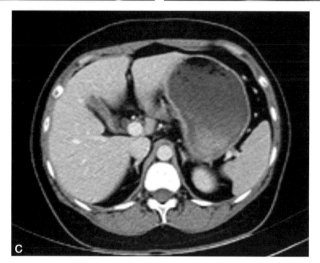

图4-3 上腹部增强CT未见明显脾脏占位性病变
A. 平扫期；B. 动脉期；C. 静脉期。

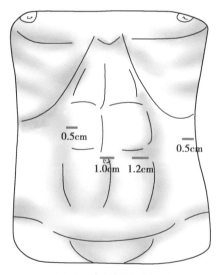

图4-4 常规操作孔位置

【手术步骤】(视频13)

| 视频13 | 腹腔镜脾切除术 |

1. **探查** 腹腔内无明显腹水,肝脏正常大小,未见肿瘤性病变,脾脏大小正常,未见明显占位性病变。
2. **离断胃结肠韧带** 用超声刀沿胃大弯侧逐步向上离断胃结肠韧带(图4-5),遇有较粗血管用hem-o-lok夹夹闭离断。
3. **离断胃脾韧带** 继续用超声刀沿大弯侧向上离断胃脾韧带及脾门血管分支,胃短血管用hem-o-lok夹双重夹闭(图4-6),注意避开胰尾部及结肠脾曲。

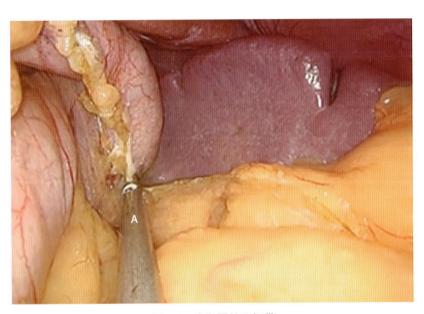

图4-5 离断胃结肠韧带
A.超声刀。

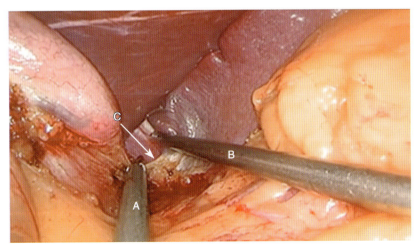

图4-6 离断胃脾韧带
A.超声刀;B.吸引器;C.胃脾韧带。

4. **结扎脾动脉** 在胰腺上缘根据脾动脉的搏动,游离出脾动脉用 hem-o-lok 夹夹闭(图 4-7)。

5. **建立脾门后隧道** 应用电凝钩打开脾门后腹膜,应用超声刀游离脾周间隙,用吸引器紧贴脾脏在脾门下小心分离,建立脾门后隧道(图 4-8)。

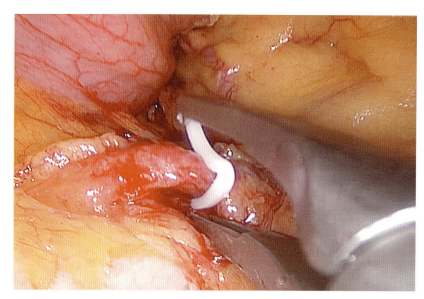

图 4-7 结扎、夹闭脾动脉

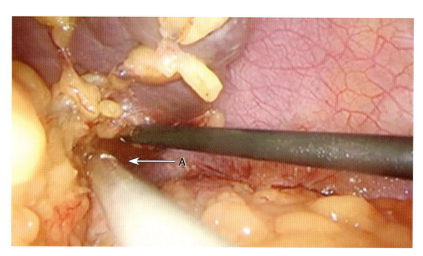

图 4-8 建立脾门后隧道
A.沿着吸引器方向,建立脾门后隧道。

6. **离断脾蒂** 用切割闭合器通过脾门后隧道离断脾蒂(图 4-9),离断脾膈韧带后将脾脏完整切除移至盆腔。

7. **取脾脏** 延长脐部切口至 2~3cm,将脾脏置入标本袋,可剪碎后取出。

8. 再次置入腹腔镜,冲洗创面,确认创面无出血后,脾窝处放置引流管一根,常规关腹。

【技术要点和难点】

1. **脾脏的游离显露** 部分巨脾患者,脾门较难显露,在离断胃体部大网膜后,可用红色导尿管绕过胃体向上方提拉,并穿出腹壁固定将胃悬吊。游离胃大弯侧网膜时遇血管尽量不要超声刀直接凝闭(特别是门静脉高压患者),要用 LigaSure 离断或者 hem-o-lok 夹夹闭。结合术前 CT 读片,在胰腺上缘根据搏动解剖脾动脉,游离出脾动脉用丝线结扎或 hem-o-lok 夹夹闭。脾动脉结扎后,脾脏血供减少,脾脏质地变软,体积减小,有助于后续操作。

2. 脾蒂的处理技巧　处理脾蒂时,用超声刀或电钩解剖使脾蒂足够薄,再建立脾门后隧道,根据脾蒂的厚度选择适合的钉仓型号,建议选择白色钉仓。切割前注意前后观察胰尾部,降低胰尾损伤的风险。离断脾蒂前的脾动脉结扎操作,可降低一次钉仓不能完整切割闭合血管而导致大出血的风险。

【必须掌握的解剖】

手术操作要注意脾动脉的走行及脾门部血管的解剖(见图4-2),分散型血供的脾脏意味着在脾门处有更多的血管需要解剖,采用二级脾蒂离断法逐个处理血管相对容易。集中型血供者在脾门处血管贴得更紧,术野狭小,解剖更困难,需要谨慎操作。

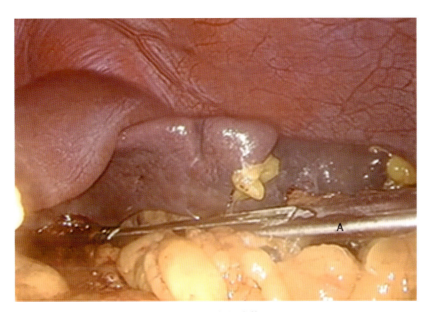

图4-9　离断脾蒂
A. Endo-GIA。

【推荐方法和笔者经验】

1. **脾门的显露与解剖**　显露脾门时,可用8号导尿管绕过胃体,将胃牵拉至上腹部,显露脾门结构。离断胃脾韧带时应靠近脾脏离断,胃短血管应妥善处理。助手用吸引器向右上将脾脏抬起以更好地显露脾肾韧带中的脾门结构及胰尾,同时动作轻柔以避免医源性脾脏裂伤和血管损伤。处理脾门时,脾动脉预先结扎,脾周充分游离。

2. **脾蒂的处理**　脾切除的关键是脾蒂的处理,离断脾血管时要紧靠脾脏以减少胰尾损伤,目前处理脾蒂的方法分为一级脾蒂离断法(primary splenic pedicle dissection, PSPD)和二级脾蒂离断法(secondary splenic pedicle dissection, SSPD),各有其优缺点。脾脏血管在靠近脾门时,发出两大分支,分别支配脾脏的上下两部分,它们又各自发出数个细小的分支支配脾脏的上、下极。分叉前后的脾蒂分别称为一级脾蒂和二级脾蒂。PSPD主要是使用切割闭合器在脾血管上下分叉前离断脾门血管,此法方便快捷,采用切割闭合器白钉闭合脾蒂可以降低术中及术后出血的风险,但有损伤胰尾部的风险,术后发生胰瘘的风险相对较高。SSPD是根据脾蒂血管的解剖特点逐支分离结扎离断,脾门分支血管解剖更清晰、结扎止血更彻底,从而降低出血、胰瘘、腹腔感染的风险。但逐支分离结扎对解剖要求高,耗时长,存在术中撕裂血管导致大出血的可能。采用SSPD分离二级脾蒂间隙时需注意避免损伤胰尾。

【术后处理和注意事项】

术后早期进食及下床活动;观察腹部体征及引流液性质,检测引流液淀粉酶。脾切除术后有较高的门静脉系统血栓风险,笔者在评估术后出血风险的同时,尽早使用低分子量肝素预防门静脉系统血栓,术后 4~7 天复查门静脉超声或 CT，了解有无血栓形成。脾切除术后可出现血小板增高，>500×10⁹/L 时，需抗血小板治疗。

（姚伟锋　成剑）

参考文献

[1] 成剑，洪德飞，沈国樑，等. 优化腹腔镜脾切除和贲门周围血管离断术的临床研究[J]. 中华普通外科杂志，2014，29(3)：165-167.

[2] 李春林，陈思瑞，李剑波，等. 腹腔镜脾切除术后引流液监测及其价值[J]. 中国微创外科杂志，2009，9(4)：339-341.

第三节　腹腔镜巨脾切除联合贲门周围血管离断术

【适应证】

1. 门静脉高压伴有食管胃底静脉曲张破裂出血，经内镜等内科治疗出血无法控制者。
2. 食管胃底静脉曲张破裂出血，经内镜等内科治疗控制后再出血者。
3. 食管胃底静脉曲张破裂出血后，虽经内科治疗出血稳定，但合并重度脾功能亢进者。
4. 食管胃底静脉曲张，肝功能代偿良好，胃镜检查提示食管胃底静脉重度曲张合并有红色征者。

【禁忌证】

1. 全身状态差，心、肺、肾等重要器官功能不全，难以耐受麻醉。
2. Child-Pugh 分级 C 级者。

【病例介绍】

患者，男性，47 岁，因"反复呕血、黑便 1 年余"入院。乙型肝炎病史 47 年，未正规服药治疗。入院查体：神志清，无贫血貌，心肺无殊，腹平软，未及明显压痛，肝脏肋下未及，脾脏Ⅲ度肿大，质地中等，表面光滑，活动度可，未及明显压痛。入院查血常规：白细胞计数 1.2×10^9/L，血红蛋白 89g/L，血小板 36×10^9/L；生化、凝血功能等未见明显异常。

【术前检查】

胃镜检查提示食管中上段开始见曲张静脉，其中一支静脉向下延伸至齿状线附近，呈串珠样，直径约 0.7cm（图 4-10）。门静脉增强 CT 示肝脏轻度萎缩，肝包膜皱缩，呈肝硬化表现，腹腔内未见明显腹水，食管下段、胃周冠状静脉、脾静脉明显曲张，脾脏明显肿大，脾脏下极达脐水平（图 4-11）。

【体位及操作孔布局】

患者取仰卧位，采用四孔法（图 4-12）。脐上缘切口置入 1.0cm Trocar 作为观察孔，左侧锁骨中线平脐处置入 1.2cm Trocar 作为主操作孔，右锁骨中线肋下 5cm 处置入 0.5cm Trocar 为辅助孔；根据探查的脾脏下极位置于左腋前线下 1cm 置入 0.5cm Trocar 为助手孔。

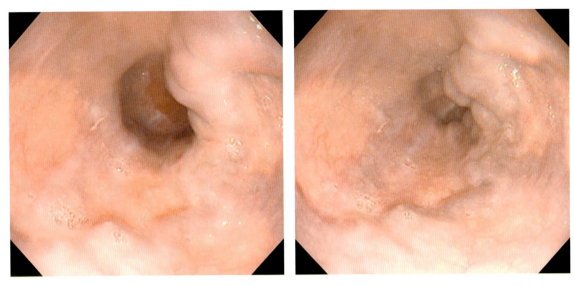

图 4-10　胃镜下可见食管下段静脉重度曲张

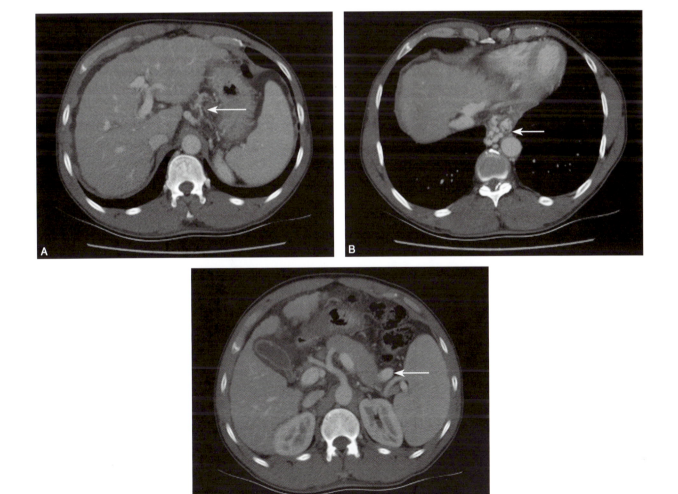

图 4-11　门静脉 CT 增强

A. 食管下段明显曲张（箭头）；B. 胃周冠状静脉明显曲张（箭头）；C. 脾静脉明显曲张（箭头）。

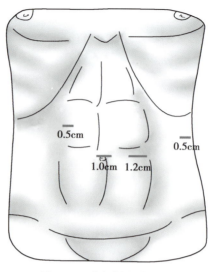

图 4-12　常规操作孔位置

【手术步骤】（视频 14）

 视频 14　腹腔镜巨脾切除联合贲门周围血管离断术

1. **探查**　腹腔内无明显腹水，肝脏体积缩小，呈结节性肝硬化表现；脾脏明显增大，约 30cm×20cm×15cm，充血肿大，脾周无明显粘连；胃底、食管下段、脾门、后腹膜可及大量曲张血管，迂曲成团；盆腔、大网膜、腹腔未及肿块。

2. **悬吊胃体**　沿胃大、小弯侧离断胃体部大、小网膜，用 8 号导尿管绕过胃体向右上方提拉，并穿出腹壁固定将胃悬吊（图 4-13），显露胰腺上缘、脾门。

3. **结扎脾动脉**　在胰腺上缘根据搏动解剖脾动脉，用 hem-o-lok 夹双重夹闭（图 4-14），注意勿损伤脾静脉以免导致难以控制的出血。

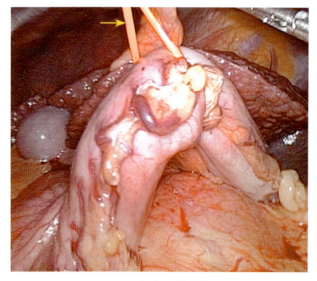

图 4-13　8 号导尿管将胃悬吊

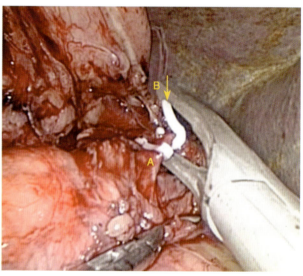

图 4-14　脾动脉分离结扎
A. 脾动脉；B. hem-o-lok 夹。

4. **处理脾蒂** 离断胃脾韧带及脾门血管分支,避开胰尾部及结肠脾曲。应用电凝钩打开脾门后腹膜,应用吸引器紧贴脾脏在脾门下小心分离,建立脾门后隧道(图4-15)。然后根据脾门的大小和形态,用Endo-GIA通过隧道分次离断脾蒂,离断脾膈韧带后将脾脏完整切除移至盆腔(图4-16)。

5. **断流血管** Endo-GIA离断胃左动脉及胃冠状静脉团(图4-17),超声刀离断贲门周围血管直到食管下段6~8cm,较粗的扩张血管用hem-o-lok夹双重夹闭,离断高位食管支和部分患者的异位高位食管支。

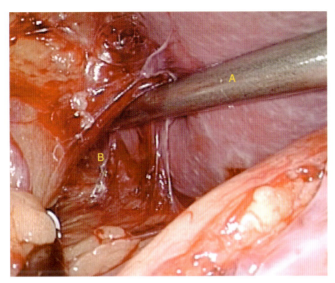

图4-15 吸引器紧贴脾脏通过脾蒂下方建立脾门后隧道
A. 吸引器;B. 建立的隧道。

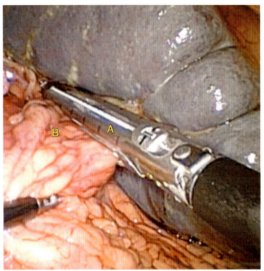

图4-16 Endo-GIA离断脾蒂
A. Endo-GIA;B. 一级脾蒂。

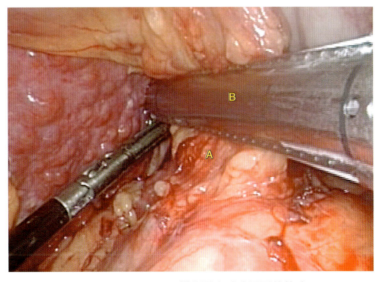

图4-17 Endo-GIA横断胃左动脉及冠状静脉
A. 胃冠状静脉;B. Endo-GIA。

6. **取出脾脏** 在腹腔内将脾脏剪成2~3份,装入标本袋;延长脐部切口至2~3cm,将脾脏连同标本袋一块取出。

7. 再次置入腹腔镜,冲洗创面,确认无活动性出血后,脾窝处放置引流管,常规关腹。

【技术要点和难点】

1. **脾动脉的预处理** 在分离脾脏前预先夹闭脾动脉,可以显著缩小脾脏,增大手术空间,预防术中出血的同时有效减少脾脏储存血量。

2. 脾蒂的处理 笔者中心开展腹腔镜下巨脾切除联合贲门周围血管离断术十余年,不断对手术进行优化,采用模块化断流"三部曲"(预先结扎脾动脉,建立脾门后隧道后应用切割闭合器分次离断二级脾蒂、保留食管旁静脉的选择性断流)。在处理脾蒂时,先通过吸引器钝性分离建立脾门后隧道,根据脾门的大小和形态,用切割闭合器通过隧道分次切割闭合离断脾蒂。肝硬化伴门静脉高压患者,往往存在巨脾,脾门区形成血管球,血管压力增高,血管壁薄,脾门显著增宽,扭曲变形,伴有胃周及脾周的血管曲张,压力较高。患者同时伴有凝血功能差、血小板明显减少等情况,相对于普通的脾切除手术,术中出血及术后出血的风险很大,术中出血往往比较迅猛,手术视野不清,术中止血困难,这是导致中转开腹的常见原因,手术的关键在于脾门的显露以及脾后隧道的建立。在此基础上,笔者采用腔镜下可旋转切割闭合器通过脾后隧道分次切割闭合离断脾蒂,提高脾蒂离断的安全性,是提高腹腔镜脾切除、贲门周围血管离断术成功率的关键。

3. 食管支、高位食管支的处理 行断流手术,需要注意离断高位食管支及异位高位食管支,术中遗漏冠状静脉高位食管支是断流术后再出血的重要原因。高位食管支位置较高且隐蔽,一般在贲门上方3~4cm或更高处进入食管肌层,分离时应加以注意。异位高位食管支,可起源于冠状静脉主干,也可起源于门静脉左支,距离贲门右侧更远,在贲门以上5cm或更高处才进入食管肌层。离断高位食管支:切开食管前腹膜,以右示指绕食管周壁向上分离食管下段6~8cm,于食管壁右侧切断、结扎高位食管支,如发现异位高位食管支应一并处理。

【必须掌握的解剖】

1. 脾动脉的解剖 脾动脉的走行及分支:脾动脉起自腹腔干,极个别起自腹主动脉或肠系膜上动脉。脾动脉自腹腔干发出后,向下行至胰腺上缘,沿胰腺上缘后方脾静脉上方向左行至脾门(60%),部分脾动脉行经胰腺的前方(30%)和后方(8%),少数可包埋于胰腺实质内。脾动脉主干按其行程可分为四段:①胰上段。此段可发出左膈下动脉、胰背动脉、脾上极动脉、胃后动脉、副肝动脉或肠系膜下动脉。②胰段。脾动脉向左横行于胰腺后上缘,是脾动脉最长的一段,此段可发出胰大动脉、胃后动脉、胃短动脉或胃左动脉。③胰前段,是脾动脉斜向左前行于胰尾前方的一短段。胰前段可发出胃网膜左动脉、脾上极动脉、胃短动脉和胰尾动脉。④门前段,是走行于胰尾与脾门之间的一段。

2. 胃冠状静脉 胃冠状静脉有三个分支,即胃支、食管支和高位食管支。胃支伴行于胃右动脉,紧贴胃小弯行走,并分出数支分支进入胃壁,实际上胃支就是胃右静脉,其一端注入门静脉,另一端在贲门下方进入胃壁,食管支较粗,伴行于胃左动脉,实际上就是胃左静脉。胃左静脉一端,多在胰腺上缘进入脾静脉,另一端在贲门下方与胃支汇合成进入胃底和食管下段,胃支和食管支汇合进入胃的部位都在贲门下方小弯侧5cm以内,高位食管支从胃冠状静脉的突起部发出,沿食管下端右后侧行走,在贲门上方3~4cm或更高处进入食管肌层。异位高位食管支可与高位食管支同时存在,起源于冠状静脉主干,有时直接起源于门静脉左干,在贲门以上5cm或更高处才进入食管肌层,这两支静脉位置深而隐蔽。

3. 食管旁静脉 食管旁静脉是食管旁静脉丛中一个较大的静脉通路,由胃左静脉后支形成,位于食管浆膜层外,经穿静脉分别与食管周围静脉、食管黏膜下静脉相交通,最终与半奇静脉相延续。门静脉高压时,食管旁静脉扩张、迂曲,逆向血流通过穿静脉流入食管黏膜下静脉。

食管静脉丛的结构分为:①上皮内静脉、上皮下浅静脉;②黏膜下深静脉;③外膜静脉。上皮内血管与黏膜层垂直,与紧靠上皮下的浅静脉丛相连,浅静脉和深静脉与胃内相应的血管连接,外膜静脉也显著迂曲扩张,并通过穿支静脉与壁内静脉相连,穿壁静脉将这3层静脉连接在一起,门静脉高压症时,穿壁静脉可扩张且瓣膜关闭不全,部分血流可逆向回流。重度门静脉高压症时,穿壁静脉的瓣膜关闭不全,使奇静脉和门静脉内的血液反流入高压和充盈的深固有层静脉内。

【推荐方法和笔者经验】

1. 脾蒂的处理 见本章第二节。

2. **保留食管旁静脉** 有研究发现,彻底的贲门周围血管离断破坏了门静脉高压发展过程中自发形成的代偿性分流,部分患者非但不能使自由门静脉压力进一步减低,甚至较脾切除术前有所升高。因此,笔者中心采用保留食管旁静脉选择性断流术,既彻底阻断了与上消化道出血有关的反常血流,同时又保留机体代偿机制形成的自发门体分流,协调了入肝血流与降低门静脉压力之间的矛盾,保留了自发性门腔分流,使之达到动态平衡,选择性断流无论在术后消化道出血复发率、门静脉血栓形成率,还是术后胃排空障碍的发生率方面均有优势,杨镇教授认为该术式为各种断流手术中最科学、最合理的精准断流术。

笔者中心目前也开展保留食管旁静脉的腹腔镜选择性断流术,此术式中保留胃冠状静脉的主干和保持食管旁静脉的完整是关键。手术时从胃小弯侧胃角处开始用超声刀紧贴胃小弯离断进入胃的穿支血管,并利用套带牵引,始终保护好冠状静脉主干及食管旁静脉;离断胃上半部分和食管壁下端浆膜外的穿支血管以及精准离断高位食管支和部分患者的异位高位食管支是重点,离断高度以达食管裂孔处为准,离断完成后,常规应用 Prolene 线连续疏松缝合后腹膜以保护冠状静脉主干、食管旁静脉主干和已形成侧支循环的腹膜后静脉,与胃、食管保持一定距离,预防门、奇静脉间的侧支重建。

【术后处理和注意事项】

术后常规管理详见本章第二节。行腹腔镜下脾切除联合贲门周围血管离断术的患者多伴有肝功能不全,应护肝利尿,控制液体量;一般情况预防性使用抗生素一次;早期活动,术后第一天开始进食;及时评估,尽早拔除导尿管、腹腔引流管;术后第 3 天复查胸腹腔超声或 CT 了解胸腹情况,必要行穿刺引流及标本培养;定期复查血常规,监测血小板。由于脾切除联合贲门周围血管离断术,术后发生门静脉系统血栓的风险较高,笔者在术后监测出血风险的同时,常规使用低分子量肝素皮下注射预防门静脉血栓,出院前行增强 CT 了解脾静脉、门静脉有无血栓形成。

(胡智明 姚伟锋)

参考文献

[1] 卫生和计划生育委员会卫生公益性行业科研专项专家组. 门静脉高压症食管胃曲张静脉破裂出血治疗技术规范专家共识2013版[J]. 中华消化外科杂志, 2014, 13(6): 401-404.
[2] 成剑, 洪德飞, 沈国樑, 等. 优化腹腔镜脾切除和贲门周围血管离断术的临床研究[J]. 中华普通外科杂志, 2014, 29(3): 165-167.
[3] 彭淑牖, 彭承宏, 陈力, 等. 避免损伤胰尾的巨脾切除术——二级脾蒂离断法[J]. 中国实用外科杂志, 1999, 19(12): 758-761.
[4] 杨镇. 选择性贲门周围血管离断术手术技巧[J]. 消化外科, 2006, 5(3): 162-163.

第四节 腹腔镜脾部分切除术

【适应证】

1. **脾脏良性占位性病变** 位于脾脏的上极或下极,未累及脾门位置。

2. **脾外伤** 腹部外伤患者,生命体征稳定,腹腔镜探查发现损伤的位置局限,位于上极或下极,脾门未累及。

3. 部分血液系统疾病,如遗传性球形红细胞增多症。

【禁忌证】

除腹腔镜脾切除术相关禁忌证外,还包括以下方面。

1. 生命体征不稳定,甚至有失血性休克表现的外伤患者。

2. 探查发现脾脏广泛破裂,剩余脾脏体积过小。

3. 寄生虫性脾囊肿。

【病例介绍】

患者，男性，38岁，因"车祸外伤2小时"入院。既往体健，无手术史。体格检查：体温36.8℃，脉搏98次/min，血压112/65mmHg。神志清，精神软，急性痛苦面容，面色苍白，贫血貌。腹略胀，腹式呼吸减弱，全腹压痛，轻度反跳痛，肝、脾未及，移动性浊音检查不能配合（因疼痛无法翻动），肠鸣音减弱。

血常规：白细胞计数9.8×10^9/L，血红蛋白90g/L，血细胞比容24%，超声提示腹盆腔积液，肝脏包膜完整，肝周积液约0.8cm，脾上极包膜不完整，脾周积液深度约3cm，盆腔积液深度约2cm，肠间隙也可见局限性积液，左肾显示不清。诊断性腹腔穿刺抽出不凝血。诊断考虑外伤性脾破裂，拟行腹腔镜脾部分切除术。

【术前检查】

术前增强CT示上极挫裂伤（图4-18）。

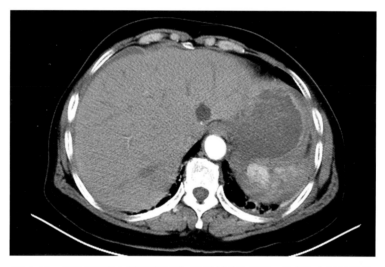

图4-18　CT可见脾上极高密度影，造影剂少许渗出，考虑脾上极挫裂伤

【体位及操作孔布局】

患者采用头高足低仰卧位，四孔法（图4-19）。主刀医师在患者右侧，助手位于左侧，扶镜者位于右侧或两腿之间（分腿位）。

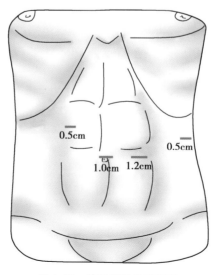

图4-19　体位及操作孔布局

【手术步骤】（视频15）

> 视频15　腹腔镜脾部分切除术

1. **探查腹腔**　腹腔内游离积血及血凝块500ml，集中在脾上极，肝脏、肠间隙、盆腔可见少量不凝血。吸尽血凝块，见脾上极裂伤，裂口长约3cm，深1cm，伴活动性出血。余肝、胃肠道未见明显损伤。

2. **解剖脾动脉主干**　纱布压迫裂伤部位，控制出血，冲洗腹腔，打开胃结肠韧带及胃脾韧带，在胰腺上缘找到脾动脉主干，以备阻断（阻断带或阻断钳，图4-20）。

3. **解剖并离断分支血管**　沿脾动脉主干向脾门方向解剖脾动脉，辨认发向不同脾叶的脾叶动脉，解剖游离供应脾上极的血管分支，血管夹预阻断，观察脾脏缺血带，明确"责任动脉"后，上血管夹夹闭后离断（图4-21、图4-22）。

4. **切除病变部分脾脏**　采用超声刀或LigaSure，在缺血带内0.5~1cm处开始切除病变部分脾脏（图4-23），大血管分支可用血管夹夹闭后离断，小分支直接用超声刀或ligaSure凝闭。

5. **创面处理**　切除病变之后，检查创面并冲洗，如有血管分支出血需血管夹夹闭，如为创面渗血，可用电凝或氩气刀止血，必要时创面可放置止血材料。

6. 延长脐部切口取出标本送常规病理检查，放置引流，清点器械纱布等无误后，关闭切口，结束手术。

【必须掌握的解剖】

手术操作要注意脾血管的走行和分支，脾动脉从腹腔干发出，大部分情况下主干沿胰腺上缘向左一直走行到脾门，中间分出多个分支，靠近脾门后分出通往脾上极和下极的血管，一般存在2~3支脾叶血管分支，分支之间很少有吻合支（见图4-2）。脾静脉常与脾动脉伴行。

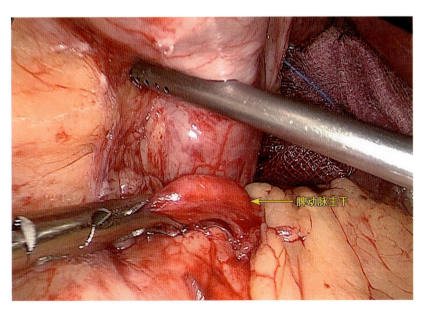

图4-20　在胰腺上缘游离脾动脉，以备阻断

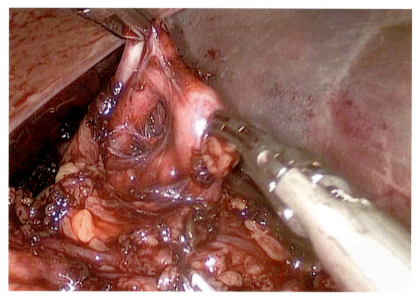

图 4-21 解剖脾上极及相应脾蒂,解剖脾上极的二级血管

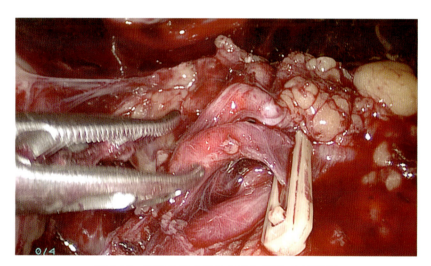

图 4-22 确认为脾上极的分支血管后,上夹离断

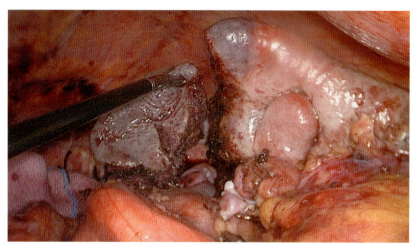

图 4-23 超声刀逐步离断脾上极实质,创面予双极电凝止血

【技术要点和难点】

1. **脾脏主干和分支血管的解剖**　脾脏节段性供血是腹腔镜脾部分切除的解剖学基础,而解剖出血是腹腔镜脾部分切除术中面临的最常见的并发症,建议在术前对脾血管的分布和变异有初步的了解和判断。

2. **脾脏断面止血**　如有血管分支出血需以血管夹夹闭;如为创面渗血,可用电凝或氩气刀止血。必要时创面可放置止血材料。

3. **脾脏剩余体积估算**　保留脾脏组织的多少问题在学术界尚未达成共识,有的学者认为只要保留原脾脏体积的1/3即可代偿脾脏正常功能,也有专家建议1/4以上即可,体积可根据术前三维重建估算。

【推荐方法和笔者经验】

1. 术前对脾脏血管分支走行的了解对于减少术中出血有较大意义,在有条件的情况下,可完善相关检查,如血管三维重建或血管造影。

2. 在手术过程中成功切除病变脾脏的关键在于对分支血管的精准游离,需要术者有高超的腹腔镜技能,术中仔细操作,动作轻柔,游离动脉时一定要小心后方伴行的静脉分支,如果脾门处有血管变异或其他情况影响游离,可先行脾动脉主干阻断。游离并离断病变部位相对应的脾动脉分支后,观察缺血带,如仍有部分无明显颜色变化,则证明仍存在其他血管分支,应继续寻找并离断。

3. 在切除标本后,除了观察有无创面出血,还需注意观察残余脾脏的血供,防止术后发生缺血性梗死。

【术后处理和注意事项】

术后第一天复查血常规、生化检查、凝血功能;患者术后早期饮食及早期下床活动;观察腹腔引流管有无血性引流液及引流量。观察患者病情症状(发热、腹胀、腹痛等)及引流液情况,如果无明显不适症状,引流量少,可早期拔除腹腔引流管。

（刘军伟　陶亮）

参考文献

[1] ZHENG C H, XU M, HUANG C M, et al. Anatomy and influence of the splenic artery in laparoscopic spleen-preserving splenic lymphadenectomy[J]. World J Gastroenterol, 2015, 21(27): 8389-8397.

[2] SINDEL M, SARIKCIOGLU L, CEKEN K, et al. The importance of the anatomy of the splenic artery and its branches in splenic artery embolisation[J]. Folia Morphol(Warsz), 2001, 60(4): 333-336.

[3] 《腹腔镜肝胆胰手术操作指南》制定委员会. 腹腔镜肝胆胰手术操作指南[J]. 中华腔镜外科杂志(电子版), 2019, 12(1): 1-11.